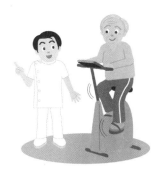

城市老年人健身

生命质量特征及运动干预研究

费加明／著

上海三联书店

前　言

生命质量(quality of life, QOL),又称为生存质量、生活质量、生活质素等。对生命质量的研究始于 20 世纪 30 年代的美国,兴起于 50、60 年代,70 年代在医学领域广泛开展,80 年代以后成为各学科领域研究的热点。QOL 被广义理解为人类生存的自然、社会条件的优劣状态,内容包括国民经济收入、健康、教育、环境、营养、社会服务与社会秩序等各个层面。老年人作为社会中的弱势群体,其生命质量有不同于其他群体的影响因素和综合特征。

人口老龄化是人类社会自身生产和再生产过程中必须要经历和直面的共同挑战。预计到本世纪中叶世界上 60 岁以上老年人口总数将接近 20 亿,占全球总人口的 20%,而发展中国家老年人口将占到世界老年人口总数的 75% 以上。2015 年,中国 60 岁以上老年人口已经超过 2 亿。改革开放 30 多年来,我国经济社会发展发生了翻天覆地的变化。经历了从"单一经济发展"到"经济社会全面发展"、从"重物轻人"到"以人为本"的重要转型期,关注民生及人的全面发展已经成为时代最强音。提高全体国民生命质量成为现阶段我国经济社会发展的第一要务。正如罗斯托所说:"当一个国家或地区的经济发展到一定阶段时,发展的重点必然转移到以提高人民的生活质量为主上来。"随着人类文明的不断进步和人们生活方式的改变，人口老龄化和慢性疾病无论给发达国家还是发展中国家都带来巨大经济负担，已经成为整个人类必须面对的严峻挑战。为了应对两者带来的沉重负面影响，健康老龄化已被提上日程。规律健身行为强身健体、愉悦身心、促进社会化的基本功能，使它具有更重要的社会和经济意义，是城市老年人动态健康管理过程中极其重要的干预措施。然而，大多数城市老年人尚没有达到要求的体力活动（PA）水平，体力活动不足也成为诱发各种慢性疾病的主要原因之一。基于此，本研究选择了规律健身行为干预城市老年人生命质量作为研究主题。

规律健身行为（RPA）是促进人体身心健康、丰富文化生活的重要手段，也是社会文明进步的重要标志。随着体育功能多元化的发展，其内涵和外延的不断丰富，规律健身行为成为人们现实生活中不可或缺的重要内容和提高生命质量的重要手段。此外，民间传统体育作为体育的重要组成部分，是生命的守护神，是促进全民健康，改善老年慢性疾病症状，提升居民生命质量和促进社会经济发展的重要手段。因此，在当前我国新型城镇化建设和实施体育健身工程的有利环境下，大力发展民间传统健身行为，弘扬民族传统体育文化，大大有利于老年慢性病人促进身心健康，提高生活满意度和幸福指数，降低医疗费用支出，增加社会参与度和社会适应能力，提升生命质量。同时也可以夯实民族民间传统健身行为的群众基础，保护并传承民族民间传统体育。

本书共分为七章。第一章为导论，主要论述本研究的研究背景、选题依据以及问题的提出，研究的目的与意义，研究对象与方法，研究思路与具体研究内容。第二章为国内外相关文献的回顾与评述。第三章为城市老年人健身行为的群体特征。本章以健身行为 FIT 理论为指导,探究城市老年人健身行为群体特征,包括社会人口学特征、时空特征、强度特征、动机特征及主要制约因素等。分析老年人健身行为中存在的问题,克服影响健身行为的困境与障碍,加强社区体育组织的引导和组织,吸引更多的老年人参与到健身行为中来,提高健身参与率。第四章为城市老年人生命质量影响因素及群体特征。利用生命质量理论,研究城市老年人生命质量的个人、家庭及社会影响因素;社会人口学、健康服务利用、健身行为等与老年人生命质量的关系。第五章为规律健身行为对城市老年Ⅱ型糖尿病患者生命质量的干预。运用运动干预实验法,探索民间传统健身行为促进城市老年人改善病情、增强体质、降低医疗费用支出、提高生命质量等积极影响。本章采用定性研究与定量研究相结合的方法,通过运动干预实验以及对调查和实验人员的个人、小组访谈,取得第一手资料,也是本书一大亮点。第六章为城市老年人健身诉求相关生命质量的社会支持研究。本章从社会学的视角,以社会支持理论为切入点,剖析老龄社会中的老年问题,包括老年人的各种诉求,老年人体育诉求社会支持系统中存在的问题,老年人体育诉求相关生命质量的社会支持构建路径。国家政策支持、家庭关系支持、体育公共服务支持、社会体育组织支持等对提升老年人生命质量的重要意义与积极作用。

　　由于作者水平与能力有限,在本书的资料收集和撰写过程中,难免会出现一些问题与不足,请各位读者海涵并多提宝贵意见,以利于作者进一步提高。

　　感谢我的导师上海体育学院教授、博导刘志民老师,从本研究的选题、研究方案的制定、收集资料、研究方法、运动干预实验、论文撰写与修改等,无不浸透着老师的心血与汗水,感谢我的同门师兄淮阴师范学院的马春林副教授、青岛农业大学的魏统朋副教授,

　　感谢我的博士同学上海戏剧学院的全明辉老师、天津体院学院周跃辉老师、广西民族师范学院朱欢老师等对我的无私帮助。再次向所有对本书撰写给予帮助的朋友、师长、同学等表示感谢。

　　路漫漫其修远兮,吾将上下而求索。在今后的教学和科研生涯里,我将更加严格地要求自己,争取有更优秀的成果问世。

目　录

1 导　论

1.1　研究背景

1.1.1　我国人口老龄化进程不断加快

目前,我国正经历着社会转型、经济转轨、文化转变的深刻变革,同时,也在人口快速老龄化的历史进程当中。随着经济发展、社会进步,医疗卫生条件的改善以及社会福利的逐步提高,老年人口比例在总人口中不断攀升。人口老龄化对全球各国的经济发展、社会进步都会产生重大影响,不仅是发达国家也是很多发展中国家所面临的严重危机。对整个人类社会来说,都是前所未有的巨大挑战。正确认识人口老龄化的严峻形势,直面挑战,并制定相应的政策制度,是各国政府面临的重要任务。步入老年期后能否过上有尊严的生活,保持和提升生命质量,使老有所依、老有所养、老有所为、老有所乐,是每一个社会人都无法回避的持续挑战。

上个世纪末我国开始进入人口老龄化阶段。人口老龄化是贯穿我国本世纪一项基本而又严峻的国情,既是社会发展、文明进步的结果,同时又会带来巨大、深刻、全面的风险和挑战。2010 年第六次全国人口普查显示,60 岁以上人口有 1.77 亿,占总人口比例为 13.26%,65 岁及以上人口占 8.87%。目前我国人口老龄化比例还在上升,国家统计局公报显示,2012 年 60 岁以上人口已占全国总人口的 14.3%[1]。2013 年老年人口突破 2 亿人大关,达到 2.02 亿人,老龄化水平达到 14.8%[2]。据预测,到本世纪中叶老年人口将超过 4 亿,占总人口的 30%以上[3],我国即将迈入高龄老龄人口型社会。纵观改革开放 30 多年发展历程,2012—2013 年是我国老龄事业发展史上具有划时代意义的两年,十八大提出"建成小康社会的宏伟目标",做出"要积极应对人口老龄化,大力发展老龄服务事业和产业"的战略部署[4]。新修订的《中华人民共和国老年人权益保障法》明确规定,"积极应对人口老龄化是国家的一项长期战略任务"。相关涉老职能部门相继出台了一系列老龄政策文件,包括《中国老龄事业发展"十二五"规划》、文化部《"十二五"时期文化改革发展规划》、以及 2012 年 10 月全国老龄委办公室联合有关部门出台《关于进一步加强老年文化建设的意见》,国家体育总局印发的《"十二五"公共体育设施建设规划》等有关政策文件[5],为老龄工作明确了前进的方向。因此,在老龄化进程加快背景下,研究老年人健身行为对其生命质量的保持和提升,更好地践行民生显得尤为重要。

1.1.2　老年人各种慢性病高发蔓延

截至 2012 年 5 月,我国现有各类慢性病确诊患者约有 2.6 亿

---

① 郅玉玲. 和谐社会语境下的老龄问题研究[M]. 杭州:浙江大学出版社,2011:14—15.

② 岳颂东. 对我国建立老年护理制度的初步构想[J]. 决策咨询通讯,2008(3):90—91.

③ 杜鹏. 人口老龄化与老龄问题[M]. 北京:中国人口出版社,2006:27.

④ 十八大报告全文[R]. http://theory.people.com.cn/GB/40557/351494/index.html.

⑤ 吴玉韶,党俊武等. 中国老龄事业发展报告(2013)[M]. 北京:社会科学文献出版社,2013:11—12.

人,慢性病导致的死亡占全国总死亡人数的85%,由此导致的医疗费用支出占总疾病负担的70%以上①,慢性病已成为重大公共卫生健康问题。同时,伴随老龄化进程的加快和生活水平的提高,老年人每增长10岁,慢病患病率就增加50%以上②。慢性病具有"三高"(发病率高、致残率高、死亡率高和费用高)、"四低"(知晓率低、就诊率低、控制率低)的特点③。这不但严重影响我国老年人的身心健康水平和生命质量,而且对有限的公共卫生资源造成了持久的浪费与消耗,慢性病长病期、低痊愈率、高复发率的特点,导致医疗费用居高不下。据2008年全国第3次死因回顾抽样调查数据推算,慢性病人每住院一次的平均治疗费用达到我国城镇居民人均年可支配收入的五成以上,相当于农村居民人均年收入的1.5倍④,很多老百姓说"救护车一响,一头猪白养";另一方面,慢性病导致我国医疗费用快速增长,由于慢性病造成的疾病负担在卫生总费用中的构成比例已从1990年的47.4%上升到2008年的70%,约为8500亿元⑤。慢性病是老年人患病的最主要表现,慢性病的防治与康复是卫生医疗部门重点考虑的首要难题。国家卫生服务第四次调查结果表明,城市老年人最常患有的慢性病为高血压、糖尿病、心脑血管病、慢性阻塞性肺病等;而农村地区主要

① 吴玉韶,党俊武等.中国老龄事业发展报告(2013)[M].北京:社会科学文献出版社,2013:95.
② 王淑康.城市社区老年人规律体育活动行为的社会生态学探索及健康干预策略研究[D].济南:山东大学,2012:16.
③ 裴宇慧,郭东锋,赵云鹏.深圳市福田区慢性病防治院区域社康中心管理的探索[J].中国全科医学,2011,14(1):79.
④ 数据来源:我国慢性病患者数量或井喷专家呼吁将慢性病防治列入社会发展规划[EB/OL].http://health people.com.cn/GB/10366017.html,2009—11—12.
⑤ 数据来源:世卫估计:5年后中国慢性病直接医疗费用将逾5000亿美元[EB/OL].http://news.xinhuanet.com/20110324 c_121227357.htm,2011—03—24.

有高血压、类风湿性关节炎、脑血管病、慢性阻塞性肺炎和胃肠炎等①。慢性病频发蔓延的现实状况势必需要政府为国民提供更多的医疗保障,而我国现有的医疗保障制度无法有效满足国民日益增长的医疗消费需求,传统的医疗保健制度没有做出人群的层次划分,向老年群体的政策倾斜力度远远不够,导致老年人健康供需关系之间形成了较大反差。因此,在慢性病高发蔓延的背景下,从社会学的视域,探索我国城市老年人规律健身行为的干预及生命质量提升等论题有着非常重要的现实意义。

1.1.3 全面建成小康社会,提高国民生活质量

"十六大"将"全民健身"列为全面建设小康社会的发展内容和目标,"十八大"再次提出"让人民享有健康丰富的精神文化生活,广泛开展全民健身运动,促进群众体育全面发展"作为全面建成小康社会的目标和内容,体育关系到我国13亿国民的身心健康和生命质量。"全面建成小康社会"宏伟目标的提出,体育健身更多地走进人们的日常生活,同时人们也对健身提出更高的要求。首先,在这个宏伟目标指引下,人们对大众健身的需求将不断增多。城市化、工业化、信息化的高度发展以及"五天工作制"、"黄金周"等各种节假日给予了人们更多闲暇时间和机会。"休闲时代"的来临和休闲方式的多元化必然需要更多的健身手段来填充。"城镇化"和"老龄化"时代的到来也对体育的健身健心功能有更深的认识和更高的要求。其次,在全面建成小康社会的过程中,大众体育需求质量的增强。全面建成小康社会要求坚持"以人为本"促进人的全面发展,而人的发展以"健康为本",身心健康是促进人全面发展的

---

① 中国老龄科研中心. 中国城乡老年人口状况追踪调查.

基本保证和必然要求。最后,经济的高速发展和社会的全面进步促使大众健身需求从自发弥散的状态向多元化的方向发展。尤其是在现代社会,医疗手段对人类各种"富贵病"、"现代病"一筹莫展之际,大众体育就应然地成为人们的健康依赖和日常生活方式。

1.2　问题的提出

1.2.1　如何提高老年人体育参与率来应对人口老龄化?

中国是世界上人口、老年人口最多的发展中国家。1999 年是国际老人年,到 1999 年底,我国 60 岁及以上的老年人口超过 1.3 亿,占总人口的 10% 以上。按照老年型国家的国际标准,我国也是在此时进入到此行列。截至 2009 年底,我国 60 岁以上老年人口已经达到 1.67 亿,占全国总人口的 12.5%[①]。随着物质生活水平的提高,医疗卫生条件和技术的改善,我国国民平均寿命大幅延长,高龄老年群体数量急剧增多。而伴随着社会结构的剧烈变迁和人口的加速流动,空巢、失能、留守、失独老人等也越来越多,给我国带来了非常严重的社会问题。众所周知,预期寿命并不等于健康寿命,老年人身体机能不断下降是一个无法逆转的自然规律,在生理功能上一般都会出现视力下降、听力衰退、失眠、食欲不振、行动不便、神经衰弱、身体免疫力降低等现象,抵御各种疾病的能力越来越差,特别是罹患各种慢性病的老年群体,特点是"健康余年短,疾病余年长,"给老人、家庭和社会带来了沉重的经济负担。预期平均寿命的增长一方面反映了我国经济社会发展达到了较高的水平,另一方面也给老人们带来了更多的患病风险。因此,

---

① 杜鹏.人口老龄化与老龄问题[M].北京:中国人口出版社,2006:27.

WHO特别强调:"生命已经增加了岁月,现在我们必须给岁月以生命[①]。"这就需要走健康老龄化之路,无论是国家政府层面,还是普通老百姓都要更多关注老年人的身心健康,在提高老年群体预期寿命的同时更要保持和提升老年人的生命质量。本研究关注的是在我国人口老龄化快速发展的进程中,老年体育如何有效开展才能更好地提升其生命质量?

1.2.2 如何有效提升老年慢性病患者生命质量?

国内外的众多研究表明,适度运动量、较长时间、有规律的有氧健身运动可以延缓衰老、愉悦身心,提高人体的各项身体机能和社会融合与参与能力,是把预期寿命转化为健康寿命的最有效、最关键的路径。美国、日本、加拿大等国纷纷开展体育运动减少医疗费用的调查研究,西方有一个流行观念,认为花1元钱健身可以减少8元钱的医疗费用支出。法国医生蒂素有句名言:"运动的作用可以替代药物,但任何药物都不能替代运动"。在医疗保健和体育健身两种保持老年人身心健康的方式当中,健身运动无疑是一种更简单、廉价、积极、有效的手段。"体育健身活动可有效改善心脏等各个器官的功能,预防各种心脑血管、代谢类、呼吸系统等多种慢性病的发生发展。因此,科学的体育锻炼是实现健康老龄化的有效手段"[②]。慢性病的高发和蔓延态势严重影响了我国老年人的健康和生命质量,而规律健身时有效地预防各种慢性病的发生,并延缓有机体的衰老速度。因此,通过各种宣传教育手段,让老年人远离不良的生活方式,克服自身惰性,投入到蓬勃发展的大众健

---

① 施祖美.老龄事业与创新社会管理[M].北京:社会科学文献出版社,2013:96.
② 刘明辉,刘淑丽.人口老龄化与中国老龄健身体育[J].体育科学研究,2011(3).

身队伍中去,是本研究关注的焦点内容。

1.2.3 社会支持理论视角下,规律健身行为如何保持 和提升老年人生命质量?

"全面建成小康社会"这一宏伟的目标,绝不仅仅是让广大人民群众的物质生活水平有显著提高,而是要让全体国民享受现代、健康、文明的生活方式,积极乐观的生存理念、舒适愉快的生活环境和生命质量。体育作为现代社会生活不可或缺的,赖以寄托知、情、意、行的一项社会事业,理应成为全面小康生活的重要组成部分。在全面建成小康社会的重要历史进程中,体育的功能和价值也越来越被人们所重视,成为小康社会的重要内容,是新时期人民大众的新理念。在社会支持理论的指导下,建立和完善国家与地方老年人养老、医疗保障、体育等涉老政策法规制度,建立老年人公共体育服务体系,把老年人体育纳入到政府基本公共服务大系统中去,充分利用老年人的社会关系和社会资源,包括家庭、子女、代际关系等,运用规律健身行为带动有利于老年人健康的一切社会因素。全社会应该有科学正确的认识:即长期规律的健身行为与养老、医疗、保险、经济收入、家庭关系等对老年人的晚年生活有着同样重要的位置和作用。不可厚此薄彼,有所偏颇。在现代社会经济巨大动荡变迁的历史时期,自然环境的恶化、食品安全、工作压力巨大、生活方式巨变、疾病谱的改变等新形势下,老年人的健康状况尤其令人担忧,而体育锻炼正是人们休闲、健康、娱乐、交流、享受和发展的重要手段,是其他休闲方式也包括医学科技及药物等所无法比拟和不可替代的。体育生活方式可以营造体育环境,形成体育文化氛围,促使人们形成一种以终身体育为指导思想的新型现代、文明、健康、科学的生活方式,是"以人为本"原则的重要体现,是实现高品质生活的重要途径和重要特征,是推动全民健身向更高层次和更广泛领域发展的重要动力,是促进人的全面发展和社会文明进步的重要手段,也是提高老年人健康相关生命质量的重要路径。

1.3　研究目的与意义

1.3.1　研究目的

研究目的是通过理论研究和实证分析,明确淮北城市老年人健身行为、生命质量的现状、特征及影响因素;探究老年人健康服务利用以及健身行为状况;研究老年人生命质量各种影响因素,包括人口学、社会学、行为学和医学等因素;探讨民间传统体育活动项目对淮北城市老年Ⅱ型糖尿病患者生命质量的影响和作用,提出可操作性的对策与建议,以提高老年慢性病患者健身行为水平,为淮北城市老年人健康生活方式的构建和生命质量的保持与提升提供事实依据,也为地方政府制定涉老政策法规和制度提供有益的借鉴与参考。

1.3.2　研究意义

生命质量问题涉及社会学、人口学、医学、体育学、经济学、文化人类学和统计学等多个学科,且有很强的学科交叉性,它包含在由健康、精神、物质、环境和家庭五大支持系统构成的可持续发展能力中,无疑增加了研究难度,但也为研究创设了一个更为广阔的空间。特别是针对老年人群体的生命质量研究有着更为现实和重要的意义,不仅反映了经济发展、制度变迁,更彰显了社会的全面进步。老年人群体生命质量问题在时间上通常具有一定的滞后性,但其作用的强度却具有几何效应,因此,研究解决老年人生命质量问题必须具备超前意识和战略眼光。

（1）具有重要的理论价值和学术意义

老年人健康问题既属于老年学范畴,也属于健康人口学的领域,在人口老龄化日益严重的当今社会,应是一个国际性的前沿课题。无论是发达国家还是发展中国家,人口老龄化都对所在国是一个重大挑战。老年人随着年龄增长,身体各个器官机能不断老化,功能降低,失能和半失能现象较为严重,给养老事业和社会保障增加了不小的难度。人类如何才能既延长寿命,又能健康快乐地生活？这是社会学、医学、人类学、生物学和人口学等各个学科领域的专家学者们所面临的棘手难题,攻克这一历史性的难题有着重大的学术意义和价值,可以丰富行为分阶段模型理论中有关健身行为的相关理论,拓宽民间体育运动干预老年Ⅱ型糖尿病患者健康相关生命质量研究的社会学、医学、健康人口学等理论。

（2）人口老龄化的现实需求

随着人口老龄化在发达和发展中国家的不断蔓延,出生率和死亡率的降低,老年人口所占比重越来越大,其养老、社保、健康和生命质量等问题也引起了人类社会的广泛关注。安徽省是全国人口大省,也有着尊老敬老的优良传统,在全国范围内处于经济欠发达的中部地区,研究老年人健康相关生命质量与体育行为之间的关系有着重要的意义和垂范作用。本研究从社会学视角,对老年人生命质量的影响因素进行研究,讨论与分析淮北地区老年Ⅱ型糖尿病患者健康相关生命质量与民间体育运动干预的定量关系,从而为Ⅱ型糖尿病临床治疗方案的选择与评价提供参考依据,也是应对人口老龄化的现实需要。

（3）拓展老年学研究的领域和视野

专门针对淮北城市老年人口健康相关生命质量的研究不是太多,很少有大规模的关于老年人口健康与健身行为的调查研究。因此,本研究从注重应用的视角出发,利用医学、社会学、体育学、统计学等相关学科的理论和方法,根据调查结果,建立数据库,探索规律健身行为干预影响老年慢性病患者健康相关生命质量的心理机制、社会文化环境等作用机制,发现老年慢性病患者从事健身活动的适宜运动强度与运动量,以及核心机制所在。研究淮北城市老年人的生活健康状况、健身行为、闲暇安排、医疗卫生、居家养老等内容,综合运用行为科学和人口科学等各学科相结合的交叉研究,拓展了老年学的研究领域和视野,为学科的发展和繁荣作出一定的贡献。

（4）合理配置公共卫生资源,切实减少医疗费用支出的参考价值和现实意义

探索和发现淮北城市老年人生命质量的基本特征和主要影响因素,以期为当地政府调配与优化公共卫生资源,帮助解决中部欠发达地区城市老年慢性病患者身心健康问题,为改善和提升其健康相关生命质量,提供重要的事实依据。通过宣传教育和运动干预措施,吸引更多的老年人形成健康文明现代的生活方式。一方面有助于完善运动干预方法,制定个性化的运动处方,使其更具有针对性和实效性;另一方面可以为当地政府制订相应的公共体育服务政策提供理论依据,可能为将来当地政府推广民俗体育项目预防和延缓老年糖尿病情提供定性和定量依据。对于老年人摆脱或减缓各种慢性疾病的困扰,降低庞大的医疗费用支出,有着重要的现实意义。

1.4 研究对象与方法

本研究采用社会学、文化人类学、医学、体育学等学科领域的理论和方法,运用社会调查和干预实验相结合的手段对老年人体育健身与生命质量问题展开研究,遵循理论联系实际、科学有效、便利连贯等原则,既注重研究的科学性,又考虑到调查地区的老年人、自然和社会环境、研究条件等具体情况和可操作性。

1.4.1 研究对象

1.4.1.1 问卷调查对象、量表测试对象

以淮北 55 岁以上城市老年人为主要研究对象。本研究根据调查搜集的条件,在满足统计学基本要求的基础上,结合相关领域学者专家的建议,实际有效调查人数总计 1000 人,最终有效样本规模为 884 人。问卷和量表主要用来分析样本的健身行为、生命质量特征及二者之间的关系。

表 1-1　调查样本人口学基本特征(n＝884)

变量	类别	人数(n)	百分比(%)
性别	男	466	52.7
	女	418	47.3
年龄段	56—60 岁	42	4.8
	61—65 岁	229	25.9
	66—70 岁	249	28.2
	71—75 岁	254	28.7
	76—80 岁	57	6.4
	80 岁以上	53	6.0

（续表）

变量	类别	人数(n)	百分比(%)
受教育程度	文盲或半文盲	138	15.6
	小学	347	39.3
	初中	163	18.4
	高中或中专	115	13.0
	大专及以上	112	12.7

数据来源：本研究问卷调查统计所得

1.4.1.2　访谈对象

访谈对象共计 36 人，一部分为社区老年居民 10 人，分析其健康素养、健身行为及生命质量特征；另一部分为参与运动干预实验的干预组成员 14 人，干预实验后的健身行为追踪研究；第三部分是在健身场所等地走访锻炼身体的老年人 6 位；最后一部分访谈对象是 6 位本领域的专家。

1.4.1.3　实验对象

以淮北城市老年Ⅱ型糖尿病患者为主要实验对象。实验受试共 28 人，分为干预组和对照组各 14 人。

1.4.2　研究方法

研究者最终要通过运用一定的、卓有成效的与研究领域相对应的研究方法才能最终得以实现研究目标。

1.4.2.1　文献资料法

通过文献检索，收集近 20 年来有关"老年人体育"、"健康相关生命质量"、"运动干预与生命质量"等国内外文献资料，对前人的研究成果进行分析、梳理和归纳，为本研究的设计、分析和论证提供充分的理论依据，了解国内外社会学、经济学、人口学、文化学、人类学、医学等相关学科在生命质量领域的研究现状和进展趋势等。

1.4.2.2 问卷调查法

（1）问卷的设计

在广泛收集整理老年人体育相关研究文献的基础上，根据课题研究的需要，通过提炼升华，编制了"淮北城市老年人生活健康及健身行为调查问卷"初稿。通过本领域的专家对问卷中的问题进行检查与评论，并提出他们的具体意见和建议。根据专家的反馈意见对问卷内容进行了部分增删与修改，形成了最终问卷。主要调查内容包括：年龄、性别、受教育程度等社会人口学因素，收入与支出、社会经济地位、患病与否、医疗费用支出、保险保障、生活满意度、适应老年生活难易度、健身行为的阶段特征、制约因素等健康和生活行为等。

（2）问卷的信度、效度检验

问卷的信效度检验于 2013 年 10 月完成。运用重测法对问卷信度进行测量，对 10 位退休职工采用同一份问卷，分别在 2013 年10 月 1 日和 10 月 15 日前后测量两次，根据两次测量的结果计算出问卷中每道题的相关系数，再根据公式计算出整个问卷的平均相关系数，即为问卷的信度指标，$r=0.829$，表明问卷的信度较高（见附录四）。运用专家法对问卷进行内容效度、结构效度和总体效度检验，6 位专家均为相关领域的教授、博导或硕导（见附录五），5 位专家认为"非常有效"，1 位认为"比较有效"，表明问卷效度较高。

（3）问卷的发放与回收

淮北市辖三区一县，即相山区、烈山区、杜集区和濉溪县。但本研究主要是针对城市老年人,抽取市辖区相山区和濉溪县城中小学生为主要发放对象,分层抽取每个地区的高中、初中和小学各一所,共6所学校(见表2-2),再随机抽取各学校的年级和班级。总共发放问卷1000份。发向中小学校的问卷,课题组负责人入班向学生解释填表说明、注意事项,给学生解释问卷和量表的发放对象是家中超过55岁的老年人,主要选择填写学生的祖父母或外祖父母之一的生活方式、体力活动及健身行为等方面的内容。学生带回家中,由父母询问辅助老年人填写完成,统一让学生交到班主任处,由课题组成员亲自集中收取。本研究共发放问卷1000份,回收954份,剔除无效问卷,共收回有效问卷884份,回收率为95.4%[①](见表1-3)。

表1-2　选取问卷发放中小学校

类别	相山区学校	发放问卷数	濉溪县城学校	发放问卷数
高中	开渠中学高中部	200	濉溪中学	200
初中	淮北市第五中学	150	濉溪城关一中	150
小学	淮师大附小	150	濉溪县实验小学	150

表1-3　问卷发放与回收情况

	问卷
发放(份)	1000
回收(份)	954
有效(份)	884
回收率	95.4%
有效回收率	88.4%

资料来源:本研究统计所得

---

① 指"淮北城市老年人生活健康与健身行为调查问卷".

1.4.2.3　量表法

采用"SF-36 生命质量调查问卷(中文第二版)"对城市老年居民主观生命质量进行测定。SF-36 量表被西方学界普遍认可为是测评 QOL 的有效工具,后中国学者翻译引入,成为国际通用的评价各种人群 QOL 的标准化工具,使用信度与效度较高[①]。"SF-36"内容涵盖了健康相关生命质量的八个方面(见表 1-4)。

表 1-4　SF-36 生命质量调查问卷对应条目及得分

维度	条　目	最低和最高可能分数	可能分数范围
生理功能(PF)	3a;3b;3c;3d;3e;3f;3g;3h;3i;3j	10;30	20
生理职能(RP)	4a;4b;4c;4d;	4;8	4
躯体疼痛(BP)	7;8	2;11	9
总体健康(GH)	1;11a;11b;11c;11d;	5;25	20
活力(VT)	9a;9e;9g;9i	4;24	20
社会功能(SF)	6;10	2;10	8
情感职能(RE)	5a;5b;5c	3;6	3
精神健康(MH)	9b;9c;9d;9f;9h	5;30	25

资料来源:李鲁,王红妹,沈毅. SF-36 健康调查量表中文版的研制及其性能测试[J]. 中华预防医学杂志,2002,36(2):109—113

八个维度指标的转换方法为:转换分数=(原始分数－最低可能分数)÷可能分数×100。转换分数后,八个维度指标的分值范围均在 0—100 分之间,其统计学意义为:分值的高低直接反映八个维度所测量到健康状况的好坏,分值越高,表明该维度的健康功能状况越好,因而生命质量也越高。生命质量分为 3 级:差(0—60

---

① 李鲁,王红妹,沈毅. SF-36 健康调查量表中文版的研制及其性能测试[J]. 中华预防医学杂志,2002,36(2):109—113.

分)、一般中等(61—95 分)、优良(96—100 分)。量表的发放回收与问卷同步进行,方法同上。本研究共发放量表 1000 份,回收量表 954 份,剔除无效量表,共收回有效量表 884 份,回收率为 95.4%,有效回收率为 88.4%(见表 1-5)。

表 1-5　量表发放与回收情况

	量表①
发放(份)	1000
回收(份)	954
有效(份)	884
回收率	95.4%
有效回收率	88.4%

资料来源:本研究统计所得

运动干预实验干预组和对照组受试(28 人)在实验前、实验 4 周后及 12 周后三次测试的问卷和量表均由课题组负责人亲自发放、当场指导填写,当场回收和检查,保证量表回收的有效性及完整性。

1.4.2.4　访谈法

(1)小组访谈

本研究资料收集过程中,基于问卷调查基础上,在淮北市相山区东山路特凿社区进行了小组访谈,目的是更加感性地认识和了解社区老年人的生活方式、健身行为、生命质量现状、规律健身行为的影响因素等,并与定量研究结果相结合进行分析,归纳出制约

---

① 指"SF-36 生命质量量表".

老年人参与健身活动的因素,帮助城市老年人规律健身行为习惯的养成。

（2）访谈对象

遵循自愿的原则,访谈人员由居委会协助联系,共有 10 名 55 岁以上的社区老年居民参加,参加人员的具体信息见附录一。另外,对实验干预组 14 名成员的后续行为追踪访谈,参与人员的基本信息和访谈提纲具体见附录六。一部分是在社区、健身场所等地采访的 6 位老年人。另外还有 6 位运动医学及老年人康复等相关领域的专家(附录七)。

（3）访谈具体内容

根据本研究目的设计了具体的访谈提纲,其中主要涉及老年人健身行为现状特征、健康素养、参加的组织活动、生命质量的生理心理等影响因素具体情况。小组访谈具体内容见附件一。

（4）小组访谈资料收集

访谈小组由 10 名访谈对象、1 名主持人和 1 名记录人员组成。访谈过程中访谈对象基本按照顺序发言,由主持人根据访谈提纲与访谈对象逐一交流,协助记录人员负责录音、记录相应的交流内容,回去再整理录音内容。访谈演变为开放式或深度访谈,大家畅所欲言,气氛非常热烈,老年人们非常热心坦诚,纷纷说出自己的健身历史、方法、信息、锻炼目的、不锻炼的原因以及对社区老年健身、社区组织及社区医疗卫生等其他服务方面提出了非常中肯的意见和建议。主持人与记录人员就访谈内容与程序等已经提前开会讨论研究定稿。

（5）专家访谈

利用参加国内外相关学术会议的机会,访谈了老年运动康复的专家学者,2014 年 6 月参加"广州运动与健康国际学术研讨会",2014年7月参加"世界体育社会学大会暨中国体育社会科学大会",以及 2014 年 7 月参加"运动康复与老年健康"上海市研究生学术论坛的机会,针对老年体育、运动干预与生命质量等领域的发展现状、存在问题、影响因素及对策建议等问题,与专家进行面对面交流,以期形成对老年人健身、运动干预及生命质量研究前沿的深入认识,更好地指导本研究工作。

1.4.2.5　实验法

(1) 实验对象:根据实验规定要求,采取招募的方式选取实验对象,所有 28 名实验受试者均为不喜欢运动,从不锻炼的老年Ⅱ型糖尿病群体,年龄跨度为 55—80 岁。随机分为干预组和对照组。

(2) 实验材料

① 主要仪器

中体同方 CSTF-SG 身高测试仪(机械式)、CSTF-TW 体重测试仪(电子式)、CSTF-WL 握力测试仪、CSTF-FH 肺活量测试仪、CSTF-TQ 坐位体前屈测试仪(机械式)、健民 PZ-1 皮脂厚度测试仪、CSTF-FY 反应时测试仪、HEM-4021 欧姆龙血压计、HEA-232 欧姆龙血糖仪等。

② 主要测试指标

表 1-6　主要测试指标及内容

身体形态指标	身体机能指标	身体素质指标	糖尿病指标
身高、体重、腰围、臀围、上臂、腹部和皮脂厚度	收缩和舒张压、心率、肺活量	坐位体前屈、握力、稳定性、反应时	血糖、甘油三脂、总胆固醇、高、低密度脂蛋白

资料来源:根据实验研究需要自行编制

③ 专业测试指标

糖尿病的主要评价指标:血糖、甘油三酯、胆固醇、高密度脂蛋白、低密度脂蛋白等。

④ 专业测试仪器

血糖测定采用葡萄糖氧化酶(GOD)法,TC、TG、HDL-C、LDL-C 测定由贝克曼配套试剂完成,并在 BECKMAN-CX4CE 全自动生化分析仪中进行。

⑤ 测试方法

根据《国民体质测定标准手册(成年人部分)》和《2005 年国民体质监测工作手册》,对实验和对照两组共 28 名糖尿病患病者进行体质测评。慢性病专业测试将按临床要求进行,并由医学专业人士全程参与和监测。

⑥ 实验方法

实验前,首先集体到医院做体检,排除各种运动禁忌,以防出现安全问题。随后进行为期 12 周的健身行为干预。以自编自创、富有地方特色的"花鼓灯"老年糖尿病保健操对干预组 14 名对象进行运动干预,干预实验为 3 次/周、50—60 分钟/次,共持续 12 周;对照组在实验时间内则在另一地方进行各种非体力的娱乐活动,安排看电视、听戏、打牌、下棋、读书看报、聊天等活动。所有受试每次干预均付以相应劳务费用,以解决其短途交通和午餐等。

1.4.2.6 数理统计法

对收回问卷、量表等资料进行整理后,进行数据统计与分析。运用 SPSS17.0 统计软件,采用 t 检验、方差分析、回归分析等统计方法。

1.5　研究思路与内容

1.5.1　研究思路

本研究以安徽省淮北市为调查地区,以城市老年人为研究对象,以老年Ⅱ型糖尿病患者为运动干预实验对象。研究思路:首先,对国内外有关老年人体育、运动干预与生命质量关系等文献进行系统梳理、归纳与分析,引出本研究的观点,以丰富生命质量理论、人的需要理论和行为理论等研究的内涵和外延,拓展老年学的研究视野;其次,采用实证的方法,通过对老年人健身行为、生命质量特征以及运动干预实验的研究,并处理数据来揭示淮北城市老年人健康状况、日常健身行为相关生命等基本特征;再次,通过对城市老年人生命质量、医疗费用、健康服务利用等问题进行比较分析,探索老年人生命质量的影响因素、规律健身行为与老年居民生命质量、医疗支出等问题的关系,运用民间传统体育健身方式对老年Ⅱ型糖尿病患者进行运动干预实验,以观察规律健身行为对老年Ⅱ型糖尿病患者生命质量、疾病疗效、体质状况、医疗费用支出等的影响程度;最后,就规律健身行为、健康促进、生命质量及健身行为对老年人生命质量的影响等问题进行深入的剖析和探讨。研究的框架结构和研究步骤示意图如图1-1、图1-2所示。

1.5.2　研究内容

本研究内容共分为七章,其主要内容构成如下:

第一章为"导论",介绍研究背景、问题提出、研究目的意义、研究思路与主要内容等。还包括研究对象与方法,主要介绍本研究

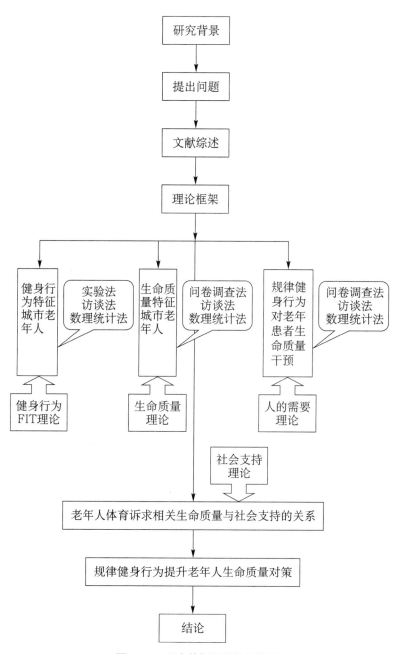

图 1-1　研究的框架结构示意图

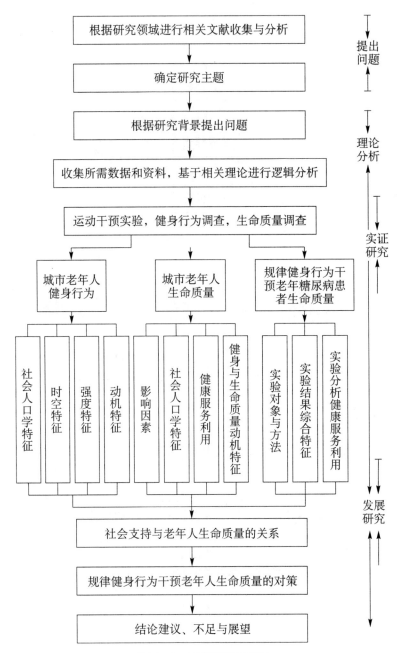

图 1-2　研究步骤示意图

的问卷、量表调查对象、访谈与运动干预实验对象,并对研究方法做了充分说明。

第二章为"文献综述",主要是国内外对老年人体育健身和生命质量领域的研究现状、进展与趋势。

第三章为"城市老年人健身行为的群体特征",主要介绍在行为分阶段理论和 FIT 行为理论等理论模型指导下,城市老年人健康利用、日常健身行为在性别、年龄、文化程度、健康状况等社会人口学方面的特征,以此揭示老年人健身行为的特征与规律,找出问题与不足,进而提出可行性的对策与建议。

第四章为"城市老年人生命质量影响因素及群体特征",主要介绍在生命质量理论指导下,城市老年人生命质量的影响因素,包括个人、家庭和社会。生命质量的社会人口学特征,经济社会文化教育等发展与老年人生命质量的关系,健康服务利用、健身行为阶段与老年人生命质量的关系等。

第五章为"规律健身行为对城市老年Ⅱ型糖尿病患者生命质量的干预",主要介绍运动干预实验方法、实验过程、结果与分析,运用 t 检验、单因素方差分析和重复测量方差分析、多元线性回归等统计方法验证规律健身行为对老年Ⅱ型糖尿病患者的生命质量各维度得分、疗效、体质状况和医疗费用支出情况的影响与作用。并在实验后半年对实验干预组受试进行行为追踪的定性研究,以期探索民间健身行为与老年糖尿病患者生命质量之间的内在关系和核心机制,提高城市老年人的健身参与率。

第六章为"城市老年人健身诉求相关生命质量的社会支持研究"。在全面建成小康社会以及实现伟大中国梦的宏伟目标下,探究老龄社会的基本矛盾,老年人体育诉求与社会支持的关系,国家的政策支持、家庭关系支持、社区体育支持、社会体育组织支持等对提升老年人生命质量的重要意义与作用。

第七章为"结论与建议、创新与不足"。

2　文献综述

　　老年人是社会文明的重要延续群体,这一人群现代、科学、文明、健康的生活方式对社会的发展与进步起到了重要的推动作用,对社会稳定和良好风气的形成与传承产生积极的影响,开展好老年体育活动,对预防和治疗各种老年慢性疾病,预防老化,促进老年康复等有着重要的医学和社会价值,随着银发浪潮的席卷而来,老龄产业也有着越来越广阔的发展前景,老年人身体健康了,会为家庭社会和国家节省大量的公共卫生资源和医疗费用支出,有着难以估量的经济效益。实现党的十七大制定的"老有所为"的奋斗目标;国家《十二五规划》中强调的:"注重发挥家庭和社区功能,优先发展社会养老服务,培育壮大老龄服务事业和产业,进一步明确了养老事业的发展方向",党的十八大进一步提出"病有所医、老有所养、住有所居","积极应对人口老龄化,大力发展老龄服务事业和产业"等奋斗目标。为"行为比较完美的全民健身体系",再作重要贡献。

　　本研究以中国学术期刊网络出版总库,即期刊全文数据库(CNKI,网络版)刊发的各类与"老年人体育"相关的文献为主要检索依据,以"老年人体育"、"运动干预"等为主题检索、关键词检索两种方式进行数据分析,以1993—2012年20年为时间界限,分析目前"老年人体育与生命质量"的国内外的研究视域,了解本领域最新的研究成果与学术前沿,研究其理论与实践的进展和变化趋势、研究难点、热点等问题。

2.1　国外老年人体育健身研究的进展与趋势

国外特别是欧美国家对老年人体育的研究开展得较早,也取得了丰硕的成果,主要的研究热点有老年人体育行为的理论研究,老年人健身与生命质量的关系研究,对老年人的运动干预实验研究,包括对正常健康的和患有各种慢性病的老年人,以及对影响老年人健身活动行为各种因素的研究等。

以"elderly sport"为主题,对 Emerald 外文数据库进行检索,时间限度为1993—2012年,共获得国外相关文献284条,其中包括"Journal"收录250条,"Books"33条,"Case studies"1条结果;以"exercise intervention"为检索词,共有4835条结果。以"regular physical activity"为检索词,共有30条结果。

对 Ebsco 外文数据库进行1993—2012年约20年间的精确检索,以"elderly sport"为篇名,外文期刊论文共124篇,而以"elderly people sport"为篇名的只有7篇,而以"exercise intervention"为篇名检索到的外文期刊有1701篇文章,由此看来,外国体育学者和专家更多地用实验和实证的方法来研究社会中的体育问题。以"regular physical activity"为"主题"检索,有998条结果,为"篇名"进行检索,共有36条结果,以"regular physical activity for the elderly"为篇名检索,只有一篇文章,由此可见,"规律健身活动"的研究论题已引起社会的关注,相关研究也呈现出逐年增加的趋势,但对"老年人规律健身活动"进行全面、系统研究的较少(见表2-1)。

表2-1 1993—2012年国外有关老年人
体育研究文献统计表

检索词		elderly sport	exercise intervention	regular physical activity
文献来源	Emerald	284	4835	30
	Ebsco	124	1701	998

从表2-1文献量来看,国外专家学者有关老年人健身及运动干预实验研究成果量较大,经过大量的文献阅读,筛选出60篇具有代表性的研究成果进行文献分析。

国外对老年人体育的研究由来已久,并取得丰硕的成果。日本老年健身活动开展呈现的特征是:日本老年人参加体育活动的频率较高,每周参加三次以上中等强度健身行为的人数为54.1%;日本的老年人对身心健康动机自我认识的自信程度较高,参加健身行为的主要动机是为了寻求健康、愉悦身心和交友;日本老年人大多选择如散步、健身操、徒步旅行、高尔夫球及门球等健身活动项目,内容正在向多样化、多层次、多元化等方向发展;日本老年人参加健身活动的满意度和对体育的关注度都较高,健身已成为他们日常生活中不可分割的重要组成部分。

根据国外大众健身2000年第5期美国健身用品制造商协会所发布的分析报告可以看出,在美国,55岁以上的老人参加健身行为在不断高涨,其趋势非常明显。由此可见,欧美及日本等发达国家,老年健身的发展状况较好,对老年体育的研究较早并且更为深入全面[①]。

2.1.1　国外对老年人健身的理论研究现状

国外大众健身行为的理论与实践的研究始于上个世纪中叶，从研究情况来看，研究者侧重运用社会行动理论，从宏观的视野，对健身锻炼行为进行了整体性的研究。70 年代中期，随着经济的发展和社会的进步，生活方式的改变，人们健身意识的增强和对健身锻炼多元功能认识水平的提高，许多学者在深化宏观层面研究的基础上，将健身活动行为问题研究重心转向中观和微观层面，有更多的操作性使该领域研究目的和研究对象更加明确，并创建了具有较高价值的健身锻炼行为理论模型。国外学者研究中较少涉及健身运动与生命质量关系的理论研究，比较典型的研究有 Diane G. Groff(2009)，Elodie Speyer(2010)运用适应健身理论探讨健身运动对于残障人士身体健康、家庭、社会等生命质量的影响。此外，Merril Silverstein(2002)，Anne Adele (2006)，Natalie Harrison(2008)等学者从休闲理论的角度研究健身运动与生命质量的关系。

2.1.2　老年人体育运动与生命质量的关系研究

国外社会学、医学和体育学等领域关注各种人群的生命质量问题，如儿童少年、老年慢性病人、残障人士、成年女性等，而随着人口老龄化的加剧和青少年体质下降成为当今人类社会发展的突出问题，所以在体育运动与普通人群生命质量关系的研究中，有关

---

① 　张玮. 太原市万柏林区老年人体育健身现状调查[J]. 山西师范大学学报(社会科学版)研究生论文专刊,2014,41(5):39.

老年人群和青少年生命质量的研究一直是国外学者长期关注的焦点。C. Hautier(2007)认为,60 岁以上的老年人参与体育锻炼对改善身体心理健康、适应社会关系和环境、提高生命质量方面有显著作用[1]。Richard Sawatzky(2007)在对加拿大 65 岁以上老年人的业余体育活动和生命质量关系的研究中发现,每周消耗 1000 卡能量的活动能有效缓解老年人身体疼痛、情绪抑郁等生活和心理问题[2]。Jo Ann Shoup(2008)在对 177 名 8—12 岁,BMI = 95.6%—99.0%的男、女少年的研究中发现,肥胖少年的身心健康状况和总体生命质量显著低于正常少年;参加体育锻炼与身心健康、生命质量关系有显著的相关性[3]。

　国外专家学者非常注重研究运动干预对各种慢性病患者群体生命质量的影响作用。如 R. Gobbi,M. Oliveira-Ferreira 等人(2009)对帕金森老年患者进行每周 3 次,每次 40 分钟以上,为期 8 周的越野行走训练,目的是观察其对帕金森患者生命质量的影响。结果表明,越野行走对帕金森患者的日常活动、认知能力、身体机能和生命质量等都有显著性的改善[4]。Marco Valenti(2008),Sonya S. Lowe(2009)在运动干预研究中发现,适宜的运动时间段、频率、

① C. Hautier, M. Bonnefoy. Training for older adults [J]. Annales de Réadaptation et de Médecine Physique,2007,50(6):475—479.

② Richard Sawatzky, Teresa Liu-Ambrose, William C Mille and Carlo A Marra. Physical activity as a mediator of the impact of chronic conditions on quality of life in older adults[J]. Health and Quality of Life Outcomes,2007,68 (5):358—369.

③ Jo. Ann Shoup, Ph. D. & Erin M. Snook, M. S. Physical Activity, Self-Efficacy, and Quality of Lif in Multiple Sclerosis[J]. Annals of Behavioral Medicine,2008,35:111—115.

④ R. Gobbi, L. Gobbi, M. Oliveira-Ferreira, A. Salles, C. Teixeira-Arroyo, N. Rinaldi, F. Stella, S. Gobbi. P2. 177 Effects of a multi-mode exercise program on quality of life and overall physical activity level in people with Parkinson's disease[J]. Parkinsonism & Related Disorders,2009, 15 (S2):138—145.

运动强度,有助于乳改善腺癌患者生命质量,而较小或过量运动强度与乳腺癌幸存者生命质量成没有显著的统计学意义[1]。

2.1.3 国外对老年人进行运动干预研究现状与进展

国外对老年人身体活动的研究实证性分析较多,运动实验干预的文献占很大比例,而理论分析较少。多数研究主要是运用相关研究方法,以一定的理论为指导,与医学和社会学等相关领域联系,在现状调查的基础上,注重实践和应用价值,分析老年人体育的影响因素、运动干预效果、发展趋势等问题。Dzubur Amela(2012)等选取吸烟和不吸烟的受试者 200 人,实验组和对照组各半,实验组进行有规律的体育活动,采用 SF-36 和 EURQOL 量表来测试生命质量和经济社会地位,结果表明两者之间有统计学上的重要关联。参加有规律体育活动的实验组获得的生命质量分数比不参加锻炼的无论是吸烟还是不吸烟的都高[2]。Jeff K. Vallance,PhD. 等(2013)为确定老年人日常的步数与健康相关生命质量以及社会心理健康之间的关系,采用邮寄量表 RAND-12,结果表明:更高的平均步数与老年人的健康相关生命质量有着重要的关系,更高步数的老年人比最低步数的有较少的抑郁症状[3]。Marieke Van Puymbroeck,PhD. CTRS 等(2013)运用半结构式现

---

① Edward McAuley,Shawna E. Doerksen, M. S. Katherine S. Morris, M. S, Robert W. Motl, Liang Hu,&Thomas R. Wójcicki&Siobhan M. White, Karl R. Rosengren, Pathways from Physical Activity to Quality of Life in Older Women [J]. Annals of Behavioral Medicine,2008,36 (5):13—20.

② Dzubur Amela etc. Relationship between Quality of Life and Physical Activities in Relation to the Tobacco Smoking Habits. HOMO SPORTICUS ISSUE, 2012(2):11.

③ Jeff K. Vallance, PhD. etc. Daily Pedometer Steps Among Older Men: Associations with Health-Related Quality of Life and Psychosocial Health Am J Health Promot,2013,27 (5):294—298.

象学分析方法,把 18 位患有乳腺癌的妇女分为三组,进行为期 8 周的瑜伽干预实验,结果表明:研究中的妇女在身体、心理、社会健康与治疗等方面均有健康促进的益处,从而得出结论,在对患有乳腺癌受试者的治疗过程当中瑜伽或许是非常重要的工具[1]。Lucia Andrea Leone and Dianne S. Ward 认为肥胖的老年女性比不肥胖的老年女性有更低水平的体力活动,但是不清楚是什么导致了这种区别。运用混合的方法来理解这种现象,通过网上问卷调查 195 位女性,检查了体重组(肥胖对比不肥胖)和锻炼态度以后,在体重和体力活动之间有潜在的相关,系数($P<0.05=$被检验,研究结果为:肥胖的女性比不肥胖的女性有更少的可能去宣称她们喜欢运动($O=0.4,95\%CI\ 0.2-0.8$),有更大的可能去赞同她们的体重导致运动困难($OR=10.6,95\%CI\ 4.2-27.1$),只有她们试图减肥时才去锻炼($OR=3.8,95\%CI\ 1.6-8.9$),为了减肥而锻炼和愉悦在体重与身体活动之间有着非常重要的统计学意义。由此得出结论:对肥胖女性的运动干预或许会被改善,通过聚焦在运动愉悦和减肥成功的运动收益上[2]。Jessica Harding 等认为有规律的体力活动可以降低罹患慢性病的风险,有效改善健康生命质量,选取 487 位志愿者参与为期 4 个月的运动干预实验,完成 SF-12 健康调查问卷,运用多元回归分析来评估受试者在身体和心理构成方面总分的变化(PCS;MCS),结果表明:项目中的参加者与 1.5MCS 的增长有显著的相关性,在整个逐渐增加体力活动

---

[1] Marieke Van Puymbroeck, PhD. CTRS etc . Perceived Health Benefits From Yoga Among Breast Cancer Survivors . Am J Health Promot, 2013,27(5):308—315.

[2] Lucia Andrea Leone , Dianne S. Ward A. Mixed Methods Comparison of Perceived Benefits and Barriers to Exercise Between Obese and Nonobese Women. Journal of Physical Activity and Health, 2013(10):461—469.

的干预实验中,MCS 有更大的改进。得出结论:在工作场所参与的体育锻炼与健康相关生命质量的心理方面有显著相关性。我们推荐更宽泛的健康观点用在工作场所体育活动的执行和评估上[1]。Jacqueline Kerr 等通过集中分析和国际间合作的方法,有12 个国家参与到这项国际体育活动和环境网络(IPEN)的研究中,这项计划从各地社区招募成年志愿者参与到可步行的环境属性和社会经济地位(SES)。结果表明:12 个国家中的 11 个提供了加速度计数据和 GIS 数据,目前的预测表明 14119 名参与者将提供调查数据来建立环境和体育活动,有 7145 名有可能在独立和依赖的两个变量上提供客观数据。尽管这项研究有高度的可比性,一些适应性的改变被建立在符合当地条件的基础上。得出结论:这项研究被设计用来通知在证明基础上的国际和国别的体育活动和干预政策,目的是通过身体活动来预防在发达国家高发和发展中国家迅速蔓延的肥胖或其他慢性病[2]。Nambaka,Jared E.(2011)等认为,体育活动对老年人的身体和心理健康是大有裨益的,可以帮助他们预防患有心脏病、糖尿病、跌倒、中风、认知能力下降、老年痴呆和抑郁症等疾病,然而在肯尼亚有关老年人参与体育锻炼的信息是极其缺乏的,这项研究目的是探索一些方法去鼓励艾德瑞德西部地区更多的老年人参与到体育锻炼中去[3]。作为

---

[1] Jessica Harding. Change in Health-Related Quality of Life Amongst Participants in a 4-Month Pedometer-Based Workplace Health Program. Journal of Physical Activity and Health, 2013, 10: 533—543.

[2] Jacqueline Kerr etc . Advancing Science and Policy Through a Coordinated International Study of Physical Activity and Built Environments: IPEN Adult Methods. Journal of Physical Activity and Health, 2013, 10: 581—601.

[3] Nambaka, Jared E. etc . Measures for enhancing participation in physical exercise and sports by the elderly in Eldoret West district, Kenya. African Journal for Physical, Health Education, Recreation & Dance Dec. 2011 Supplement, p. 804.

进入老龄社会十余年的,有着 2 亿多老年人的世界上最大的发展中国家,我们有更多患有各种慢性病的高龄、空巢、失能的老年人,如何鼓励这一群体无论是健康的还是患有慢性病的意识到体育锻炼的重要性,克服自身的惰性,投身到火热的老年健身队伍中去,这正是中国的体育工作者义不容辞的责任。

西方发达国家比中国更早地进入到老龄社会,他们有更加丰富的应对老年和老龄问题的政府管理和社会治理经验,因此社会学家和医学界专家等更多的关注老年人生活质量的提升研究,体育界也顺应时代和历史发展的潮流,充分发挥体育特有的价值和功能,廉价易行、简单方便、效果明显等,用体育锻炼的各种方式方法积极应对日益严重的老龄化问题。Vute, Rajko(2012)等认为:对老年人和他们参与体育活动的研究变成了一个研究者和实践者日益感兴趣的研究课题。从这个视角,我们注意到关于老年医学、娱乐疗法和适宜的体力活动项目等新方法。人的老化包括各种各样特殊的影响运动计划环节策略的因素,最近已经被完成的研究证实老年人非常喜欢接触一些新的有关体育的信息被介绍给他们,一个个体的强烈决心使他们成功地进入到宽广的体育领域成为可能而不论他们实际的体适能如何。运动机会的值域可以从登山、游泳、骑马到瑜伽、高尔夫,只要有足够的动力和适当的适应能力,体育生活方式已经成为每一位老年参与者快乐和幸福的源泉①。Čehić, Tanja(2012)等认为老年人的体育锻炼已经成为当今社会一个非常重要的问题,老年人在各种节目和活动中可以共同分享彼此感受,可以积极地富有创造性地度过自己人生的金秋

①　Vute, Rajko. Sport activities of the elderly. Sport: Revija Za Teoreticna in Prakticna Vprasanja Sporta 2012, Vol. 60 Issue 1/2, p. 67.

时节,老年人会经常遇到各种问题,比如孤独、抑郁、运动神经和功能的下降,也经常容易感染各种疾病,如果老年人参与到日常中心组织的体育活动中去,他们就能够有效地处理各种日常问题,代际之间的联系得到提升,他们的生命质量和自我照料也得到改善。此外,如果老年人参加了被适当组织的锻炼和代际联系框架下的各种活动,他们会更容易地发现自己走出了孤独的阴霾[1]。Tischer,Ulrike(2011)等从人口学和社会学的角度分析了德国老年人体育参与和年龄、性别、社会阶层等的相关性。论文提供了有关德国老年人体育参与的横向和纵向的数据结果概述,一个表格式的概述列举了最核心的研究,包括 2000 年以后的研究设计和出版物,发现有关老年人体育参与的动机,参与体育的类别和首选的项目被总结,最后关于我们已知和未知的一个结论被给出来[2]。Hinrichs,Timo(2010)等在德国也有类似的横向研究,评估了社区老年人(70—90 岁 1304 位,55.1%女性)体育参与同社会人口统计学因素、心血管疾病危险因素及健康状态等的相关性。在运动干预后,下面的参数被进行逻辑回归分析,年龄、性别、移民背景、受教育程度、腰围、吸烟、自我健康报告、心血管和糖尿病家族史、脂肪代谢紊乱、高血压等。多元方差分析显示:几种独立的因素与运动感有显著的相关性($p < .05$):更年轻的年龄、男性、更高的教育程度、不吸烟、更好的自我健康报告、没被诊断出患糖尿病。而移民背景、腰围、心血管家族史、代谢紊乱、高血压等与运动参与

---

[1]　Čehić Tanja. The aspects of inclusion of motor/sport contents in day centres, and intergenerational linking. Sport: Revija Za Teoreticna in Prakticna Vprasanja Sporta 2012, Vol. 60 Issue 1/2, p. 71.

[2]　Tischer, Ulrike. Sport participation of the elderly-the role of gender, age, and social class. European Reviews of Aging & Physical Activity Jul. 2011, Vol. 8 Issue 2, p. 83 9p.

之间没有显示出有统计学上的重要意义（p≥.05）。结果：最频繁进行的运动形式为骑自行车、健身体操、力量训练和游泳，运动参与和年龄、性别有关[1]。Chrysagis，Nikolaos（2007）等采用问卷调查法（人口统计学的问题），专门针对希腊城乡76名老年女性的大众体育活动进行研究，参与者要表明参加大众体育活动的原因，结果显示：最重要的参与动机是享受、改善情绪、健康和身体状况。老年女性非常满意项目的内容和组织，尽管她们也显示出对使用设备的不太中意，而且，老年女性在关注度、满意度和参与动机方面有明显的城乡差别，大众体育项目要想设计组织得更有效，需要从希腊老年人那里得到持续的评估和反馈意见[2]。Huy，Christina（2008）等研究自行车在老年人日常生活中的使用和健康之间的关系，样本任意选取了50—70岁的982名男性和1020名女性进行电话采访，包括自我健康评估与体力活动，自我健康评估与日常生活自行车的使用有着积极的相关性。同样那些因为交通而规律骑车的老年人有很少的医疗风险因素，当体育活动因此受到控制时负相关没有减少，这表明关于风险因素体育活动的积极影响也能被通过整合更多的体育活动为规律的日常生活而单独地实现[3]。Wieser，M，Haber，P.（2007）研究了通过12周系统的抗阻力训练对老年人的影响[4]。Kallinen，M. ，Markku，A.（1995）对

---

① Hinrichs，Timo. Correlates of sport participation among community-dwelling elderly people in Germany： a cross-sectional study. European Reviews of Aging & Physical Activity Sep 2010，Vol. 7 Issue 2，p. 105 11p.

② Chrysagis，Nikolaos.《Sports for All》Programs of Elderly Women. Choregia 2007，Vol. 3 Issue 2，p. 5 11p.

③ Huy，Christina. Health，Medical Risk Factors，and Bicycle Use in Everyday Life in the O-ver-50 Population.

④ Wieser，M，Haber，P. The Effects of Systematic Resistance Training in the Elderly. International Journal of Sports Medicine Jan 2007，Vol. 28 Issue 1，p. 59—65 7p.

老龄化、体育运动以及老年人在运动中容易造成的损伤做了总体的研究[①]。

2.1.4　国外对老年人健身活动影响因素研究现状

国外健身活动影响因素的研究涉及青少年、成年人、女性、老年人等各类人群。健身行为影响因素涉及范围很广,包括一般因素(年龄、性别、文化程度、职业、经济状况等)、个体健康知识、社会资本和社会支持、环境条件、健康状况等因素。如自我效能与青少年体育活动呈正相关关系[②]。自我效能是指个体为产生某种结果而实行某种行为的信念,心理因素的多方面因子均影响体育活动行为。研究发现,低自我效能和社会支持会使体育活动减少,表现在易疲劳和活动时间缺乏等方面[③]。许多研究已经证实影响青少年体育活动的相关因素是多方面的,社会生态学框架或许能最好代表青少年体育活动的决定因素。包括人口学因素如年龄、性别、种族等;心理因素如自我效能、态度和目的等;行为因素如从事体育活动状况、学校体育教育活动等;社会文化如父母的教育和支持、兄弟姐妹及朋友的带动影响;环境因子如活动的便利性和参与机会等[④⑤]。无论

---

① Kallinen, M. , Markku, A. Aging, physical activity and sports injuries. An overview of common injuries in the elderly. Sports Medicine July 1995: Vol. 20 Issue 1. 41—52.

② Petosa RL, Hortz BV, Cardina CE, et al. Social cognitive theory variables associated with physical activity among high school students. International Journal of Sports Medicine, 2005,26(2): 158—163.

③ Craft LL, Pema FA, Freund KM, et al. Psychosocial correlates of exercise in women with self-reported depressive symptoms. J Phys Act Health, 2008,5(3): 469—480.

④ Sallis JF, Prochaska JJ, Taylor WC. A review of correlates of physical activity of children and adolescents. Med Sci Sports Exerc, 2000, 32(5): 963—975. Van Der Horst K, Paw MJ, Twisk JW, et al. A brief review on correlates of physical activity and sedentariness in youth. Med Sci Sports Exerc, 2007, 39(8): 1241—1250.

⑤ Van Der Horst K, paw MJ, Twisk JW, et al. A brief review on correlates of physical activity and sedentariness in youth. Med Sci Sports Exerc, 2007, 39(8): 1241—1250.

是对于男性还是女性,抑郁的心理状态均会使相应的体育活动减少。然而,已有的国外文献中尚未发现体育活动行为与抑郁之间的关系,德国一项针对 1536 例个体的研究显示,对于已经观察到抑郁与体育活动之间关系的人群,5 年后这种关系并未被观察到有同样的抑郁行为,因此,体育活动与抑郁之间的关系有待于进一步深入研究,二者之间的关系或许是相互的、双向的,一方面抑郁可能会降低个体体育活动水平[①];另一方面,体育活动水平越低的个体越容易产生抑郁情绪[②],尽管两者之间因果关系不是特别明确,但这种相互关联好像是可以解释的,因为抑郁不仅可以通过降低个体从事体育活动的兴趣、动机、积极性和精力来降低体育活动行为水平,而且较低水平的体力活动反过来可能会导致抑郁患病率和发病率的提高。

综上所述,国外的文献对老年人体育锻炼的研究很多,特别是运用不同手段对各种人群进行运动干预,来判断干预前后样本身体、心理各种机能所产生的改变,以及对受试群体生命质量的提升或降低带来的影响,但对影响规律健身行为的社会学因素分析得不是很透彻,主要是从人口学的视角,包括年龄、性别、民族、种族等方面,但从行为、社会支持和社会资本等社会学层面研究的不多。

---

① Roshanaei-Moghaddam B, Katon WJ, Russo J. The longitudinal effects of depression on physical activity. Gen Hosp Psychiatry, 2009, 31(4):306—315. Farmer ME, Locke BZ, Moscicki EK, et al. Physical activity and depressive symptoms: the NHANESI Epidemiologic Follow-up Study. Am J Epidemiol, 1988, 128(6):1340—1351.

② Farmer ME, Locke BZ, Moscicki EK, et al. Physical activity and depressive symptoms: the NHANESI Epidemiologic Follow-up Study. Am J Epidemiol, 1988, 128(6):1340—1351.

2.2　国内老年人体育研究现状

2.2.1　老年人体育研究总体状况分析

在中国学术期刊网络出版总库(CNKI网络版)以"体育"为主题模糊检索,时间不限,共有文献 403148 条,(一)期刊:来源类别包括全部期刊、SCI 来源期刊、EI 来源期刊、核心期刊、CSSCI,共有文献 252332 条,(二)博硕士论文共 20615 条,(三)国内国际会议共 9629 条,(四)报纸共 20525 条,(五)年鉴共 196006 条等。

以"老年人体育"为主题检索,共有 3350 条与"老年人体育"相关的文献,(一)期刊 1722 条,(二)博硕士论文共 490 条,(三)国内国际会议共 178 条,(四)报纸共 315 条,(五)年鉴共 1136 条等。

进一步以"1993 年 1 月 1 日—2012 年 12 月 31 日"近 20 年为时间界限进行模糊检索,共有 3080 条记录,其中包括博硕士论文、国内国际会议、报纸、年鉴等。近 20 年"老年人体育"相关文献年均文献量为 153.96 条,总体发展有逐年递增的趋势。(见图 2-1)

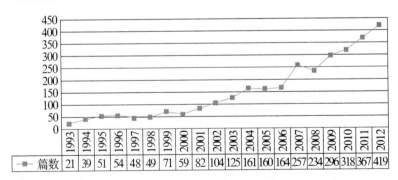

图 2-1　1993—2012 年"老年人体育"主题检索文献研究
资料来源:本研究整理所得

为研究得更加准确,再进一步以"老年人体育"为篇名的模糊检索,检索文献总量是 877 条,时间跨度为 1981—2013 年。为了研究需要,以 1993—2012 年为时间界限,近 20 年以"老年人体育"为篇名研究总数为 817 条。其中,包含中国学术期刊论文、中国重要报纸全文数据,优秀硕士论文,重要会议论文,博士学位论文等(图 2-2)。绝大部分有关于"老年人体育"的文献都是从上个世纪 90 年代开始研究的,这也与我国的老龄化进程以及经济社会发展的大背景是相契合的。

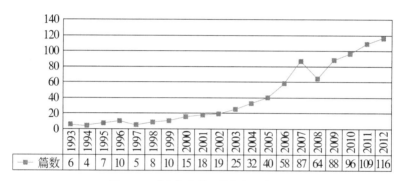

	1993	1994	1995	1996	1997	1998	1999	2000	2001	2002	2003	2004	2005	2006	2007	2008	2009	2010	2011	2012
篇数	6	4	7	10	5	8	10	15	18	19	25	32	40	58	87	64	88	96	109	116

图 2-2 "老年人体育"篇名检索文献

资料来源:除特殊说明,以下图表均为本研究整理所得

进一步做更细的划分,以"老年人体育"为主题的模糊检索,所有的博硕士论文共有 484 篇,在 2001 年以前,没有一篇博硕士论文是以"老年人体育"为主题或题名来撰写的,近十年来,对老年人健身的关注逐渐增多,一方面随着我国老龄化进程的不断加速,带来一系列的老年人的养老、贫困、医疗、护理、康复等矛盾,已成为非常严重的社会问题,引起党和国家的高度重视;另一方面说明在学界也开始关心我国的老龄化问题,老年群体的健康相关生命质量的选题也逐渐增多。以"老年人体育"为题名的模糊检索,有 70 篇论文,但作为博士论文只有上海体育学院的李汶川博士的"上海市老年人体育生活方式研究",说明对老年人体育进行系统全面研究的并不多见。以 2003—2012 年为年限,"老年人生命质量"为主题的模糊检索,所有的博硕士论文共有 225 篇。

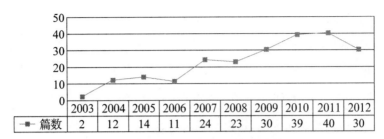

	2003	2004	2005	2006	2007	2008	2009	2010	2011	2012
■ 篇数	2	12	14	11	24	23	30	39	40	30

图2-3　"老年人生命质量"主题检索博硕士论文

以 2003—2012 年为年限,"老年人生命质量"为篇名的模糊检索,所有的博硕士论文共有 11 篇。其中,在 2003、2004、2008 和 2010 年四年间没有一篇以此为篇名的博硕士论文,其他年份也只有 1—2 篇,最多的在 2005 年有 3 篇,说明以"老年人生命质量"为主要论题的系统研究较少。

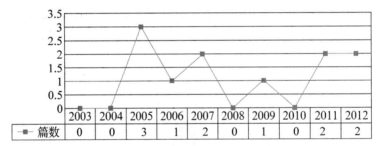

	2003	2004	2005	2006	2007	2008	2009	2010	2011	2012
■ 篇数	0	0	3	1	2	0	1	0	2	2

图2-4　"老年人生命质量"篇名检索博硕士论文

以 2003—2012 年为年限,"老年人体育锻炼与生命质量"为主题的模糊检索,所有的博硕士论文共有 16 篇,以此为"篇名"模糊检索,没有一篇论文。

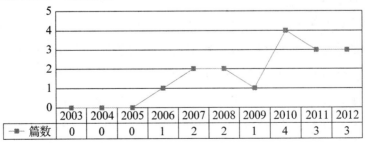

	2003	2004	2005	2006	2007	2008	2009	2010	2011	2012
■ 篇数	0	0	0	1	2	2	1	4	3	3

图2-5　"老年人健身与生命质量"为主题检索博硕士论文

以 2003—2012 年为年限,"老年人体育锻炼与生命质量"为主题的模糊检索,所有文献共 26 篇,2003—2005 年没有一篇博硕士论文以此为主题,接下来每年有 2—4 篇博硕士论文以"老年人体育与生命质量"为研究主题。

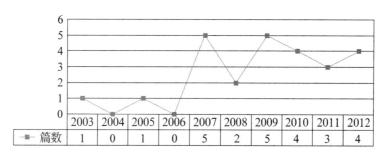

图 2-6　"老年人健身锻炼与生命质量"主题检索文献

此外,本研究还搜集大量的相关论著,如《生活质量》([印]森;[美]努斯鲍姆著,龚群等译,社会科学文献出版社,2008),《养老质量测评:中国老年人口生命质量评价与保障制度》(刘渝琳著,商务印书馆,2007),《上海城市居民生活质量研究》(余宏著,中国财政经济出版社,2009),《客观生活质量:现状与评价》(周长城,柯燕著,社会科学文献出版社,2008),《休闲与生活质量》(加,杰克逊编,刘慧梅等译,浙江大学出版社,2009),《社会发展与生活质量》(周长城等,社会科学文献出版社,2001),《老龄事业与创新社会管理》(施祖美著,社会科学文献出版社,2013),《和谐社会语境下的老龄问题研究》(郅玉玲著,浙江大学出版社,2011 年 5 月),《中国老龄事业发展报告(2013)》蓝皮书(吴玉韶主编,社会科学文献出版社,2013),《生活质量研究导论》([澳]马克·拉普勒(Mark Papley)著,周长城等译,社会科学文献出版社,2012 年 9 月),《提高老年生活质量对策研究报告》(赵宝华主编,华龄出版社,2002 年 10 月)(见表 2-2)。

表2-2 前期阅读的相关著作

作 者	著 作	出版社	出版年份
[印]森，[美]努斯鲍姆	生活质量	社会科学文献出版社	2008
刘渝琳	养老质量测评：中国老年人口生命质量评价与保障制度	商务印书馆	2007
余宏	上海城市居民生活质量研究	中国财政经济出版社	2009
周长城,柯燕	客观生活质量：现状与评价	社会科学文献出版社	2008
[加]杰克逊	休闲与生活质量	浙江大学出版社	2009
周长城	社会发展与生活质量	社会科学文献出版社	2001
施祖美	老龄事业与创新社会管理	社会科学文献出版社	2013
吴玉韶	中国老龄事业发展报告(2013)	社会科学文献出版社	2013
郅玉玲	和谐社会语境下的老龄问题研究	浙江大学出版社	2011
[澳]马克·拉普勒	生活质量研究导论	社会科学文献出版社	2012
赵宝华	提高老年生活质量对策研究报告	华龄出版社	2002
高峰	生活质量与小康社会	苏州大学出版社	2003
刘志民,赵学森	少数民族传统体育与生命质量	人民体育出版社	2011

2.2.2 老年人体育健身与生命质量的研究进展

为了进一步分析"老年人体育"研究的广泛性和针对性,在上述文献中进一步分类检索,以"老年人体育"为主题进行分类检索,主要考察与老年人体育相关的研究领域。从检索的结果看,与老年人体育健身相似研究视域近10个,相对集中的领域分别是老年人健身发展的现状与对策(包括各省市的)、老年人运动干预、老年人参与健身的影响因素、老年人健身与生命质量、老年慢性病患者与健身、老年人健身行为、老年人健身与心理健康、农村老年人健身、城市老年人健身、文献综述类等。其他研究领域相对较少。随着我国老龄化进程的逐步深入,党和国家对民生的高度重视,小康社会全面建成以及中国梦的最终实现等,结合以上对老年人健身研究的视域状况分析,对老年人的生活质量,以及老年人身心健康与健身锻炼的关系等的关注必将越来越多,近20年以"老年人体育"为主题研究在健身领域呈现逐步深化、细化的趋势,并且与其他学科领域不断加强合作和联系,尤其是与医学、社会学、心理学等学科;但也呈现研究领域不够宽泛,过于集中,并且低水平、重复研究较多,研究概念较为混乱,亟需规范等问题。(图2-7)

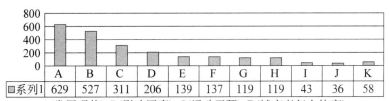

A(发展现状); B(影响因素); C(运动干预); D(城市老年人体育);
E(农村老年人体育); F(老年人体育锻炼行为); G(体育运动与生命质量);
H(老年人体育与心理健康); I(老年慢性病人与体育锻炼); J(综述类); K(其他)

图2-7　"老年人健身"研究视域

2.2.3　规律健身行为国内外研究进展

随着经济发展、社会进步,我国城镇化建设的进一步加快,无论是大中小城市,其生活、工作和娱乐环境的发展都引起人们生活方式的巨大变化,及由此引发的疾病谱和死亡原因的改变等问题,引起人们的广泛关注,其中因为身体活动量大大减少给人们的身体和健康带来的危害尤其让全社会高度重视。尽管民众对于健身行为的好处有不同程度的认知,然而,在健康管理和促进项目的实践研究中发现,真正形成规律健身行为习惯的人并不多,健身行为说起来容易,但坚持做下去很难。2008年澳大利亚的一项调查显示,有53％的成年人并没有形成规律健身行为(根据WHO的提倡,人们每天进行至少30min的适度的、有规律的健身行为,而这种活动每周至少两次),他们平均每天坐着的时间平均为4.7小时甚至更多(Queensland Health,2008)。同样的状况也出现在英美日等发达国家当中。据有关部门调查,在英国,只有39％的成年男性和29％的成年女性在进行规律健身行为,而且,参加的比例受年龄、工作、家庭等因素的影响正在有所下降(Health Survey for England,2008)。国内研究发现,大部分居民对于健身行为的作用和价值有较为清晰的认识,但很多人还没有形成明确的健身意识和自觉锻炼的习惯,不能坚持规律的健身行为,没有把健身当作自己的日常生活方式,对身心健康和生命质量的提高有较大程度的影响[1]。

国外对健身行为影响因素的研究已注意到心理特点和行为技巧对健身行为的影响。EL Ansari和Phillips在相关的研究中得出结论:如果个体认为参加健身行为的好处明显多于参加活动的障碍时,他们选择参与健身的行为会明显增强,感知障碍与感知利益的比例对于健身行为更有预测性[2]。对影响成年女性参加健身行为因素的分析表明,认为从健身中获得利益高于障碍的女性,要比从健身行为中获得障碍高于利益的女性更积极[3]。Geoff P.

---

[1] 汤国杰,丛湖平. 社会分层视野下城市居民体育锻炼行为及影响因素的研究[J]. 中国体育科技,2009,45(1):139—143.

[2] El Ansari W,Phillips C J. The Costs and benefits to participants in community partnerships:A paradox[J]. Health Promote Practice,2004,5(1):35—48.

[3] Vaughn S. Factors influencing the participation of middle-aged and older Latin American women in physical activity:stroke-prevention behavior[J]. Rehabil Nurs,2009,34(1):1723.

Lovell,valid El Ansari(2009)和 John K. Parker(2010),在对200个没有形成规律健身行为的英国女大学生进行干预前后的问卷调查基础上,分析了她们对健身行为的好处和障碍的认知,并提出了相应的运动干预建议[1][2]。我国学者邱亚君认为,人类的休闲行为分为不同的发展阶段,每个阶段都有不同的限制因素来制约人们的各种休闲行为。总体来说,分为四个限制因素,即:自身限制、人际限制、结构限制和体验限制。结构限制是一种硬性的限制因素,而其他三种因素可总结为主观的意识态度限制[3](见图1-8)。我国不同专家学者对影响不同人群健身因素的研究只是局部的,总的来说不够全面,缺乏对影响因素全面深刻系统的研究。

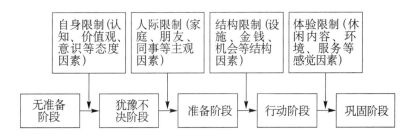

图2-8 休闲行为发展阶段限制因素理论模型
资料来源:邱亚君.体育休闲行为发展阶段限制因素[J].体育科学,2008(1):72

2.2.4 老年人体育健身研究进展

2.2.4.1 老年人体育研究的兴起

在学术期刊网能够检索到始见报刊的有关"老年人体育"的论

① Craig R J M. Health Survey for England 2008:physical activity and fitness[J]. England: The Health and Social Care Information Centre,2009.
② Lovell G P. El Ansari W,Parker J K. Perceived exercise benefits and barriers of no-exercising female university students in the United Kingdom[J]. International Journal of Environmental Research and Public Health,2010,7(3):784—798.
③ 邱亚君.体育休闲行为发展阶段限制因素[J].体育科学,2008(1):72.

文源于付上之(1981)发表在《北京体育》第 3 期上的文章《老年人和病患者怎样进行体育锻炼》,此篇文章开启了对老年人体育研究的先河,关于老年人和病患者能不能和要不要参加健身? 历来有两种截然不同的观点和态度。一种主张"静"和"养",只注意药物医疗与营养;另一种却主张以"动"、"练"为主,"动"、"静"和"养"、"练"相结合。文章提到前者是消极的,后者是积极的、健康的①。接下来有学者对健身与老年人生理和心理健康的关系做了初步研究,陈艳贞,林书朋(1982)在《福建师范大学学报》(自然科学版)的《医疗体育对老年人骨折愈合的影响》上首次提出"医疗体育"的概念,并运用了实验干预的方法,当时在国内学界是领先的,与现在经常提到的"康复疗法"、"健身疗法"、"运动疗法"等都是异曲同工的。陈景富(1985)撰文认为,健身对老年人生理心理状态具有非常重要的影响②。刘建华(1983)在《中国劳动》第 16 期发表的一篇文章《桃源县举行首届老年人体育运动会》首次提到有关老年人运动会的信息③,在 1984 年仅有的一篇文章张素心的《老年人减肥法》中提到老年人通过健身运动来减肥,指出"健身是可以消耗一些热量的,但效果甚微",全年只有这一篇有关老年人体育的文章④。1986 年上海体育学院项建初教授《对上海市老年人体育锻炼情况的调查研究》⑤是第一篇发表在核心期刊上的对某地区老年人健身现状的调查与研究,还有陈珣(1986)对中老年人健身的若干看法⑥。

---

① 付上之.老年人和病患者怎样进行体育锻炼[J].北京体育,1981(3).

② 陈景富.体育锻炼对老年人生理心理状态的影响[J].沈阳体育学院学报,1985(1).

③ 刘建华.桃源县举行首届老年人体育运动会[J].中国劳动,1983(16).

④ 张素心.老年人减肥法[J].中国食品,1984(5).

⑤ 项建初.对上海市老年人体育锻炼情况的调查研究[J].上海体育学院学报,1986(3).

⑥ 陈珣.对中老年人体育锻炼的若干看法[J].宁夏大学学报(自然科学版),1986(4).

以上对老年人体育的起步研究,表明了社会对老年群体的关注度在逐步提高,上个世纪 80 年代初期,正是中国改革开放的起始阶段,解放思想,更新观念是最重要的,人们首先要有关注老年人的意识和态度,当时中国还没有进入到老龄化时期,但尊老爱幼的中华民族优良传统代代相传,也带动了健身领域及相关学科对老年群体的身体、心理健康及社会角色的再适应等问题的研究。

2.2.4.2　老年人体育健身研究热点分析

根据统计结果,把近年来相对集中且数量较多的研究归为研究热点问题,老年人健身围绕各省市老年人健身发展现状与对策、运动干预与老年人生命质量、老年人健身开展的影响因素等进行了研究。

（1）老年人健身发展现状与对策

作为"老年人健身"的研究热点问题,其发展现状与对策研究方面的论文颇多,涉及全国经济发达、欠发达、老少边穷地区的城市、城镇、农村老年人群体,各种职业、教育背景、身体条件、患病状况等方面,真是包罗万象、应有尽有、百家争鸣、百花齐放,但这些成果研究得并不系统深入。基本围绕各省市老年群体的健身现状展开研究,有新意和实践价值的不多,没有结合本地区的社会、经济、文化传统等方面的特点,论文发表的期刊层次较低。

以"老年人健身现状"为篇名的模糊检索,在 1993—2012 年间共有期刊文献 141 条,核心期刊和 CSSCI 上的文章共有 25 篇,大部分是全国各省市老年人健身活动现状与对策研究。很多专家和学者通过调研、访谈、问卷等方法调查各省市老年人健身时间、场所、项目、形式、动机、影响因素以及健身强度、频次和时段等相关指标,研究得出,城区中老年人健身活动的特点、形式、健身锻炼与健身管理的原则和措施①。王雪峰(2003)提出"体育生活"的概念②,2004年颁布的《上海市全民健身发展纲要》,首次提出了"体育生活化、生活体育化"的理念③。研究中国老年人的健身消费问题,文化程度与健身消费意识呈正相关,老年健身消费行为动机呈现出多元化的特征④。有关老年人健身意识和品德现状的研究⑤⑥。周信德(2009)对我国农村老年人健身的特点、基本表现形式、发展趋势、社会化管理原则等问题进行了研究⑦,这类文章的特点是针对老年群体性,从国家层面到各省市以及更小的范围包括区、镇还有社区老年人健身的开展现状与对策,总体来说有很强的相似性和可复制性,没有更明显地突出地方特色,没有更好地结合当地的经济社会和文化的发展,重复性的研究较多。

在查阅的文献当中,有对老年人的体质状况、健身生活方式和健身组织管理体制等方面的研究,对老年人健身的发展和管理具有一定的促进和影响作用。城市老年人的形态、机能、体能指标多数都高于乡村老年人,且均具有显著性或极显著性差异,这一结果也反映了城乡之间在生存环境、生活水平、经济状况、运动技能以及健康意识等方面的巨大差别⑧。中国老年人体育生活方式的特点是活动较多、时间较长、持之以恒;群体亲和力强、建立良好的人

①　林昭绒,吴飞.城区中老年人体育健身现状研究[J].武汉体育学院学报,2003(3):165.
②　王雪峰,吕树庭.广州市城区老年人体育生活的现状及未来走向研究[J].体育科学,2004(4):59.
③　上海市人民政府.上海市全民健身发展纲要(2004—2010年),2004.6.18.
④　金再活等.21世纪中国老年人体育消费的现状调查及对策分析[J].北京体育大学学报,2006(12):1641.
⑤　马宏霞.河南省老年人体育意识现状调查[J].中国老年学杂志,2009(4):483.
⑥　马宏斌.河南省城市老年人体育品德的现状[J].中国老年学杂志,2010(7):967.
⑦　周信德.农村老年人体育现状与发展对策[J].体育文化导刊,2007(2):16.
⑧　杨志栋,刘定一.山西省老年人体质及体育锻炼现状调查[J].体育科学,2004(5):75.

际关系;活动项目多样、场所固定;健身动机多样化。其发展趋势是老年人健身活动生活方式将越来越普及,使终身健身成为可能;老年人健身人口的扩大化,使文体活动向综合化方向发展;老年健身更趋于科学化,使"运动处方"的锻炼方式在老年人中首先得以实现[①]。王凯珍等(2005)运用理论分析法,从健身的视角,老龄化的背景,对中国城市老年人健身组织管理体制的现实模式与市场经济体制下的应然模式之间的差距及其成因给予比较、分析和论证,得出中国城市老年人健身组织管理体制未来的发展趋势[②]。

(2)老年人参与健身影响因素研究

持续一定时间、中等强度、有规律的身体活动对人类的身心健康至关重要,对其影响因素的研究是身体活动干预措施制定,扩大大众健身参与面,提高我国健身人口总量、优化健身人口结构,提升我国居民生命质量的重要依据。因有规律身体行为对于不同性别、年龄、种族的各类人群的积极作用都是肯定的,无论是对健康人的疾病预防、体质增强,还是对病人特别是慢性病人疾病康复及并发症预防都是有益的,所以国外有规律身体活动影响因素的研究涉及儿童、青少年、成年人、老年慢性病人等各类人群。健身活动行为影响因素涉及范围很广,包括一般因素(性别、年龄、文化程度、职业、经济状况等)、个体健康知识、社会资本和社会支持、环境条件、健康状况等因素。

许丽存,寸淑梅(2010)认为:天气、身体状况、器材设施是影响老年人健身的主要因素。建议社区应加强健身宣传力度,使健身

---

① 辛利,周毅.中国城市老年人体育生活方式的现状与发展趋势[J].中国体育科技,2001(3):20.

② 王凯珍等.中国城市老年人体育组织管理体制的现状调查研究[J].西安体育学院学报,2005(1):1.

观念深入人心,同时完善区老年人健身组织机构,加强科学管理,增加健身设施和丰富社区老年健身活动项目①。乔梁(2000)运用问卷调查等方法,对老年人健身行为的制约因素进行了系统分析和相关变量分析,得出健康、经济收入、家庭、社会因素成为制约老年健身行为主要原因的结论②。葛芳方(2004)经过调查得出,很多老年人健身意识淡薄,不愿意参加健身活动。究其原因主要有:(1)家务活忙,没有时间锻炼;(2)科学健身知识掌握较少;(3)受场地、器材、经费的限制等③。李伟,孙殿恩(2006)指出,健康是影响老年人参加健身的首要因素,尽快克服由于角色变换所带来的失落与孤寂感是促使老年人锻炼的积极因素。不同家庭类型、与同住人员关系、职业经历、受教育水平、对健身功能的认识等是老年人参加健身的重要影响因素④。张燕(2010)指出三个方面影响老年人健身:即生理健康、场地设施和运动保护预防损伤等对老年锻炼者参加健身的影响⑤。

汤晓玲(2000)运用社会学、心理学等综合理论,研究影响我国老年人健身动机的社会学因素。结果表明:我国已进入老龄化社会,人口结构的变化将对社会的政治、经济、福利、医疗保险等方面发生巨大的冲撞,其中不同年龄、经济收入、性别、文化程度等社会学因素对老年人的锻炼动机构成不同程度的影响⑥。高力翔,王雪峰(2005)对南京市城区老年人在小康生活条件下影响健身活动

① 许丽存,寸淑梅.昆明市官渡区老年人体育锻炼现状及影响因素分析[J].云南大学学报(自然科学版),2010(2):294.
② 乔梁.兰州市区老年人体育行为制约因素研究[J].兰州铁道学院学报(社会科学版),2000(5):136.
③ 葛芳方.老年人参加体育锻炼的社会学思[J].浙江体育科学,2004(3):109.
④ 李伟,孙殿恩.老年人参加体育锻炼影响因素分析[J].赤峰学院学报,2006(3):18.
⑤ 张燕.老年人晨练影响因素的分析[J].体育,2010(2):165.
⑥ 汤晓玲.对影响老年人体育锻炼动机的社会学分析[J].成都体育学院学报,2000(4):30.

的相关社会学因子做相应的因子分析,结果表明,主因子有五个,即外部环境、个体、认知、经济和效果因子。对各主成因子做进一步深入分析,以期对研究南京市老年人的健身生活,进一步提高其生活质量有所帮助[①]。李志敢(2012)发现老年人进行休闲健身的动机是非功利性,不受性别、文化水平、职业及经济条件的影响,但受环境和感知的制约和影响;因缺乏组织和系统的引导,运动没有针对性;健身设施缺乏和消费投入不足,影响休闲健身的效果;职能部门若以社区、村庄为单位组织常态的健身活动和知识普及,引导有限的消费用于对健身的感知,能较好地推动老年人体育生活方式的形成[②]。

以上专家学者大都是从人口学角度对制约老年人从事健身的影响因素进行研究,例如,从年龄、性别、地域、受教育程度等,低水平的重复较多,没有太多新意,较少从社会学、文化学、生态学、组织行为学、心理学等视角来分析老年人不参加健身的深层次社会诱因。

(3) 老年糖尿病患者与运动干预

以 1993—2012 年为年限,“糖尿病患者”并含“运动干预”为主题模糊检索,共有文献 1329 条,核心期刊和 CSSCI 收录的期刊共有 140 篇,主要是从这些期刊中选取有一定代表性的进行文献分析,了解国内本领域各学科研究的现状与进展。结果发现,在此项研究领域中,主要分为两大部分,一是医学领域,二是体育范畴,本研究的文献综述范围圈定在体育健身领域。目前国内外在这方面

---

① 高力翔,王雪峰. 南京市城区老年人体育生活影响因素的因子分析[J]. 南京体育学院学报,2005(1):26.
② 李志敢. 社会学因素对老年人体育生活方式影响的研究——以广东为例[J]. 广州体育学院学报,2012(5):23.

研究主要以通过药物控制及糖尿病患者自己控制饮食、监测血糖的较多；应用运动处方对患者进行血糖控制方面的研究也逐步增加，而通过饮食控制、药物治疗、健康教育、自我监测及体力活动"五位一体"相结合的治疗措施还不是很多。这也是本研究的主要努力方向和奋斗目标。

长期的有氧运动能增加健康人和糖尿病患者胰岛素敏感性，增加外周葡萄糖的利用，减少肝糖输出，改善糖耐量，改善心肺功能。长期规律健身能有效降低Ⅱ型糖尿病病人的血糖，与口服降糖药物相比，疗效相当。虽然运动疗法没有饮食控制和口服降糖药物降糖迅速，但作用更持久。[①] 王正荣研究表明：在 1 年运动干预后，有 89.1％的糖尿病患者空腹血糖显著下降，较前半年的运动干预后下降幅度更大，1 年后的空腹血糖更是显著下降，[②]说明 T2DM 患者进行运动疗法，关键是持之以恒，形成身体锻炼的良好习惯，才能起到较好的疗效。2002 年美国糖尿病协会（ADA）总结了糖尿病和运动之间的关系，认为运动疗法是糖尿病综合治疗中的一项基本方法，所有的糖尿病患者应当增加参与各种各样运动的机会，提倡在日常生活中合理地安排各种运动[③]。

张楚莹，谢少花，高德义（2005）[④]、张文静，孙琳（2012）、[⑤]陆大江教授（2011）等，通过运用步行的干预手段，对糖尿病患者日常活动量进行监控，掌握患者生活方式、身体活动量，并因人制宜制定

---

① 高亭昕.规则运动与降糖药物治疗Ⅱ型糖尿病对比实验[J].中国运动医学杂志,2000,19(3):326.

② 王正荣.运动干预社区Ⅱ型糖尿病患者效果评估[J].中国临床康复,2002,6(15):2214.

③ 肖卉等.运动对中老年糖尿病患者血糖及血压的影响[J].天津医药,2010,38(10):843.

④ 张楚莹,谢少花,高德义.匀速步行运动对 7 型糖尿病患者血压及血糖、血脂代谢的影响[J].中国临床康复,2005,9(11):74.

⑤ 张文静,孙琳.运动对老年糖尿病患者血糖血脂水平的影响[J].中国老年学杂志,2012(32):389.

运动处方,探索科学健身的效果。干预 12 周后,实验对象运动步数有较大提高,运动量增大,空腹血糖、糖化血红蛋白下降。因此,研究认为应大力提倡行走这种简单易行、安全有效的防治糖尿病方法。[①] 徐划萍,陆大江(2011)也有类似的研究,运用有氧脚踏车对Ⅱ型糖尿病患者进行运动干预,结果显示,干预 14w 后,受试者血糖、糖化血红蛋白均下降;体脂率、腰围、臀围值均下降[②]。周丽波等(2011)运用八段锦运动干预,Ⅱ型糖尿病患者 BMI、WHR、脂类和糖代谢等得到明显改善,有利于患者的康复[③]。刘宇等(2012)研究证明:规律练习健身气功八段锦可有效改善 T2DM 伴抑郁患者的抑郁症状与生活质量[④]。刘政潭(2010)则研究不同运动方式对糖尿病患者的不同作用。结果表明,有氧运动和抗阻训练均能有效降低Ⅱ型糖尿病患者的血糖和 HbA1c 水平,但抗阻训练效果要优于有氧运动[⑤]。麻新远,衣雪洁(2010)认为,通过增加患者体力活动可提高Ⅱ型糖尿病患者血糖控制、胰岛素敏感性、降低心血管发病率等。运动干预与药理学治疗效果相似。运动干预对Ⅱ型糖尿病的疗效已被人们广泛接受。有氧耐力运动被证明为Ⅱ型糖尿病患者治疗的最适宜运动方式。目前许多研究也证实,抗阻性训练对患者也有效[⑥]。

---

① 陆大江."有效步数"对Ⅱ型糖尿病患者的疗效影响[J].体育与科学,2011,32(2):77.

② 徐划萍,陆大江.Ⅱ型糖尿病患者有氧踏车运动干预的疗效[J].中国老年学杂志,2011(31):1982.

③ 周丽波等.八段锦运动干预对居家养老Ⅱ型糖尿病患者影响研究[J].辽宁中医杂志,2011(8):1564.

④ 刘宇等.健身气功八段锦对社区Ⅱ型糖尿病伴抑郁患者抑郁症状及生活质量的影响[J].中国运动医学杂志,2012(3):212.

⑤ 刘政潭.不同运动方式对Ⅱ型糖尿病患者血糖相关指标的影响[J].山东体育学院学报,2010,26(7):46.

⑥ 麻新远,衣雪.简论身体活动和运动干预对Ⅱ型糖尿病的作用[J].沈阳体育学院学报,2010(3):69.

运动疗法是一项糖尿病基础治疗措施,同时根据"预防胜于治疗"的原则,也应将其作为糖尿病预防的重要手段,糖尿病的发病原因为遗传、肥胖、体力活动不足等,因此,在人们物质生活水平提高,生活方式巨变的现代社会,将规律健身行为推向"易患人群"及"健康人群"的各个社会阶层,将是该领域今后发展趋势及面临的重要课题①。任保莲,宗英,陈叶坪(2006)采用跟踪实验法观察 6 个月运动干预对糖尿病高危人群血糖、血脂与体质等指标的影响。干预后,体重、体重指数、腰臀比、收缩压和静态心率均显著减少(P<0.05),肺活量、握力、座位体前屈显著增加(P<0.05);空腹血糖、糖化血红蛋白、甘油三酯、胆固醇等指标均显著降低(P<0.05),高密度脂蛋白明显升高(P<0.05)。结论:长期、系统、有针对性的运动处方锻炼可显著改善糖尿病高危人群的血糖、血脂和体质指标,对患者增强体质和预防糖尿病的发生有重要作用②。运动强度和持续时间与糖尿病高危人群的关系极为密切。有研究证实,在糖尿病高危人群中接受每周至少三次持续 40min 以上适宜运动强度的,与无此运动量的人相比,患Ⅱ型糖尿病的风险降低 64%③。

另外,刘晟,韩海军,窦晶晶(2012)采用营养和运动干预相结合的方式,主要从改变患者生活方式入手,通过系统健康教育,饮食控制,步行等手段,进行为期 21 周的健康干预。结果显示,受试者营养 KAP 得分除营养态度外与大多数体质健康和体检指标一

---

① 张晓妍.糖尿病的运动疗法[J].中国临床康复,2006(36):134.

② 任保莲,宗英,陈叶坪.运动处方对糖尿病高危人群血糖、血脂与体质指标的影响[J].中国体育科技,2006(2):92.

③ HJELM K,MUFUNDA E,NAMBOZI G,et al. Preparing Nurses to Face the Pandemic of Diabetes Mellitus:a Literature Review[J]. J Adv Nurs 2003,41(5):424—434.

样均有较大改善,患者对治疗性生活方式管理实验的满意度较高[1]。孟共林等(2011)运用自我效能理论对糖尿病患者健身行为进行干预,使患者充分发挥个人潜能,改变不良运动行为,坚持规律健身,并能达到控制血糖和推动糖尿病患者开展运动疗法的目的[2]。

以上专家学者运用各种不同的健身方式和手段对老年糖尿病患者进行运动干预,均取得了较好实验结果,对患者的血糖、血脂、各种体质指标等均有显著改善,充分证明了运动疗法对糖尿病患者的积极作用和良性影响,业界也基本达成共识,较长时间、中等强度的有氧运动能够更有效地降低患者的血糖血脂等指标,减少患糖尿病并发症的危险因素。但如何让更多的老年人提高健身意识,克服自我的惰性、不良的生活习惯和和其他各种社会影响因素,增强自我效能感,投入到蓬勃发展的老年健身洪流中去,是关注民生,妥善处理老龄化,全面建成小康社会,实现中国梦的当务之急、第一要务,也是本研究重点探讨的问题和努力的方向。

2.3 国内外生命质量研究进展

2.3.1 生命质量的概念

生命质量(quality of life)亦称生活质量或生存质量[3]。J. K. Galbraith(1958)上个世纪中叶第一次提出"生命质量"这一概念

---

① 刘晟,韩海军,窦晶晶. 运动和营养手段联合干预糖尿病患者的效果观察[J]. 成都体育学院学报,2012(7).
② 孟共林等. 运用自我效能理论对老年糖尿病患者锻炼行为改变的干预[J]. 中国老年学杂志,2011(31):2419.
③ 周长城等. 社会发展与生活质量[M]. 北京:社会科学文献出版社,2001.

后,生命质量逐渐发展成为一个专门的研究领域。但迄今为止生命质量尚未有一个统一的定义,国内外学者从自身的研究角度出发,对生命质量的概念有着不同的界定①:J. K. Galbraith(1958)研究认为,生命质量是指人的生活舒适、便利的程度,精神上所得的享受和乐趣。Angus Campbell(1976)从人的主观感受出发认为,生命质量是生活幸福的总体感觉。而 W. W. R. Stow(1971)认为,生命质量是生活条件的综合反映,包括自然和社会两方面的内容,自然方面即居民生活环境的美化和净化;社会方面是指社会教育、卫生保健、交通、生活服务、社会风尚及至社会治安等条件的改善。也有学者把主观感受与客观的条件结合起来定义生命质量的概念,如林南(1985)将生命质量定义为"人们对生活环境的满意程度和对生活的全面评价"②。而我国著名学者万崇华(1999)从哲学、社会学、心理学和医学等多学科的角度综合考察生命质量,将生命质量概括为三个层次③,第一层次为:生存质量,其内涵可界定为病人对其疾病和相关的医学治疗所产生的在躯体、心理、社会地位和作用上的影响的主观认知和体验。这个层次强调的是维持生存、保持躯体的完好、消除病痛以及为维持生存所需的基本功能,主要面向病人。第二层次为:生活质量,其内涵可界定为人类对其生活的自然、社会条件以及其自身状况的主观评价和体验,亦即对其整个生活条件和状况(物质和精神文化)的主观满意度评价。这个层次不仅要求维持生存,而且强调生活丰富、心情舒畅与社会和谐,即生活得好,其看重的是生活的内容。研究主要面向没有疾病

---

① 周长城等.全面小康:生活质量与测量——国际视野下的生活质量指标[M].北京:科学文献出版社,2003.

② 许军.健康评价[J].国外医学社会医学分册,1999,16(3):1—3.

③ 万崇华.生命质量测定与评价方法[M].昆明:云南大学出版社,1999.

威胁生命的一般人群,是社会学和预防保健医学研究的主要内容
之一。第三层次为:生命质量(狭义),其内涵可采用 WHO 的定
义,即不同文化和价值体系中的个体对与他们的目标、期望、标准
以及所关心的事情有关的生存状况的体验。这个层次不但强调前
两个层次,而且还强调对自身价值和自我实现的认知以及对社会
的责任和义务。

此外,Levi(1987)结合主观感受与客观条件来解释生命质量,
比较完整地体现其内涵。认为,生命质量是由于个人或群体所感
受到的躯体、心理和社会各方面良好状态的一种综合测量指标,是
用幸福感、满意感或满足感表现出来的[①]。

生命质量(quality of life,QOL),又称为生活质量、生存质量、
生命质素等。而何谓生命质量,因不同的研究目的和研究对象,不
同学科领域的国内外专家学者对此有着不同的诠释。迄今为止,
尚没有一个较为统一的说法。

WHO 生活质量研究组认为:不同文化和价值体系中的个体
对与他们的目标、期望、标准以及所关心的事情有关的生存状况的
体验。与此相应的中文翻译也比较混乱,如生活质量、生存质量、
生活质素、生命质量等[②]。

生存质量、生活质量和生命质量是层层递进的关系,生存质量
是处于最底层,重点强调物质生活的水平,以恩格尔系数为主要的
参照,生存质量强调人的客观生活标准,类似于生活水平,是满足
人们最低限度的基本生存需要;生活质量在内涵和外延上应介于

---

① 汤明新,郭强等. 健康相关生命质量评价研究与应用现状[J]. 中国社会医学杂志,2006,
　 23(1):39—43.
② 郝元涛,方积乾. 世界卫生组织生存质量测定量表中文版介绍及其使用说明[J]. 现代康
　 复,2000,4(8):1127—1129、1145.

生存质量和生命质量之间,是基于一般的既包括物质生活水平,也包括对生活满意程度和主观幸福感等精神层面;而生命质量则是指更高层次的,有客观的经济条件,也包含主观的幸福观,除了躯体上的完好还有精神上的愉悦,以及整个生命周期的完整性等。本研究认为对生命质量评价的重点应当是人的心理状况和社会适应性,结合客观生存和发展状态,从多维的角度反映个体或群体的健康状况,并能从正性和负性两个方面表现健康的积极和消极因素。因此,生命质量的定义应当是指人类生存和发展的客观状态,以及个人或群体主观所感受到躯体、心理、社会等各方面良好的适应与满意程度。

2.3.2　生命质量的测量

世界卫生组织强调健康照护是全人的照顾(holistic approach)而非仅疾病本身。老人族群的"健康"是我们所不能忽视的,然而健康是一个多重面向与意涵的概念,对于健康的测量不应只是存活时间的长短,而应考虑存活时的生命质量。相关文献指出,生命质量的测量工具及涵盖层面很广,可分为主观或客观测量方式;在生活层面又可分单一层面或多层面。

有关生命质量量表,常见的测量工具包括:针对病患或照顾者的生命质量,于 1985 年由 Ferrans & Power 发展,刘雪娥(1993)所编修的生活指针量表(quality of life index, QLI)、世界卫生组织生命质量问卷与以健康为导向的 36-Item Short Health Survey (SF-36)(Ware & Sherbourne,1992)。生活指标量表由刘雪娥(1993)翻译成中文,用来测量罹患不同疾病病患的生活质量,如慢性关节炎,癌症及其配偶,此量表共有 74 题,包括心理社会因素、健康因素、环境因素、亲密因素及家庭因素五大概念。有世界卫生组织生存质量测定量表（WHOQOL）和生存质量测定量表简表（WHOQOL-BRIEF），欧洲五维健康量表（EQ-5D），明尼苏达心功能不全生命质量测试量表和中医体质量表等。

综合各学者的看法与定义，生命质量或生活质量（QOL）是一个多面向的概念，主要以个人主观感受为主，是一种强调个人在所处环境中，对于其生活意义与其重要事件满意程度的一种感受，且是由幸福感与满足感所表现出来的一种主观感受。生命质量测量和评价重视人的社会性和心理状况，从多面向的角度反映个体或群体的健康状况，并能从正性和负性两个方面表现健康的积极和消极因素，生命质量水平的高低首要的是健康水平的高低，健康的好坏直接关系到整个生命质量，因此，生命质量测量与评价是衡量健康的重要发展方向。

2.3.3　运动干预与老年人生命质量

国外社会学、医学和健身学等领域关注各种人群的生命质量问题，如儿童少年、老年慢性病人、残障人士、成年女性等，而随着人口老龄化的加剧和青少年体质下降成为当今人类社会发展的突出问题，所以在健身运动与普通人群生命质量关系的研究中，有关老年人群和青少年生命质量的研究一直是国外学者长期关注的焦点。C. Hautier(2007)认为，60 岁以上的老年人参与健身锻炼对改善身体心理健康、适应社会关系和环境、提高生命质量方面有显著作用[1]。Richard Sawatzky(2007)在对加拿大 65 岁以上老年人的业余健身活动和生命质量关系的研究中发现，每周消耗 1000 卡

---

[1]　C. Hautier, M. Bonnefoy. Training for older adults [J]. Annales de Réadaptation et de Médecine Physique，2007，50(6)：475—479.

能量的活动能有效缓解老年人身体疼痛、情绪抑郁等生活和心理问题[①]。Jo Ann Shoup(2008)在对177名8—12岁的男、女少年的研究中发现,肥胖少年的身心健康状况和总体生命质量显著低于正常少年;参加健身锻炼与身心健康、生命质量关系有显著的相关性[②]。

　　国外专家学者非常注重研究运动干预对各种慢性病患者群体生命质量的影响作用。如 R. Gobbi, M. Oliveira-Ferreira 等人(2009)对帕金森症老年患者进行每周3次,每次40分钟以上,为期8周的越野行走训练,目的是观察其对帕金森症患者生命质量的影响。结果表明,越野行走对帕金森症患者的日常活动、认知能力、身体机能和生命质量等都有显著性的改善[③]。Marco Valenti (2008),Sonya S. Lowe(2009)在运动干预研究中发现,适宜的运动时间段、频率、运动强度,有助于乳改善腺癌患者生命质量,而较小或过量运动强度与乳腺癌幸存者生命质量成没有显著的统计学意义[④]。

　　20世纪末,体育学界这方面的研究工作才逐渐开始。随着在

①　Richard Sawatzky, Teresa Liu-Ambrose, William C Mille and Carlo A Marra. Physical activity as a mediator of the impact of chronic conditions on quality of life in older adults[J]. Health and Quality of Life Outcomes, 2007, 68 (5):358—369.

②　Jo. Ann Shoup, Ph D. & Erin M. Snook, M. S. Physical Activity, Self-Efficacy, and Quality of Life in Multiple Sclerosis[J]. Annals of Behavioral Medicine, (2008) 35:111—115.

③　R. Gobbi, L. Gobbi, M. Oliveira-Ferreira, A. Salles, C. Teixeira-Arroyo, N. Rinaldi, F. Stella, S. Gobbi. P2. 177 Effects of a multi-mode exercise program on quality of life and overall physical activity level in people with Parkinson's disease[J]. Parkinsonism & Related Disorders, 2009, 15 (S2):138—145.

④　Edward McAuley, Shawna E. Doerksen, M. S. Katherine S. Morris, M. S, Robert W. Motl, , Liang Hu, & Thomas R. Wójcicki & Siobhan M. White, Karl R. Rosengren, . Pathways from Physical Activity to Quality of Life in Older Women [J]. Annals of Behavioral Medicine. 2008, 36 (5):13—20.

社会学、医学等领域生活质量理论发展逐渐趋于成熟,有关生命质量的应用研究得以在经济学、社会学、医学等领域广泛开展,运动干预与老年人生命质量关系的研究也有了进一步的发展。以"运动干预与老年人生命质量"为主题的模糊检索,在1993—2012年间共有期刊上的文献320条,其中发表在核心期刊和CSSCI上的文章共有70篇。

在这些文献中,大部分发表在健身类和医学类的核心刊物上,运用我国民族传统健身方法对老年人特别是慢性病患者实验干预研究占很大比重。有较多采用太极拳进行为期3—6个月运动干预的[①]、八段锦[②]、五禽戏、易筋经等健身气功对糖尿病患者或者其他慢性病人实验干预。

在我国璀璨夺目的养生历史文化长河中,身体活动在其中扮演着不可或缺的角色。健身作为丰富的物质载体被传统的养生方式所采用,从几千年前的马王堆汉墓导引术、五禽戏到八段锦、六字诀、易筋经、太极拳等健身气功。近年来,国内学者也从传统养生的角度积极开展了此类干预研究,例如沈晓东等(2011)提出:健身气功作为一种老百姓喜闻乐见的主动性锻炼,可能有助于全面提高中老年人的生活质量,包括改善生理机能、缓解疼痛、减少心理应激、提升生活活力等[③]。曾云贵,周小青,王安利等(2005)通过对中老年八段锦练习者75天练习前后身体形态和生理机能各项指标变化的研究,结果表明:练习八段锦能明显提高中老年人上

① 张静文,杨扬,唐宏亮.太极拳干预社区中老年人亚健康状态的临床随机对照实验[J].南京体育学院学报(自然科学版),2011(6):18.
② 潘华山等.八段锦运动处方对Ⅱ型糖尿病患者康复治疗的临床研究[J].广州中医药大学学报,2008(3):96.
③ 沈晓东等.上海市健身气功习练人群生命质量调查[J].上海预防医学杂志,2011(3):112.

肢和下肢力量素质、明显改善呼吸系统机能、提高中老年人关节灵活性、平衡能力和神经系统灵活性[1]。为期 12 周的五禽戏锻炼，可有效提高中老年女性锻炼者身心健康水平[2]。健身气功易筋经对锻炼者心理活动有着积极的影响作用，可以降低焦虑和抑郁水平[3]。健身养生锻炼不但能增强人们的体能、体质，而且能改善人们的生理、心理健康，提高人们社会适应能力[4]。而太极拳是一种集哲学、道学、医学、养生学于一体的健身运动，能够有效提高各种人群生活质量。现代众多医家运用多种方法从不同角度论证了太极拳对改善生活质量具有良好作用。但多数文献乃是个人经验或者是理论整理，设计严谨的科学研究仍不多。对太极拳这种蕴涵中国传统养生文化精髓的传统健身进行科学研究，将其广泛运用于医学、保健、养生等各个领域，将对提高人体生活质量、促进健康具有重要的意义[5]。学界也对我国民族传统养生进行了探究[6][7]，并对民族传统健身的养生功能进行了深入研究[8]，讨论了传统健身养生的现代转化利用的可能性[9]。我国的民族传统健身养生不仅对习练者的身心健康具有明显的实用价值，而且在文学、宗教

---

[1]　曾云贵,周小青,王安利等.健身气功.八段锦锻炼对中老年人身体形态和生理机能影响的研究[J].北京体育大学学报,2005(5):1207.

[2]　崔永胜,虞定海.健身气功五禽戏锻炼对中老年女性身心健康的影响[J].北京体育大学学报,2004(11):1506.

[3]　石爱桥等.参加健身气功易筋经锻炼对中老年人心理、生理影响的研究[J].成都体育学院学报,2005(3):97.

[4]　姚雪芹.养生体育的整体健康研究[J].安阳师范学院学报,2007(5):129—130,136.

[5]　杨扬,唐宏亮,庞军.太极拳提高生命质量研究的文献概述[J].医学综述,2008(10):1499—1500.

[6]　丁玲辉.西藏传统养生体育的特点[J].天津体育学院学报,2000,15(3):76—77.

[7]　陈忠.我国传统养生体育的理论研究[J].上海体育学院学报,2002,26(5):43—45.

[8]　王楠.中国传统体育养生观[D].开封:河南大学,2006.

[9]　陈连珍.中华民族传统体育养生思想模式及其现代文化价值研究[D].重庆:西南师范大学,2005.

学、哲学、人类学等领域具有浓厚的文化学意义①②。我国传统健身养生对改善人体机能,保持和提升生活质量具有重要理论价值和实践意义。鉴于传统养生健身功法是低强度的有氧运动,特别适用于身体机能欠佳的老年人。随着我国老龄化进程的加快,以及慢性病带来的家庭和社会医疗费用高涨,在老年人特别是老年慢性病患者群体中广泛开展民族传统养生功法的普及和宣教,是一件十分有必要、有意义的事情。

以上这些研究说明了民间传统健身正在作为一种积极的运动干预手段,对改善老年患病群体或一般群体的生命质量是积极有效的,主要在受试群体的生理和身体素质等指标上具有统计学的意义,但在老年群体特别是慢性病患者的精神层面、生活满意度和幸福指数等主观性的指标研究不多,也不够深入,这是本研究今后要努力的目标和方向。另外,如能结合本地的社会经济发展背景,传承当地的民族民间传统健身文化,利用现代化的科学手段与技术,充分挖掘富有地方特色、兼有健身功能、易于被人们所接受和喜爱的民间传统健身活动项目,对某类人群进行较长时间、高标准的运动实验干预,必将为当地人民的生活质量提升和民间文化的传承保护起到非常重要的作用。

国外生活质量研究理论的逐步完善和成熟,为研究健身与生活质量的关系提供了扎实的理论支撑。但是,国外学者研究中较多涉及到社会学和医学领域,对健身与生命质量关系的理论研究比较少,国内学者对此进行了探索性的研究,戴勇(2000)依据经济学消费理论与马斯洛需要层次理论,认为健身消费可以满足人们

---

① 唐基云. 中国养生体育与老子哲学[J]. 山东体育学院学报,2009,25(4):39—40.
② 王敬浩,周爱光. 现代体育文化视野中的中国传统养生体育[J]. 体育与科学,2008:29.

发展与享受层次的需求,获得身心健康,生活丰富多彩,充满活力,实现生活质量的提高①。查引娟(2006)基于健康理论认为,健身活动改善了人体的各项机能;融洽了人与人之间的关系,增强了人类社会凝聚力的形成,还为人们提供一种有益的消遣和精神食粮。所以,在现代社会生活中,健身日益成为人们改善生活方式和提高生活质量的重要手段②。吴春磊,许凯(2012)指出大学生健身行为既是生活质量的重要影响因素,又是提高生活质量的积极手段;应重视大学生的健康教育,激发大学生锻炼热情,改善健康体适能以提高其生活质量水平③。柳鸣毅,程序(2012)从哲学和人类学双重角度探骊,健身的休闲和休闲的健身已然唤醒了人们对青少年自由时间的重视乃至生命质量的关注④。刘志民教授运用人类学的观点、行为分阶段模型理论对我国少数民族传统健身与生命质量的关系做了充分的阐述⑤。

从健身预防慢性病的视角来看,在 2008 年国家卫生部、世界卫生组织等主办的"健康与发展高层论坛"上,与会者公布了中国目前慢性病发生率正处于快速增长期的结论,指出糖尿病、高血压和恶性肿瘤等慢性病的发病率、死亡率在不断上升,并有向年轻化发展的趋势。针对这种情况,中国营养学会公布的《中国居民膳食指南》对我国居民的日常饮食、健身行为等给出了相应的推荐意见。在健身方面,鼓励健康成年人天天运动,并建议每天保持至少

---

① 戴勇.论体育消费与国民生活质量[J].体育学刊,2000,25(4):38—40.

② 查引娟,林永胜.论体育运动与现代生活质量[J].上海电机学院学报,2006,9(1):13—14.

③ 吴春磊,许凯.大学生健康体适能及与生命质量关系[J].中国公共卫生,2012,2(2):228.

④ 柳鸣毅,程序.青少年休闲体育:自由时间与生命质量[J].武汉体育学院学报,2012,8(4):19.

⑤ 刘志民,赵学森.基于行为分阶段模型的毛南族居民健身与生命质量的研究[J].上海体育学院学报,2011(6):55.

6000 步的运动量,还可以进行力量、柔韧性和有氧耐力等相关练习,这些锻炼方式对于预防上述慢性病具有显著作用[①]。基于健身对体质健康的重要意义,有关研究人员认为 21 世纪身体运动与教育结合的一个重要目标就是最大可能地追求健康与促进生活质量的有机结合[②]。这充分显示出我国教育领域确立的"健康第一"理念,彰显了健身促进体质健康的本质功能和重要意义[③]。

尽管这些理论研究不能完全阐明健身与生活质量的相互关系,但是对于在健身的范畴丰富生活质量的研究理论还是具有重要意义的,随着人类生活学、文化人类学、健康观、健康管理、健康促进等研究理论的进一步拓展和成熟,运动干预与生命质量关系的理论研究也将迅速成为研究的热点和重点。

2.4　文献总结

纵观国内外老年人健身研究在部分领域中取得了显著的成果,特别是国外的研究更多地从实证、实验干预和社会学、医学等视角出发,有较强的实用性和应用价值,但从整体上来说,我国老年人健身研究主要有借鉴国外先进科学的经验,由对比研究转向本土老年健身的发掘、研究内容由表层趋于精深、更加契合我国国情和时代主题、顺应老龄化的国际趋势,多学科交叉综合研究增多等发展特点。但也存在实证研究缺乏,研究方法的科学性不够和多领域跨学科互动研究急需拓展创新等问题。目前本领域研究进

---

① 本报记者.合理体育锻炼防治慢性病[N].中国体育报,2008—10—31.
② 韩丁.健康与促进:身体运动与教育的目标之一[J].天津体育学院学报,2003,18(1):5.
③ 唐立慧,郇昌店,唐立成.我国体育健康促进研究述评[J].天津体育学院学报,2010(3):202—204.

展与趋势如下。

2.4.1 国内学术界的研究成果多强调理论演绎，缺乏有成效的实证研究

我国学者大多通过对国外生活质量研究成果的借鉴，进而提出健身促进人的生活质量的观点，现有的健身锻炼针对生活质量的干预实验研究样本量较小，研究成果主要在医学领域内得以显现，但其实际应用价值尚有待提高。当前我国也偶有运用民族传统健身项目来促进特定人群生活质量的实验干预研究，但是研究对象局限于个别地区或特殊群体，受试群体较小，多数研究成果是个别"测试量表"在中国研究改进性试探，或者直接用国外的生活质量量表，如 SF-36 等，缺乏必要的实证研究，在较少的实证研究中，只是从年龄、地域或民族、性别、职业等作为分类标准，无法充分地反映当代健身行为与社会经济的互动关系，且此类研究多是结合现状调查提出建议，在研究对象的确定和抽取样本时欠缺代表性，致使研究结果预见性不强，跟不上时代发展的需要和老年慢性病群体健身发展的要求，多数研究成果的适用性有待于后续者的进一步论证。健身促进生活质量研究除了要实现基础理论上的突破外，更重要的是其实践性和应用性。只有这样才会更接近于现实需要，才会得到学术界的接受和认可。在文献收集的过程中，发现采用当地民间民俗传统健身活动对某类慢性病人进行干预研究的较少。

2.4.2 存在研究方法的科学性不够，研究的深度与系统性欠缺，以及实用性和应用性研究相对薄弱

研究学者多数为医学领域与健身领域的相关专家，而其他领

域,如社会学、人口学、文化学、人类学、心理学、哲学等领域的专家学者不多,发表的学术期刊多数集中在健身和医学类刊物,研究的深度和系统性还不够,很多是浅显的理论表述,目前还没法成为广泛的研究议题从而突破学科的桎梏。理论上讲,健身保持和提升生活质量的研究具有成为多学科、跨学科研究领域的可能性,但需要对这一领域的基础性理论进行深入而细致的研究,研究方法更多地去借鉴自然科学的实验法等,取得有效的计量数据,通过各种运算,进行定量研究或者定性与定量研究相结合,以最终实现生活质量研究的学术发展与繁荣。国内的相关研究与国外相比,研究的实用性和应用性欠缺,特别是有关慢性病人健身、医疗费用支出以及生命质量的提升等定量关系研究得不多。

2.4.3 研究比较注重生理机制的分析,对社会文化环境的作用机制缺少应有的探索

国内外学者对健身行为的理论性研究大多只是从某个单一的维度去认识和阐述,影响了人们全面科学地把握健身行为的现状及影响因素;健身作为一种现代、健康、文明的生活方式,已经渗透到社会每个角落和人们生活的各个层面,它能指导人们形成良好的健身生活习惯,在躯体、心理和社会适应等方面传递更多的正能量,这种健身生活方式与人的生活质量密切相关,那么健身活动是如何通过具体的结合模式来影响生命质量的研究不够;规律健身活动的具体时间安排、强度、频度和活动场所、活动内容、方法特征、组织程度等对身心健康水平和生命质量等方面的影响程度、方式方面的研究有所欠缺,特别是在社会、组织、文化传统等方面对老年人规律健身行为的影响作用机制研究得较少,也是本研究要努力的方向。

　　纵观国内外老年人健身研究在部分领域中取得了显著的成果,特别是国外的研究更多地从实证、实验干预和社会学、医学等视角出发,有较强的实用性和应用价值,但从整体上来说,我国老年人健身研究主要有借鉴国外先进科学的经验,由对比研究转向本土老年健身的发掘、研究内容由表层趋于精深、更加契合我国国情和时代主题、顺应老龄化的国际趋势,多学科交叉综合研究增多等发展特点。但也存在实证研究缺乏,研究方法的科学性不够和多领域跨学科互动研究急需拓展创新等问题。目前对生命质量的研究广泛应用于医学、社会学、健康人口学等专业领域,涉及到人类生活的几乎各个层面。尽管国内外研究不断深入发展,但仍然存在着许多问题亟待解决。学术界对 QOL 的认识不断发展和拓宽,但迄今为止,还没有一个公认、统一的概念界定。我国学界对其的翻译也是五花八门,众说纷纭。对 QOL 的评价方面也缺乏较为统一的评价方法和标准,描述性分析方法和简单的检验方法用得很多,纵向研究的较少,国内的研究大部分是从国外引进的量表,在文化调适、信效度分析、条目的同质性检验等方面研究得不够全面,适合中国国情和特色的量表缺乏,较少有关于老年人健身行为与生命质量关系的深度分析和系统研究。

　　纵观国内外老年人体育研究在部分领域中取得了显著成果,特别是国外的研究更多地从实证、实验干预和社会学、医学等视角出发,有较强的实用性和应用价值,但从整体上来说,我国老年人体育研究主要借鉴国外先进经验,存在实证研究缺乏、研究方法科学性不够和多领域跨学科互动研究急需拓展创新等问题。目前对生命质量的研究广泛应用于医学、社会学、健康人口学等专业领域,涉及到人类生活的方方面面。尽管国内外研究不断深入发展,但仍然存在着许多问题亟待解决。对 QOL 的评价方面也缺乏较为统一的评价方法和标准,描述性分析和简单的检验方法用得很多,纵向研究较少,国内研究大部分是从国外引进的量表,在文化调适、信效度分析、条目的同质性检验等方面研究得不够全面,适合中国国情和特色的量表缺乏,较少关于老年人健身行为与生命质量关系的深度分析和系统研究。随着现代医学、社会学、文化人类学、健康观、健康管理、健康促进等研究理论的进一步拓展和成熟,运动干预与生命质量关系的理论和实践研究也将迅速成为研究的热点和重点。

3 城市老年人健身行为的群体特征

理论与实践二者相互联系、相互推动,脱离了任何一方都是独立的,不完整的。正如一个马车的两个车轮一样,缺了任何一个,就无法带动车子前进,社会就是那架马车,而理论与实践就是马车两个轮子。任何理论都不会凭空产生,都是在实践基础上总结出来的,而最后也必然要运用于实践。因此,"实践是检验真理的唯一标准"。在社会实践中,如果没有前人的理论作为指导,那么必然走更多弯路,就会导致低效失败,也造成了人力、物力、财力资源的浪费,因此实践中不能没有理论。二者是相互推动的,我们靠理论来指导实践,同时在实践中赋予理论时代性,不断更新理论,使之更适应现代社会实践的发展。理论指导实践,实践也为理论注入新鲜血液,使先进科学的理论始终能够站在时代前沿,领导社会的进步。两者互相影响,彼此促进,因此把理论与实践的关系成为环形链。

为了对城市老年人健身行为有一个更加深入细致的认识和了解,本研究从理论指导、实证研究两个层面对城市老年人健身行为进行了调查和研究,阐述了城市老年人健身行为方面的主要特征、存在的问题和不足。在此基础上,提出可操作性的意见和建议,以推动与促进我国老年人规律健身行为的养成和坚持,为制定老年人相关健身政策提供参考和依据①。

　　选择淮北市作为实证研究的区域主要基于三个考量,第一是国家中部崛起战略的实施,第二是新型城镇化建设的战略部署,第三是我国为数不多的限制糖尿病患者医疗费用报销的区域。作为一个正在兴起的新型能源城市,淮北具有一定的代表性,是中部地区经济社会欠发达地区的典型。研究中部地区二、三线城市的人口老龄化、老年人口日常生活行为、健康医疗服务利用、规律健身行为、生命质量等问题的现状与趋势,不仅对淮北地区,而且对全国各地政府制定老年人社会保障、老年人体育法、老年人体力活动计划等相关政策、法规都具有一定的参考和借鉴作用。

3.1　健身行为相关概念和理论

　　近几十年来,从心理学与行为学的研究领域来看,与健身动机行为等有关的理论模型研究国内外涉猎较多。国外众多领域的专家学者运用了大量的心理学理论和模型去解释、预测和改变个体的身体活动行为。这些理论包括"健康信念模型"(HBM)、"社会认知理论"、"自我效能理论"、"合理行为理论"(TRA)、"计划行为理论"(TPB)、"跨理论模型"(TTM)和"健康行为过程理论"(HA-PA)②等。然而国内外众多研究表明,上述各行为理论模型都存在不同程度的不足和局限。

---

① 王莉莉.中国老年人社会参与的理论、实证与政策研究综述[J].人口与发展,2011,17(3):35.

② 段艳平,Brehm W.,Wager P.试论当代西方锻炼行为阶段理论[J].运动医学杂志,2006,25(4):487—490.

3.1.1　体力活动、体育锻炼与规律健身行为概念的界定

Caspersen 等学者研究认为,体力活动(physical activity,PA)和体育锻炼(Exercise)是不同的概念。体力活动是由骨骼肌收缩导致能量代谢的任何机体活动(physical activity is defined as any bodily movement produced by skeletal muscles that results in energy expenditure);而体育锻炼(exercise)则是体力活动的下位概念,是指有计划、有结构、重复性的身体活动,目的是为了提高或者保持一种或几种身体能力[①]。规律健身行为(regular physical activity,RPA),每天至少参加 30 分钟以上中等强度体育活动。因此,体力活动涵盖了日常的身体活动、体育锻炼或健身行为。

3.1.2　健身行为 FIT 理论模型

行为分阶段理论模型最初被国外应用在成瘾行为及心理健康等方面,近年来在国际上被应用得越来越广泛,并被认为是过去 20 年里最重要的健康促进理论发展模型之一[②],在帮助患者改变不健康的行为或生活方式上被证明比传统的健康教育更有效[③]。刘志民,赵学森(2011 年)在对广西毛南族聚居区不同锻炼阶段人群的生命质量进行研究,结果发现处于不同健身阶段的毛南族人群在生理、心理、独立性领域、社会关系、环境领域、精神支柱个人信仰领域

①　Caspersen C J, Powell K E, Christenson G M. Physical activity, exercise, and physical fitness: definitions and distinctions for health-related research[J]. Public Health Rep, 1985, 100(2):126—131.

②　孙柳,苏春燕,唐雯等.行为分阶段转变理论在腹膜透析患者容量控制中的应用.中华护理杂志,2011,46(7).

③　Ethan A. The Transtheoretical Model and Primary Care:"The Times They are a Changing"[J]. Journal of the American Academy of Nurse Practitioners,2007(19):11—14.

和总的生活质量得分差异均有显著意义。处于前意向阶段的人群，生命质量各领域的得分最低；而参与健身的阶段越高，生命质量各领域的得分越高[1]。马春林（2012）对畲族聚居地区居民研究得出，不同健身行为阶段的转变促进生命质量各维度得分呈现不同的增长率，并且在行为阶段转变中，生理功能、生理职能、躯体疼痛、总体健康等生理层面生命质量增幅度不断提高，而活力、社会功能、情感职能、精神健康等心理层面增长缓慢，但总体来看，生命质量不断得到提升，并且各阶段生命质量增长相比较，均有显著性差异[2]。解缤等（2014）研究认为，行为分阶段理论中的 5 阶段划分法并不完全适合老年人群，可把其健身行为划分为行动前期、行动期和保持期 3 个阶段。因为该理论强调，在行为转变过程中，认知经验起到最关键的作用。包括对锻炼行为的态度和意愿，对不锻炼后果的预判，锻炼行为对个人目标实现的价值，因此对锻炼的认知和意愿是行为转变的核心[3]。但国外有研究指出作为阶段理论的 TTM，其锻炼阶段的实际测量缺乏稳定性和可操作性，阶段划分不够合理[4]，不能真正有效区分各个行为变化阶段及其相联系的行为特征[5]；而 HAPA 模型虽然能够动态地描述和解释行为变化特点，但由于该模型来自健康心理学领域，缺乏针对身体活动特点的影响因素分析。

① 刘志民，赵学森. 少数民族传统体育与生命质量——毛南族聚居区的实证研究[M]. 北京：人民体育出版社，2011：159—175.
② 马春林. 畲族聚居区居民生命质量与传统体育健身行为：特征·关系·发展[D]. 上海：上海体育学院，2012.
③ 尹博. 运用跨理论模型对大学生体育锻炼行为改变的实证研究[D]. 上海：华东师范大学体育与健康学院，2009.
④ Etter J. F. & Sutton S. Assessing "stage of change" in currentand former smokers [J]. Arl-rlictinrz, 2002, 97(9)：1171—1182.
⑤ WEST R. Time for a Change：Putting the Transtheoretical (Stages of Change) Model to Rest [J]. Addiction, 2005, 100：1036—1039.

　　身体活动行为改变的复杂性要求研究者们必须构建一个更有针对性,且更为全面和系统的理论模型,对各种人群的健身行为进行有的放矢地指导,以期达到一个长期有效的锻炼效果。"从无活动到保持活动的四步骤模型"(Four Steps from Inactivity to Activity Model:FIT Model)[1][2][3]是一个专门针对身体活动特点,结合多年健身行为干预经验所提出来的阶段模型。该模型指出,根据WHO 欧洲地区(2007)推荐标准[4]:"促进健康的身体活动"应包括日常体力活动和健身行为。最低标准是每周进行上述 2 种类型身体活动累计时间至少达到 120 分钟,且强度至少为中等。FIT 理论总共分为 6 个阶段,相对于行为分阶段理论的 5 步骤来说,更加细分了行为每个可能会经历的阶段,包括个体行为的反复、原地踏步、甚至倒退等。在每个阶段,从锻炼心理学的核心内涵出发,以内化的效益动机来驱动行为主体的健身行为,让个体充分感受到规律健身对于自身躯体、生理、心理和精神各个层面的益处。比如对一些慢性病患者,如何进行中等强度规律性体力活动,保持和提高患者肌肉力量和心肺功能,增强机体免疫力,促进精神愉悦和心理健康,有效地缓解患者病情,从而提升其晚年生命质量。只有对老年患者的躯体和心理上有实质性的帮助,他们真切感受到健身

① Biddle SJH & Fuchs R. Exercise psychology:A view from Europe. Psychol Sport Exerc,2009,10(4),410—419.

② Duan YP,Lippke S,Wagner P,et al. Testing two stage assessments in a Chinese college student sample:Correspondences and discontinuity patterns across stages. Psychol Sport Exerc,2011,12:306—313.

③ Pahmeier I. Drop-out und Bindung im Breiten—und Gesundheitssport. Günstige und ungünstige Bedingungenfür eine Sportpartizipation. Sportwissenschaft, 1994, 24（2）:117—150.

④ WHO-EUROPE. Steps to Health. A European Framework to Promote Physical Activity for Health. Copenhagen:WHO Regional Office for Europe,2007:4—8.

带来的病情改善、心情舒畅和自我意识上的好转,才能真正吸引这些老年人投入到规律健身队伍中去。

因此,本研究综合考量以上几种行为理论模型的优点和不足之处,以 FIT 理论模型作为本研究的主要理论指导工具[①]。对规律健身行为的理解为:每周三次及以上利用业余时间进行的有意识体育健身行为,每周健身活动累计时间超过 120 分钟,中等运动强度,且保持这种状况至少 12 个月以上的规律行为。

3.2　淮北市经济、社会、文化发展

3.2.1　淮北市概况

淮北市位于安徽省北部,苏鲁豫皖四省交界处。北接萧县,南临蒙城,东与宿州比邻,西连涡阳和河南永城。南北长 108 公里,东西宽 60 公里。市辖三区一县:相山区、杜集区、烈山区和濉溪县,总面积 2741 平方公里,人口约为 218 万人,其中城区户籍人口约 135.4 万人。淮北市位于我国的中东部,处于华东地区的腹地,经济、社会、文化、教育、体育及卫生等事业的发展总体属于欠发达地区。淮北古称相县、相邑、别名相城。自有文字记载以来已有 4000 多年历史,原始社会末期,中国"上古五帝"之一的颛顼在现淮北市府所在地相山建都。淮北市经济主要以煤炭、电力、纺织、建材等为主,是典型的能源消耗型城市。近十几年来,淮北市人口文化素质明显提高,小学程度的人口比重和文盲率持续下降。文盲人口与 2000 年第五次人口普查相比,减少 1.95 万人,总人口文

---

① 郭新艳,李宁. 城镇居民体育健身行为整合理论模型的构建与系列实证[J]. 数学的实践与认识,2014,44(10):63—64.

盲率由 8.42% 下降为 6.54%，下降 1.88 个百分点。各种文化程
度人口和文盲率的变化，反映了十余年来淮北市基础教育的蓬勃
发展态势以及取得的显著成绩。

　　近年来，随着淮北经济的加速发展，以及城市化步伐的不断加
快，文明创建的重要性日益凸显。淮北文明社区的创建一直遵循"以
人为本，服务为民"的基本宗旨，在各级领导的关心支持下，在全体社
区工作人员和全体市民的共同努力下，社区文明创建取得了很好的
成效。连续几年文明卫生城市创建工作给淮北市民生活环境带来了
巨大的变化，市民们的基本素质、道德素养、文化欣赏水平、医疗卫生
保障、基本公共服务、城市居民的生命质量都得到了明显的提升。本
研究在如此背景下展开，与淮北市社区文明和健康城市的创建融为
一体，所有研究对象之所以在 2013 年夏天的酷暑之下仍能兢兢业业
配合实验和测试工作 12 周，与他（她）们借助健身行为的形成和保持
以提高身体健康水平、提升生命质量的愿望一致不无关系。

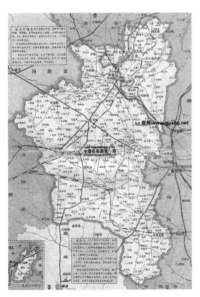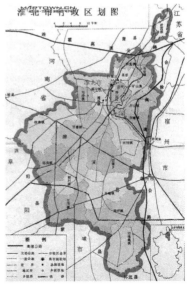

图 3-1　淮北市地图

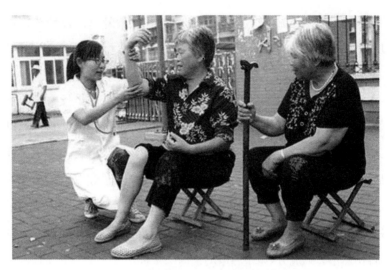

图 3-2　淮北市 20 分钟便民健身服务圈
资料来源：本研究拍摄

一般认为，老年人口是公共医疗卫生资源的消费主体，国内外相关研究表明，60 岁及以上年龄老年人的医疗费用是 60 岁以下年龄医疗费用的 3—5 倍。西方发达国家的医疗费用大幅度上涨的主要原因，除了医学科技发展的费用以外，更多的是因为人口老龄化所带来的严重影响①。2000—2011 年的十余年间，我国老年人口平均每年以 520 万人的速度增长，随着老年人口绝对数量和相对比例的上升，我国的医疗卫生总体费用也水涨船高。2000 年为 4586.6 亿元，2011 年达 24345.9 亿元，12 年间增加了 4.3 倍，其中老年人医疗费用支出占有相当大的比例。不难预见，未来中国社会随着老龄化程度的进一步加深，慢性病的不断蔓延高发，我国医疗卫生总费用还会不断增多，有研究表明，2015 年我国医疗总费用将达到 41746 亿元，2020 年增至 84617 亿元。其中很大一部

---

① 刘红尘：我国快速老龄化面临四大挑战——南开大学教授原新谈我国老龄化趋势，http://society. people. com. cn/GB/1062/6336540. html，2013—1—1.

分归因于老年人,2015 年,归因于老年人的医疗费用已经达到 20456 亿元,占同期 GDP 的比重为 3%[①]。

虽然我国老年人两周患病未治疗的比例呈明显下降趋势,但老年人住院率持续上升,2003 年我国城市老年人住院率为 11.0%,2008 年上升为 17.2%,2010 年继续增加至 18.6%,住院费用是老年人医疗卫生费用支出的重要内容。1993 年到 2008 年,城市老年人两周就诊费用从 139.6 元增至 719.7 元。住院平均费用支出从 2290.5 元上升至 10179.3 元。可见,老年人两周就诊费用与住院费用上涨均十分明显。虽然国家实行了医疗保障,但医疗卫生费用支出还是越来越高。不断上涨的医疗卫生费用,慢性病的久治不愈,给无数老年人身体和心理上带来了无尽的痛苦以及沉重的经济负担和生活压力,极大地影响着老年人晚年幸福生活和生命质量的保持与提升。

3.2.2 淮北市人口老龄化

早在 2000 年,淮北市就已步入"老龄化"社会,由此产生的有关老年人的精神文化生活、养老等问题也日益凸显。目前淮北市 60 岁以上的老年人口数量约为 32 万,占全市总人口的 14.10%,每年以 1.5 万人左右速度增长。其中,65 岁及以上老年人口数量约为 15.5 万人,70 岁及以上老年人口数量约为 8.6 万人,80 岁及以上老年人口数量约为 2.1 万人,90 岁及以上老年人口数量约为 0.8 万人,100 岁及以上老年人口数量为 131 人(见表 3-1)(其中,据有关部门不完全统计,不同类型糖尿病老年患者数量全市约有 1.5 万人,占到老年总人数的 4.8%)。

---

① 卫生部统计信息中心. 健康老龄化与老年健康支持体系研究子报告集,2012—3—19.

表 3-1　淮北市 60 岁及以上老年人口数统计

年龄（岁）	≥60	≥65	≥70	≥80	≥90	≥100
人数（万）	32	15.5	8.6	2.1	0.8	0.0131

资料来源：淮北市 2013 年国民经济和社会发展统计公报

老年人晚年生活健康状况、医疗卫生保障及养老问题困扰着政府和人民，如何把老年人有效地组织起来，走出家门，走向社会，参与社会活动，获得身体和精神上的双重解放，健身活动无疑在其中起到异常重要的作用，健身锻炼简单、廉价、方便、快捷的特点易于被广大老年朋友所接受，特别是患有各种慢性疾病的老年人，他们渴望身体的完整和健康，希望过上正常人的幸福生活，但他们很多人苦于缺乏健身锻炼的意识和新的观念，没有人来具体地指导和帮助，缺少必要的健身场地和设施，很少有人来组织和落实，国家层面没有这么大的能力和财力把这些老年人聚集在一起，只有通过社区、志愿者、体育教师、社会体育指导员、健身积极分子、体育骨干、各大专院校的体育专业学生等来组织老年人，把他们从麻将、象棋、电视、戏曲、聊天等地方拉回到运动场所去，让老年人逐渐萎缩的肌肉重新焕发活力和青春，改善心肺功能，敞开封闭的心扉。只有长期规律的健身行为才能真正起到强身健体、愉悦心情、改善病情、延年益寿、延缓衰老、提高生命质量。

在老龄化进程日益加快的现实背景下，如何采取有效措施，把老年人拉回到运动场，让他们动起来，挥洒汗水，感觉自己又重新回到火热的青春年代；每天都有一个好的心情去面对未来的生活和衰老带来的病痛与折磨；提高生活自理能力，为家庭子女、社会和政府减少一些负担，撑起一片属于老年人自己的蓝色天空；努力实现健康、积极和优雅老龄化，享受属于老年人群体的夕阳红。

3.3 淮北城市老年人健身行为群体特征

人类不同行为方式有不同特征,健身行为也不例外。不同人群健身行为也各不相同。按照年龄段划分,有幼儿、青少年、成年人;成年人群体中可分为青壮年、中年、老年;按照性别划分,男性、女性群体;按照职业划分,有知识分子、农民、工商业群体等;还有大学生群体、残障人群体的健身行为等。老年人随着年龄增大,身体各项机能下降,老年人在生理和心理上与其他年龄段人群有明显差异,因此老年人健身既有一般人群普遍特征,又有自身特点,老年人健身一定要按照量力而行、循序渐进、坚持不懈的原则。淮北市作为安徽北部、中国中部经济社会欠发达地区,其老年人健身群体特征具有社会人口学特征、动机特征、时空特征和负荷强度特征等。

3.3.1 社会人口学特征

社会人口学特征主要包括老年人的性别、年龄、受教育程度、婚姻状况及居住方式等。

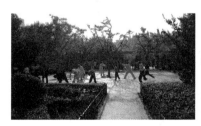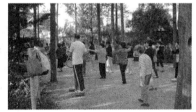

图 3-3　公园晨练的老年人

资料来源:本研究拍摄

3.3.1.1 性别

本次调查获得有效问卷 884 份,其中男性老年人为 466 人,占 52.7%,女性老年人为 418 人,占 47.3%。2001 年我国男性经常参加健身者占该群体比例为 20.2%,淮北城市老年人的性别比例相差 5 个百分点,与我国开展的几次群众体育调查研究结果基本一致;女性经常参与健身者占该群体比例为 15.8%,两者相差 4.4 个百分点;而在 2007 年的全国群众健身调查结果显示,男性经常健身者占该群体的比例为 9.0%,女性为 7.5%,相差 1.5 个百分点①。与 2001 年相比,我国男女经常参与健身的人数比例均有所下降,但总体来说,经常健身的人数男性比例还是高于女性(如图 3-4)。

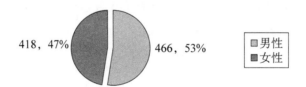

418,47%   466,53%

□男性
■女性

图 3-4 问卷调查对象的性别构成

资料来源:本研究问卷统计

3.3.1.2 年龄

调查结果显示,56—60 岁 42 人,占到被调查人数的 4.8%,61—65 岁 229 人,占 25.9%,66—70 岁 249 人,占 28.2%,71—75 岁 254 人,占 28.7%,76—80 岁 57 人,占 6.4%,80 岁以上 53 人,占 6.0%。本研究问卷对象特征符合我国老年人年龄的分布与结构特征,即年龄越大的老年人,占老年人口总数的比例越小

---

① 国家体育总局群众体育司. 2007 年中国城乡居民参加体育锻炼现状调查公报[EB/OL]. n33193/n33208/n33418/n33598/1010427. html.

（如图 3-5）。

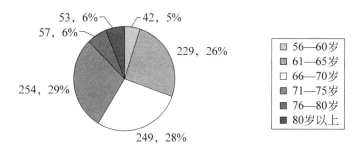

图 3-5　问卷对象的年龄构成

资料来源：本研究问卷统计

3.3.1.3　受教育程度

调查显示，淮北城市老年人受教育程度为"文盲半文盲"138人，占 15.6％，"初中及以下"347 人，占 39.3％，"高中或中专"163人，占 18.4％，大专学历 115 人，占 13.0％，本科及以上学历有112 人，占 12.7％，淮北城市老年人口总体的受教育程度整体较高，大都生活在城镇各个社区，很多是企事业离退休的老年人（如图 3-6）。

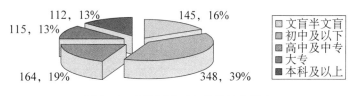

图 3-6　问卷调查对象的受教育程度

资料来源：本研究问卷统计

3.3.1.4　婚姻及居住方式

随着经济高速发展、社会巨大变迁，新型城镇化的逐步推进，社会基本单位——家庭的结构也在产生很多变化，规模越来越小,几代人同住的传统家庭日益减少①。我国平均家庭规模由 1982 年的 4.41 人降至 2000 年的 3.44 人②。由于特有的计划生育政策,我国出现更多"少子女"、"核心化"的家庭。调查显示,居住方式为"与配偶居住"人数为 268 人(30.3%),"独居"61 人(6.9%),"与子女同住"108 人(12.2%),"与孙子女同住"25 人(2.8%),"与配偶和子女同住"的最多,有 399 人(45.1%),选择"其他居住方式"的有 23 人(2.7%),充分说明老年人的家庭观念非常强。被调查的大部分老年人客观上选择与家人同住,同时也表明了淮北市作为我国中部地区皖北的一座小城市,在市场经济的大潮中,社会变迁并不太剧烈,没有出现像我国其他许多大城市那样,由于外来人口大量迁入,少子女核心结构家庭增多。从访谈中得知,很多传统观念还扎根于淮北老年人心中,他们更习惯于在自己熟悉的环境中过居家的老年生活(如图 3-7)。

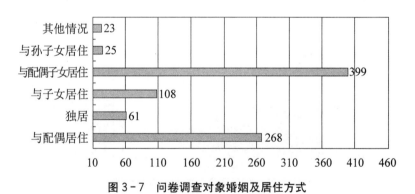

图 3-7　问卷调查对象婚姻及居住方式

资料来源:本研究问卷统计

---

①　王跃生.中国家庭结构变化分析[J].中国社会科学,2006,37(1):102—103.

②　徐若兰.中国家庭结构变迁特征走势[J].民政论坛,2001(5):28—29.

3.3.2 健身行为动机特征

表3-2 老年人健身行为动机

变项名称	人数(n)	百分比(%)	排序
增强体质	471	53.3	1
打发时间	201	22.7	4
防病治病	202	22.9	3
缺乏运动	72	10.7	6
与他人交流	134	15.2	5
放松心情	245	27.7	2
其他动机	48	5.4	7

资料来源:本研究问卷统计

心理学中动机概念是指引起个体活动,维持已引起的活动,并导致该活动朝向某一目标的内在作用[1]。动机被认为是人类一切行为的驱动力。锻炼动机则是指可以通过健身这种手段来满足人们身心健康的诉求,是人们参与和维持锻炼行为的内在心理动力。动机根据来源可分为内部动机和外部动机。在健身行为中,兴趣和能力动机是内部动机,而健康动机、社交动机和外貌动机可作为健身行为的外部动机[2]。

调查结果显示,健身动机依次为:"增强体质"排在第一位,有471人(53.3%),强身健体是体育锻炼最本质的功能,健身行为也是增进身心健康最有效、最简单、最直接的方法之一。第二位"放松心情",245人(27.7%)。第三位"防病治病",202人(22.9%)是

① 张春兴.现代心理学[M].上海:上海人民出版社,1994:489.
② 余学锋,许小冬.成年人参加运动活动的持久性及其影响因素[J].北京体育大学学报,2002(5):44—45.

老年人选择健身的最直接想法,关系到老年人的切身利益。第四位"打发时间",201人(22.7%)。老年人余暇时间最充沛,特别是离退休多年的中高龄老年人,不需要去参加社会工作,孙子辈也已长大,家务活不是太多,他们有更多空闲时间,很多老年人参与打牌、下棋、听戏、看电视等静态活动,非常不利于身心健康。排在第五位的是"与他人交流",134人(15.2%)。最后两位分别是"缺乏运动"和"其他动机"(见表3-2)。随着年龄的增大,老年人身体机能出现老化和衰退,罹患各种慢性疾病的几率较大。首先此类人群具有较为强烈的健身动机,其次老年人社会关系逐渐丧失,社会角色介入功能减退,社会参与大大减少,容易出现各种心理和精神上的问题或障碍。此类人群也有相对较高的社交动机,上述情形也许有利于激发他们参与到规律健身行为中去。但从长期看,如果在参与健身的过程中体验不到健身带来的乐趣、成就感,体会不到健身带来的切身利益,包括身体和慢性病状况的不断改善,衰老的减缓,以及精神心情的愉悦等,其参与健身的内部动机就可能无法得到可持续发展,非常有可能打退堂鼓,造成健身行为的中断、不规律或停止。

　　因此,老年人在参与健身活动时,本体生理和精神上的自我感觉非常重要,也就是所谓的自我效能感。自我效能(self-efficacy)理论由美国心理学家班杜拉在上个世纪后半叶提出。理论指出,自我效能是指行为主体对自己是否有能力去实施某一行为的期望,是人们对自我行为能力的认知与评价。当个体认为有能力去从事某一行为时,就会产生强烈的"自我效能感",是自我调节系统的核心。因此,在锻炼过程中,当老年人掌握了一定锻炼技巧,经过一段时间规律健身后,看到自己身体和精神状况发生的变化,就会产生强烈的内部锻炼动机,将健身行为内化为自身的生活习惯和生活方式,从而形成一种持续健身的长效机制,规律健身与自我效能感形成良性的互动,互相依存,彼此促进。下面是对一位参与规律健身老年人的访谈。

【附件3—1】对徐女士规律健身行为方式的访谈(根据部分录音整理)

(时间:2014—10—25;访问者:费加明;被访者:明珠花园社区,徐××,女,69岁;地点:淮北市相山公园)

徐××,曾经职业是会计,已经退休14年,以前从来没有真正去想过或去锻炼过身体,自从退休后就在淮北市一家企业打工,前两年才真正赋闲在家,拥有真正自己的生活。老公,退休前是市人民医院的医生,儿女们也在市里工作,平时非常忙,也没有多少时间来看他们老两口。听老人说,自从2010年夏天,徐女士得了一场重感冒,好了以后,她就开始了健身锻炼,现在已经坚持四年多了。

费:您是怎么锻炼身体的?

徐:我一般早上不起来锻炼的,锻炼是每天傍晚四点钟左右,从家里步行去相山公园,大概要15分钟左右,到了公园,就沿着整个公园的山路走一圈,大概要50分钟左右,全是快步走,每分钟大概是120—140步左右。如果步数少了,我就会觉得强度不太够,凭着自己的感觉、流汗,还有身体的劳累程度,一般都会量力而行的。到健身器械处,我会停下来拉拉韧带,拉伸颈部、肩部、腰部、腿部等全身关节部位,下蹲20次,来锻炼腿部肌肉,总共大概20分钟左右。然后再步行回家,又要15分钟左右,每天如此,大概在一个半小时或一个小时零三刻钟,基本上每天和老伴一起去锻炼,有时候也和邻居街坊或朋友一起。如果有时候天气不好,下雨下雪等,我就会非常难受,觉得像少了什么东西似的,浑身不舒服。怎么办呢? 不锻炼了吗? 就在楼道的走廊里快步走,时间大约是45分钟,已经养成习惯了。

费:天气不好时,也可以在家里锻炼身体,您可以打太极拳或者是练习瑜伽,如果房子足够大的话,也可以在家里跟老伴打羽毛球或快步走以及其他牵拉肌肉韧带的练习。阿姨,经过一段时间的锻炼后,您身体和精神上有什么样的感觉?

徐:锻炼四年多以来,感觉自己身体比以前更硬朗了,走路也轻快多了,头脑也很清醒,很少生病。四年来,只得过一次感冒,连药也没吃就好了,感觉自己身体的免疫力增强了,心情也变得愉悦起来,做事情有条理,也不怎么健忘了。

费:您现在将近70岁了,以后还会坚持锻炼身体吗?

徐:一定会坚持的,现在我们已把锻炼身体放在我们生活的第一位,没有别的都行,惟独不能没有了健身锻炼,要不然,我会很难受的。

费:家人对您坚持锻炼持什么态度?

徐:家人非常支持我参与锻炼,老伴基本上都是和我每天去公园快走。因为他是军人出身,喜欢锻炼身体,要是没有他的陪伴和支持,或许我也不能坚持到现在。儿女们也很支持,给买了运动服鞋帽等,还有一些锻炼器材,我们用得很少,基本上还是以快走为主,少花钱,感觉对身体的帮助也很大,不需要什么特别的技巧。只要坚持就有效果。

徐女士平时生活作息习惯非常好,每天早上6点多醒了,但在床上全身按摩一个小时左右,再起床去准备早餐,要一个小时左右,打豆浆,鸡蛋羹,脱脂酸奶、馒头,也不吃咸菜的,早饭后要吃些富含维生素的水果,或榨汁,中午多吃点鱼、蔬菜、豆类食品,饭后要午睡半小时左右,下午 4 点开始锻炼,晚饭也吃得很清淡,喝粥或稀饭,晚上十点左右睡觉,每天都是这么有规律的生活。所以她的晚年生命质量是很高的,但徐女士再次强调,健身锻炼是排在第一位的。因为受到益处,所以会一直坚持。

3.3.3　健身行为时空特征

3.3.3.1　健身行为方式

根据调查,老年人健身方式上有以下特点,主要参与方式为"个人锻炼"315 人(35.6%);"与朋友同事邻居等一起"146 人(16.5%),和选择"与家人一起"(17.0%)的相差无几,选择"社区健身活动"和"俱乐部锻炼"的较少,两者加起来总共有 29 人(3.3%),选择"其他形式"的也有 29 人(3.3%)(见图 3-8)。结果说明,城市老年人参与健身的独立性较强,三成以上掌握一定的锻炼技能,能够自觉地参与其中。但社区健身活动等集体锻炼参与得太少,不利于互相交流学习,也影响着他们精神的愉悦和心理的调适。现在城市大众健身方式主要向社区健身模式发展,依托社区这个良好平台,充分利用其指导和组织的优势,在全国各大中小城市

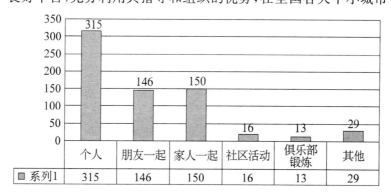

图 3-8　健身行为方式

资料来源:本研究问卷统计

发展迅速,改变了以前松散、无序的健身现状,基层社区健身组织在自治能力方面大有提高。通过观察和访谈得知,淮北城市社区体育活动组织能力欠缺,大部分老年人进行体育锻炼还是依靠自身的兴趣,或者为了防病治病,仍然处于自发松散的无序状态,有待于进一步加强和引导,以便于跟上时代和社会前进的步伐。

3.3.3.2　健身时间段

老年人参与锻炼时间段为,183 人选择在"早晨"健身(20.7%),84 人选择"上午"(9.5%),选择"下午或傍晚"进行锻炼有 141 人(16.0%),"晚饭后"132 人(14.9%),而选择"随意时间无规律"129 人(14.6%)(见图 3-9)。不同锻炼时间段的选择主要是受生活习惯和是否工作等影响,在早晨锻炼的人一般有早起的习惯,且认为早晨空气好、环境适宜、精力充沛等;在下午傍晚锻炼的人大部分是由于早晨或上午忙于工作或家务,无暇顾及。从生理学角度上看,傍晚是人体生物钟最活跃的时段,运动以后进食可以及时补充身体所缺能量,也有利于消除疲劳、促进睡眠。选择晚饭后的人一般是还在参与社会工作的低龄老年人,白天忙上班,直到晚上才有闲暇时间参与健身活动,通常是在晚饭后与朋友、家人、邻居等一起以小群体的形式参与锻炼活动,这样能起到较好的带动作用,因为总有一部分老年人由于自身懒惰,或者患有疾病,不能坚持进行体育锻炼,在邻居朋友等小群体的带领下,就会逐步形成规律健身的良好习惯。但很大一部分老年人缺乏锻炼的时间规律,自由松散,一方面说明老年人没有形成良好的健身习惯和生活方式,参与健身活动还存在较大的随意性和偶然性,参与的积极性、目的性和主动性还有待提高;另一方面也显示出淮北城市社区健身组织不力,缺乏足够的体育积极分子、锻炼骨干、体育爱好者和社会体育指导员。

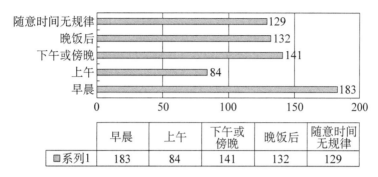

	早晨	上午	下午或傍晚	晚饭后	随意时间无规律
□系列1	183	84	141	132	129

图3-9 健身行为的时间段
资料来源：本研究问卷统计

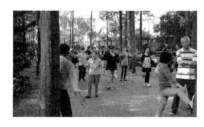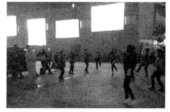

图3-10 老年人健身的时间段和场所
资料来源：本研究自行拍摄

3.3.3.3 健身场所

调查结果显示,老年人参与健身的场所排序依次为,"公园内"健身的有298人(33.7%),"小区内"210人(23.8%),"住宅空地"185人(20.9%),接着是"自家庭院"110人(12.4%),这一部分人通常以中高龄老年人居多,更多的考虑是离家很近,出行方便,然后是选择"其他地方",99人(11.2%),排在最后两位的是"收费的场馆"和"健身会所"(5.9%和3.6%)(见表3-3)。选择在"公园"内健身,主要是因为公园内空气清新,树木繁多、地方宽敞、适合锻炼。淮北市有几个较大的公园,相山公园、南湖国家城市湿地公

表3-3　老年人健身场所

变项名称	人数(n)	百分比(%)	排序
收费健身场馆	52	5.9	6
小区	210	23.6	2
自家	110	12.4	4
公园	298	33.7	1
住宅空地	185	20.9	3
健身会所	32	3.6	7
其他地方	99	11.2	5

资料来源:本研究问卷统计

园、桓谭公园、烈山水上公园、淮北国家矿山公园、温哥华城时代公园、老濉河公园,其中相山公园所占面积最大,等级最高,是4A级旅游风景区,每天吸引数以千计的淮北市民前来游览、休闲、娱乐和健身。因此,健身与所处环境也有很大关系,不但指自然环境,还有人文与社会环境,首先要有一个干净宽敞的空地,配套较为齐全的健身设施,其次是要有浓厚的健身氛围,更多人把健身作为"衣、食、住、行"之外的"第五元素",充分发挥"第三空间"的重要作用,才能形成人人爱好健身,处处洋溢着健身热情的良好氛围。淮北城市老年人选择的健身活动场所在"正规场所"健身的有183人次(20.7%),在"非正规场所"的有803人次(79.3%)(见表3-4)。

表3-4　健身活动场所类型

健身活动场所	人次	百分比(%)
正规健身场所	183	20.7
非正规健身场所	803	79.3

资料来源:本研究问卷统计

健身活动场所是城乡居民进行健身和日常活动的重要场域,也是群众健身行为开展的基本条件。2007年正规健身场所利用率突破了三成,占到 40.3%,说明随着我国经济社会的不断发展,体育基本公共服务体系逐渐完善,国民健身活动场所正逐步改善,在正规健身场所健身人数正逐步增加,但比例也只有 40.3%(见表 3-5),与西方发达国家仍有较大差距。因此提高学校、企业单位健身场地开放率,社区健身设施的综合利用率、整合经营性健身场馆,是我国城乡居民健身活动场地建设和利用中亟待解决的重点和难点问题。因此,在新型城镇化建设进程中,政府主管部门应出台政策措施,增建与社区配套的体育场地设施,让更多社区居民在家门口或者附近 10 分钟左右的路程,就可以享有适当的健身场地设施服务。

表 3-5　我国三次群众健身调查组城乡居民健身场所一览(%)

年份	1996 年	2001 年	2007 年
非正规健身场所	70.6	71.2	59.7
正规健身场所	29.4	28.8	40.3

资料来源:2007 年中国城乡居民参加健身锻炼现状调查公报

不可否认,选择"收费的健身场馆"和"健身俱乐部"锻炼的老年人非常少,这与淮北市地处我国中部欠发达地区,经济和社会发展不足有很大关系。城市老年居民收入不高,健身观念不强,健身消费意识还很差,"花钱买健康"的理念还没有深入人心,与整个社会的进步和发展趋势是不相符合的,需要全社会共同努力,健身工作者的组织和指导,媒体的大力宣传和教育,才能逐步改变现状,让更多的老年人自觉走上健身之路。

3.3.4　健身行为项目及负荷强度特征

3.3.4.1　项目选择

老年人参与健身活动项目依次为:选择"散步"的最多,571 人

（64.6％），第二位"跑步"157人（17.8％），第三位"自行车"83人（9.4％），其他健身项目依次为："广场舞"67人（7.6％），"武术"52人（5.9％），"健身气功"40人（4.5％），选择"球类"和"其他项目"的37人和25人（4.2％和2.8％），最后是选择"游泳"的只有15人（1.7％）（见表3-6）。根据以上调查结果来看，淮北城市老年人参与健身活动的项目丰富多彩，但选择"散步和跑步"的最多。一方面说明淮北城市老年人健身方式较为传统单一，大部分人仍然停留在简单方便锻炼的基础上；另一方面也显示老年人由于经济收入不高，文化程度较低，很多人没有退休金作为生活保障，健身消费的意识相对薄弱，没有能更好地意识到"花钱买健康"的重要性，主要选择一些较为传统单一、简单易行、消费较少的健身项目。另外经过访谈得知，很多老年人认为"散步和跑步"对身体健康的锻炼价值更大，全身能够得到较为充分的锻炼。而参与"广场舞"锻炼的老年人绝大部分是女性，这与人们的传统观念、兴趣爱好、价值取向等有很大的关系。选择"游泳"的最少，与场地设施的不足，游泳池建设有限有直接的联系，根据调查得知，淮北市区总共有游泳池5个，淮北师范大学的游泳池已于2012年改为地下车库。

表3-6　老年人健身行为项目选择

变项名称	人数(n)	百分比(%)	排序
散步	571	64.6	1
跑步	157	17.8	2
广场舞	67	7.6	4
武术	52	5.9	5
健身气功	40	4.5	6
球类	37	4.2	7
游泳	15	1.7	9

（续表）

变项名称	人数(n)	百分比(%)	排序
骑自行车	83	9.4	3
其他项目	25	2.8	8

资料来源：本研究问卷统计

3.3.4.2　每周健身频次

我国将每周参加健身频次在 3 次及以上，每次持续时间 30 分钟及以上，锻炼强度达到中等及以上的人，称为"经常参加锻炼"的人。2007 年全国群众体育调查显示：我国城镇居民达到体育人口标准的比例为 13.1%，其中比例最高的年龄段是 60—69 岁，比例为 11.7%，其次是 50—59 岁，比例为 10.8%，再次为 16—19 年龄段，比例为 8.8%，20—29 年龄段和 30—39 年龄段分别以 6.2% 和 6.1% 排在最后两位[①]。1996 年第一次调查的体育人口为 31.4%，而到 2007 年第三次调查却下降为 28.2%（见表 3 - 7）。淮北城市老年人健身频率调查结果如下：每周锻炼次数为"0 次"的有 34 人（3.8%），锻炼次数为"1—2 次"的有 299 人（33.8%），每周锻炼次数在"3 次及以上"的有 333 人（37.7%）（见图 3 - 11）。

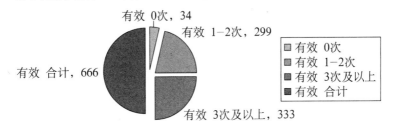

有效 0次，34　　有效 1-2次，299

有效 合计，666

有效 3次及以上，333

有效 0次
有效 1-2次
有效 3次及以上
有效 合计

图 3 - 11　老年人每周健身频次

资料来源：本研究问卷统计

表3-7 我国三次群众体育调查"经常参加健身锻炼人数"一览

排序	经常参加锻炼者比例(%)	全国总人口数(万)	经常参加锻炼者数(万)
1996	31.4	122389	38430.146
2001	33.9	127627	43265.553
2007	28.2	132129	37260.378

资料来源:2007年中国城乡居民参加体育锻炼现状调查公报

3.3.4.3 每次健身时间

调查结果显示,城市老年人每次健身时间,在"30分钟以下"的有205人,占23.2%,"30—60分钟"344人,占38.9%,"60分钟以上"的有122人,占13.8%。2007年群众体育调查结果显示:全国城乡居民每次参加健身时间在30—60分钟比例最高,为52.4%;"不足30分钟"为24.7%,排在第二位;22.9%的人健身时间在60分钟以上(见图3-12)。从年龄分布来看,50岁后,每次健身时间超过60分钟以上人数明显增多[①]。与全国城乡居民健身时间相比较,淮北地区有相当一部分老年人进行健身时间不够,将近三成左右没有达到最基本的体育人口锻炼标准,锻炼时间太短对老年人身体刺激明显不足,无法更好地养成规律健身的良好习惯和生活方式,不利于老年人身体机能的增强和改善。2010年第六次全国人口普查显示,我国老年人口(60岁及以上)总数为1.78亿,占总人口的比例达到13.26%,远远超过老龄化国家的标准(60岁及以上人口占总人口的10%以上,或65岁及以上人口占7%以上),我国老年人的身体健康状况总体上不令人乐观,在老龄

---

① 国家体育总局群众体育司. 2007年中国城乡居民参加体育锻炼现状调查公报[EB/OL]. n33193/n33208/n33418/n33598/1010427. html.

化进程日益加快的历史新时期,老年人的健身状况引起家庭和社会的很大关注。

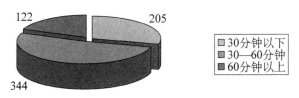

图 3-12 老年人每次健身时间
资料来源:本研究问卷统计

3.3.4.4 强度特征

调查结果显示:健身强度依次为 238 人选择"身体状况变化小"(26.9%),选择"身体微微出汗"的有 372 人(42.1%),选择"出大汗心跳加快"的较大强度锻炼的老年人有 52 人(5.9%)(见图 3-13)。说明参与健身的老年人运动强度大部分是中等强度,符合老年人的身体、生理状况,对老年人的身心健康是有益的。结果与我国群众体育调查组的结果基本一致。

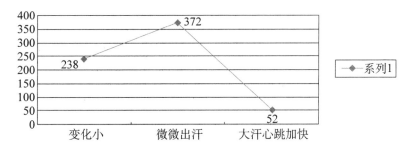

图 3-13 老年人健身的运动强度
资料来源:本研究问卷统计

"他山之石,可以攻玉"。2008 年《美国体力活动指南》规定的内容对我国城乡居民的健身行为也起到很好的参考和借鉴作用,特别是针对各种人群,以及采用的运动频率、强度、时间、项目等。

《指南》中提出,对于所有年龄段的人来说,积极地进行体力活动和健康的膳食摄取是增进健康和减少患慢性病风险最重要的两个手段。

《体力活动指南》,虽然是针对美国国民,但对于我国民众的体力活动、健康管理与促进战略的实施也有重要的启示作用。例如,《指南》中对每周应该运动几天给出了较为详细的建议,对于健康的成年人来说,每周应保持5天至少30分钟中等强度的有氧运动,或是每周3天至少20分钟高强度的有氧运动。中等强度有氧运动可以是散步、慢跑、快走等其他能够明显加速心率的运动。还建议美国人应该进行举重练习,加强肌肉力量和耐力。如果体力活动的时间超过推荐的最少标准,将会给身体带来更多的益处。作为撰写《指南》的专家之一,美国南卡罗来纳大学的史蒂文·布莱尔教授表示:"在我看来,缺乏运动是目前面临的最大公众健康问题,由此所导致的疾病和死亡数量,也许是除了吸烟之外最多的。"有关专家表示,缺乏运动可能导致的疾病包括心血管疾病、中风、高血压、糖尿病、骨质疏松症、肥胖症、结肠癌以及乳腺癌等。根据调查得知,淮北城市老年人健身的强度和频次与美国《体力活动指南》中所倡导的强度频次还有一定的差距。众所周知,当身体活动达不到一定的负荷与运动量时,运动对有机体的刺激和影响会很小,对心肺功能及身体其他系统功能的提高也起不到应有的作用和价值。因此要对症下药,通过各种媒介的宣传教育,社区街道等组织的大力倡导,社会体育指导员及体育活动积极分子或骨干力量的身体力行,才能真正改变老年人的健身意识,提高科学健身有效锻炼的水平,切实提升老年人晚年的身心健康和生命质量。

3.3.5　健身行为影响因素

总体来说,我国城乡居民体育参与率较低,2008 年发布的《中国群众体育现状调查结果报告》显示,2007 年,我国 16 岁以上城乡居民 44.7% 的人参加过一次或以上体育健身行为,远远低于发达国家[①]。造成国民体育参与率过低的原因是什么? 参与体育健身主要影响因素在哪里? 只有找到其中真正的原因,才能根据现实情况提出相应的对策与建议,提高整个国民的健身参与率,从而提升其身心健康与生命质量。

3.3.5.1　促进老年人健身影响因素

表 3-8　促进老年人健身影响因素

变项名称	人数(n)	百分比(%)	排序
从小养成的习惯	148	16.7	4
学校健身教育结果	83	9.4	7
防病治病	232	26.2	1
媒体宣传	124	14.0	5
环境影响	206	23.3	3
丰富生活	212	24.0	2
其他影响因素	102	11.5	6

资料来源:本研究问卷统计

调查显示,促进老年人参与健身影响因素最多是"防病治病"232 人(26.2%),其次为"丰富精神生活"212(24.0%),第三位

---

① 马江涛,于显洋,李树旺等.中国居民参与体育锻炼影响因素的序次逻辑回归分析[J].成都体育学院学报,2014,40(9):12.

"环境影响"206 人(23.3%),第四位是"从小养成习惯"148 人(16.7%),接着是"媒体宣传"124 人(14.0%),"其他影响因素"和"学校体育教育结果"排在最后两位,分别有 102 人和 83 人(11.5%和 9.4%)(见表 3-8)。根据调查结果不难看出,促进老年人参与健身的主要因素,或者参与健身行为主要目的排在首位的是"防病治病",淮北市自从上个世纪末进入到老龄社会的行列,和我国老龄化进程基本一致。2010 年,淮北市 55 至 59 岁人口为 10.81 万人,60 至 64 岁人口为 8.52 万人,65 岁及以上人口 19.41 万人,占全市总人口的 9.18%。"十二五"期间,淮北市仍将处于老年人口增长加速期,老龄化水平必将进一步提高。随着年龄增长,老年人身体各项机能逐步减退,机体的抵抗力不断下降,比起其他年龄段城乡居民更容易患病。而且由于人口老龄化快速发展,人们生活方式改变,疾病谱变化,心脑血管疾病、糖尿病、高血压等慢性病的高发蔓延,对老年人健康的威胁越来越大。

【附件 3—2】对促进侯女士健身行为影响因素的访谈(根据部分录音整理)

(时间:2014—12—13;访问者:费加明;被访者:机厂社区,侯××,女,82 岁;地点:三堤口河堤公园)

笔者:阿姨,您看起来身体很硬朗,今年高寿啊?

侯:82 了,别看我现在身子骨好,以前身体可差了,我得肺气肿都快 30 年了,每到冬天日子都不好过啊。

笔者:您什么时候开始锻炼身体的?

侯:10 年前吧。

笔者:是什么原因让您有意识地去锻炼呢?

侯：年轻时候孩子多，生活压力大，以前在农村生产队干活，挣工分，那时年轻身体好，几乎从来不生病，后来跟老伴到城里来，在厂里干家属工，觉得上班出力就相当于锻炼身体了，从来也没有自己没事去主动锻炼。后来50多岁时，支气管、肺部有了毛病，一到冬天天气冷了，就要咳嗽、痰多、气喘得厉害。以前每年都要住院2—3次，每次都要花好几千块，幸亏还有点退休金，要不然真是瞧不起病。年龄大了，病情又加重，听医生建议和孩子们的劝导，这才想起来要去锻炼身体。

笔者：您每天是怎么锻炼身体的？

侯：我每天早晚两次出门锻炼，无论是刮风下雨，雷打不动的。早上6点钟起床，去外面河坝上走上一个多小时，来回大概也有个四五里地，或许是年龄大，冬天穿的衣服多的原因，经常走得全身是汗，又怕冻感冒了，所以经常要增减衣服，比较麻烦。到了有健身器械的地方，要停下来拔拔筋（牵拉韧带），伸伸腿、弯弯腰，现在我还能把腿翘这么高呢（老人边说边把腿伸得很高，甚至比现在好多年轻人的柔韧性都要好，这是多年坚持不懈辛苦锻炼的结果）！晚上吃饭后就到我们小区院子内的广场上走路，也要走上一两个小时，正好还能消化一下。

笔者：坚持锻炼这么多年，有什么效果啊？

侯：幸亏我这样每天坚持，有时候也想偷懒，因为老是淌汗，也嫌累，但是只要两天不锻炼，身体马上就不舒服，连自己都照顾不了自己了。现在别看我80多了每天要去菜场买菜、做饭，还要带刚刚一周的小孙子。老伴身体也不太好，要是不锻炼，哪有劲去干这些事。要想过得好点，活得长点，少去医院，就得不怕苦、不怕累。冬天有时候天气冷，我哮喘病犯了，咳嗽痰多，连呼吸都很困难，但我非要坚持每天出去走，哪怕走慢点也行，只要能走动路，就对身体有好处。

笔者:我真佩服您老人家的毅力,一般年轻人有时都做不到,您对老年人锻炼有什么建议啊?

侯:也没有什么特别的,关键是不要懒,冬天的暖被窝谁也不想爬出来,但你要想有个好身体,想自己能照顾自个,让病减轻一点,少去几趟医院,就会少花很多钱,自己也少受罪,省下的钱买什么吃的不好。

笔者:您平时锻炼是一个人还是和其他人在一起?

侯:我喜欢一个人去锻炼,我有时候走得快,很多老头老太比我年轻,还追不上我呢?跳舞我又学不会,逢年过节,儿女们回家来看我,我就和他们一起去锻炼。

笔者:您的锻炼知识从哪儿得来的?

侯:有时候从电视广播上,还有街坊邻居,我不识字,看不懂报纸,更多的是儿女们告诉的。他们一回来看我,就给我讲好多锻炼身体的方法和常识,告诉我不要过度锻炼,要根据自己身体的情况,每天走路、压腿。

在和她的对话中,笔者深切地感到,促进老年人规律健身行为养成的因素有很多。但对长期患有各种慢性疾病的老年人来说,首先要有坚强的意志,坚持锻炼的决心和信心,这对老年人健身行为的养成至关重要,很多老年人都是因为坚持不下去,反反复复,这样对身体的健康没有什么好的效果。其次,当老年人看到因为长期的锻炼,自己的身体更强壮,病情得到改善,心情愉快,才会更加有信心坚持锻炼下去,只有这样,身心健康和生命质量的提升才能真正实现。这也符合本研究的理论观照,即 FIT 理论中的"需要(无意识)——动机(有意识)——考虑计划——行动——探索——波动——巩固保持"。

3.3.5.2 制约健身行为影响因素

表 3-9　制约城市老年人健身行为主要影响因素

制约因素	具 体 内 容
时间	工作、家务忙、没有时间锻炼
自身	无兴趣、无运动技术和经验、不懂得锻炼方法、怕脏怕累、缺乏意志力、惰性强、健身意识差、年龄大、家务繁重、性格内向、健康状况不允许、体力不支等
经济	个人、家庭收入低、单位经济效益不好、无退休金或很低
环境	场地器材短缺、锻炼环境差、缺乏锻炼氛围、居住环境差、天气不好
家庭	在家庭中的地位低、家庭成员不支持
教育	受教育程度低、学校健身欠缺、家庭熏陶不够
社会	传统观念的影响、缺乏组织与指导、邻里朋友的态度、传播媒介、宣传工作
人际关系	领导不重视、单位文体活动开展不力、内外激励不足、健身锻炼投资不足、无锻炼伙伴、怕人耻笑
运动项目	运动项目的吸引力、对项目锻炼价值的认识
文化	传统文化、家庭、宗教、伦理观念及价值观

资料来源：根据本研究文献整理

表 3-10　老年人健身行为制约因素

变项名称	人数(n)	百分比(%)	排序
家务活多,没时间锻炼	160	18.10	4
场地设施匮乏	283	32.01	1
不感兴趣	230	26.02	2
没有运动技能	176	19.90	3
无人指导	154	17.42	5
无人组织	107	12.10	6

（续表）

变项名称	人数(n)	百分比(%)	排序
自身懒惰	95	10.75	7
患慢性病不适合锻炼	87	9.84	8
其他制约因素	53	5.99	9

资料来源：本研究问卷统计

调查结果显示，老年人参与健身行为主要制约因素，排在第一位的是"场地设施匮乏"283人（32.01%），第二位"不感兴趣"230人（26.02%），依次为"没有运动技能"176人（19.90%），"家务活多，没时间锻炼"160人（18.10%），"无人指导"154人（17.42%），"无人组织"107人（12.10%），"自身懒惰"95人（10.75%），选择"患慢性病不适合锻炼"和"其他制约因素"的排在最后两位，分别占9.84%和5.99%（见表3-10）。

访谈中发现，绝大部分老年人都明白健身能给身体带来的益处，但是不少人却没有参与到健身队伍中去。原因有以下几个方面：首先，内部原因，主要是个人因素，如对健康生活方式的认知，老年人闲暇时间的不同，主观的意志品质，健身知识的多寡等。城市老年居民虽然对于健身的价值作用持肯定态度，但由于生活习惯养成、对自身体质状况以及相关的权威论证缺乏了解，对健身与否的身体感受度没有科学清晰的主观感受；另外不同老年人闲暇时间不同，有的还在从事社会工作，有的家务负担较重，上有老人要赡养，下面有孙子女要照顾，有的对健身和健康的认知欠缺；在访谈中了解到，很多老年人，特别是中高龄和患有各种慢性疾病的老年人，害怕受伤也是制约老年人群体参与体育锻炼的重要原因之一。有的不懂科学健身的知识，掌握很少的运动技能和技术，不会操作健身器材，特别是天气不好或者健身环境较差的情况下，更不敢参与体育健身。这一点特别要再次声明一下,因为在调查问卷第34题中,"制约您参与体育健身的主要影响因素"中,没有"害怕受伤"这一条。其次,外部原因,主要是锻炼环境因素,如健身场地设施缺乏,已有的好多陈旧破损,很多健身器械不适合老年人使用。很多学校、企事业单位的健身场地设施开放率不够,尽管目前城市很多社区中建有一些健身设施和器材,但数量较少,类型传统单一,无法满足不同锻炼爱好者多元化的需求。再次,社会环境因素。社会支持欠缺,社会资本利用不足。目前,城市老年居民健身形式主要以个人锻炼为主,上文已有描述,城市老年人选择"个人锻炼"的有315人,占到锻炼总人数的35.6%,约为三成以上。配偶、子女、朋友、同事、邻居及基层社区健身组织、街道办、老年人协会等管理机构对老年人规律健身行为的支持作用还没有显现出来。

【附件3—3】对制约李女士健身行为影响因素的访谈(根据部分录音整理)

(时间:2015—02—16;访问者:费加明;被访者:黎苑社区,李××,女,61岁;地点:社区医院)

笔者:阿姨好,您这是怎么了,在这里吊水(打点滴)?

李:糖尿病,最近要过年了,恐怕是吃得太好了吧,自己也没有怎么注意,没有管住嘴,血糖又上来了。

笔者:现在检查的空腹血糖是多少?

李:9.92(mmol/L)。

笔者:也不算太高,您平时都吃什么药啊?

李:现在吃两种药,一个是消渴丸,一天两次,一次8粒;还吃二甲双胍,一天吃两次,一次一大片。

笔者:吃这些药,感觉怎么样啊?

李:吃得多了,血糖往下降,就容易低血糖,有时候头老是晕,心里难受;吃的药少了,血糖又降不下去,现在也不知道怎么办?所以过来住院了,已经吊水一个星期了,也不见有大的起色。

笔者:您得糖尿病多少年了,怎么知道的?

李:有三四年了吧,以前在外面打工,吃得不怎么好,我喜欢吃甜食,听人说,喝红糖水对女人身体好,就买了好多,几乎是两三天就喝一斤红糖,不到半年,觉得身体老是没劲,就去医院检查,结果说我得了糖尿病,说这种病治不除根,一辈子就要带着它了。

笔者:您除了吃药,还其他的治疗方法吗?

李:听医生说走路跳舞能缓解病情,刚得病时候就走走路,也不懂什么其他锻炼方法,现在不行了,没有时间了。

笔者:为什么没有坚持走路呢?

李:主要是现在儿子结婚生孩子了,孩子不到 6 个月,媳妇不怎么带,全是靠我一个人带,每天要买菜、做饭、洗衣服、带孩子,哪有时间去锻炼身体呢? 这不,才刚刚过 60 岁,就成了"药罐子"了。

笔者:你白天要做家务,那吃过晚饭,不能出去走走路吗?

李:晚上 7、8 点钟才能搞好家务,天这么黑,没有人陪我去走。老公出去打工了,我害怕一个人出去,再说了,一个人,也真不想锻炼,还怕别人说。有时候觉得血糖这么高了,担心病情加重,听说糖尿病的并发症很难治的。但是因为干了一天的家务活,确实太累了,不想出去了。外面广场上也有跳舞的老太太,但是等我过去的时候,人家很快就要结束了。

笔者:是的,您说得没错,糖尿病患者一旦血糖居高不下,很容易得并发症,眼睛看不清楚,腿烂,还会造成心脑血管疾病,所以不能大意。我建议您一要对症下药,二要管住嘴,三要及时监测血糖,非常重要的是坚持锻炼身体。尽量每天都要锻炼,最少一周不能低于 4 次,每次要坚持 1 小时以上,走路、跳舞、骑车都行。走路要尽量走快点,感觉走 1 小时下来有点累,或身体微微出汗才行。

李:谢谢你,等出院后,我就要开始锻炼身体了,要不然,身体真的不行了。

在与李女士的交流中,笔者发现在制约健身行为的影响因素中,很多老年人都有共性:一是缺乏时间,特别是低龄老年人,尤其是女性,还在为家庭、子女们作贡献。根据调查和访谈得知,占有很大一部分比例的低龄女性老年人,承担了大量的家务活,有的还在参与有报酬的社会工作,很少有时间去锻炼身体,像访谈中的李女士一样。二是缺乏健身意识,年轻时候没有养成锻炼身体的良好习惯,也是学校体育教育的不到位。当然,这个年龄段的老年人特别是女性,受教育程度相对较低,接受外来信息的能力不强,缺乏健康、健身、营养、心理等方面的知识和信息。三是自身原因,很多老年女性性格内向、自身惰性、意志薄弱、怕人讥笑、嫌脏怕累、不懂得锻炼方法和技巧等。

3.4　城市老年人健身行为不同变化阶段社会人口学特征

城市老年人社会人口学特征在健身行为的不同阶段有不同的表现形式。在性别、年龄段、受教育程度、婚姻及居住方式、家庭收入、社会参与状况等方面有各自不同的特征。

3.4.1　不同健身行为阶段老年人数分布情况

表 3 - 11　最近 12 个月内老年人不同健身阶段人数分布(n＝884)

FIT 健身变化阶段	人数	百分比(％)	规律健身状况
前考虑期	81	9.2	个体无健身行为与考虑
考虑计划期	155	17.4	无健身行为但有健身考虑,在制订计划
探索期	374	42.3	规律健身未到 12 个月
波动期	60	6.9	不是每周都参与健身,也不是每周累计健身时间都至少达到 120min
巩固保持期	214	24.2	规律健身超过 12 个月
总计	884	100.0	

资料来源:本研究问卷统计

　　由表 3 - 11 可知,884 位调查对象中,处在"探索期"的老年人最多,有 374 人(42.3％),其次为"巩固保持期"214 人(24.2％),第三位"考虑计划期"155 人(17.4％),排在最后两位的分别是"前考虑期"和"波动期",有 81 人和 60 人(9.2％和 6.9％)。因为本研究的调查对象是老年人健身行为,呈现出老年人群体的健身特征,是不同于一般年龄人群的。这与赵学森(2010)的研究有很大的区别,理论基础是行为分阶段理论,共有五个阶段,分别为"无意图"、"有意图"、"准备"、"行动"和"维持"阶段。其研究对象为少数民族不同年龄人群健身行为,健身阶段特征以"无意图阶段"最多,其次分别为"有意图"、"准备"、"维持"和"行动"阶段,人数最少的阶段为"行动阶段与维持阶段",不同锻炼阶段呈现出"逐渐递减"的分布特点[①]。

---

① 赵学森.我国毛南族聚居区体育与健康相关生命质量的实证研究[D].上海:上海体育学院,2010.

淮北城市老年人健身行为处于"波动期"的人数最多,表明这一群体有一定的健身意识,但健身行为并不规律,还处在行为的波动期,容易出现反复、停滞不前,甚至放弃健身行为。体力活动没有适当的强度和时间,对机体的刺激不够,是达不到锻炼效果的,有时候还会影响行为主体的情绪和心理状态,反而对老年人生命质量起到负面影响。根据调查结果,对下一步采取针对性的健康促进干预措施有很大的帮助,可以有的放矢,因人制宜,对老年人的体育参与及社区体育组织的建设有更好的效果。

3.4.2 不同健身行为阶段老年人性别特征分析

表 3-12 不同健身阶段老年人性别分布(n=884)

FIT 健身变化阶段	男		女	
	人数(n)	构成(%)	人数(n)	构成(%)
前考虑期	53	11.4	28	6.7
考虑计划期	70	15.0	85	20.3
探索期	184	39.5	190	45.5
波动期	28	6.0	32	7.7
巩固保持期	131	28.1	83	19.8
总计	466	100.0	418	100.0

资料来源:本研究问卷统计

FIT 理论中讲到的前三个阶段,即"前考虑期"、"考虑期"和"计划期"称为"非活动期",后三个阶段,即"探索期"、"波动期"和"保持期",被称为"活动期"。如表 3-12 所示,处在"非活动期"阶段的男性老年人有 123 人(26.4%);而处在"活动期"的男性老年人 343 人(73.6%),但能够在"巩固保持期"阶段的只有 131 人(28.1%),也就是说,经常参与体育健身的人口数,即体育人口为

28.1％；而女性老年人处在"非活动期"阶段的有113人(27.0％)，而处在"活动期"的女性老年人305人(73.0％)，但在"巩固保持期"阶段的体育人口仅为83人(19.8％)，在"活动期"的阶段，男性女性老年人总数上基本持平(见表3-12)，但在体育人口数，即"经常锻炼身体者"方面，城市老年女性比男性低很多，将近十个百分点。男性与女性对体育健身的认知度差别不大，但在健身行为的实施与坚持方面，老年男性比女性要强。出现这种情况，主要是由于我国"男主外，女主内"的传统观念根深蒂固，家务活、生活起居等一般都是女性来做，老年女性特别是低龄女性有更多的居家事务，包括买菜、做饭、洗衣等日常家庭事务，赡养老人、抚养教育孙辈等，女性比男性付出更多时间和劳动。因此，老年女性的体育人口较男性老年人少，且健身行为不能很好地坚持，常常会因为家庭琐事等中断了体育健身，这也是老年人体育参与性别差异较大的重要原因。在一定程度上也验证了乔佳等(2010)的研究结果，"男主外、女主内"的封建残余思想，怕人嘲笑等则是导致男女体育锻炼人数比例严重失调的根本原因①。

　　调查显示，在FIT理论中的"巩固保持期"阶段中不同年龄段老年人体育人口或者"经常锻炼身体者"分别为："56—60岁"6人(14.2％)，"61—65岁"67人(29.3％)，"66—70岁"43人(17.3％)，"71—75岁"62人(24.4％)，"76—80岁"和"80岁以上"的体育人口分别为36.8％和28.3％(见表3-13)。调查得知，"61—65岁"的老年人经常锻炼身体的人数较多，研究结果也支持王淑康(2012)的博士论文研究成果，60—69岁年龄组参与率最高

---

① 乔佳,吴永慧,李登月等.农村居民生命质量与体适能关联因素的回归分析[J].山东体育学院学报,2010,26(11):51.

（65.7％），其次分别为 70—79 岁、50—59 岁，80 岁及以上年龄组
老人健身活动参与率最低①。

3.4.3　不同健身行为阶段老年人年龄特征分析

表 3-13　不同健身阶段老年人群年龄分布(n＝884)

FIT 健身 变化阶段	56—60 岁		61—65 岁		66—70 岁		71—75 岁		76—80 岁		80 岁以上	
	人数 (n)	构成 (％)	人数 (n)	构成 (％)	人数 (n)	构成 (％)	人数 (n)	构成 (％)	人数 (n)	构成 (％)	人数 (n)	构成 (％)
前考虑期	0	0	7	3.1	36	14.5	18	7.0	8	14.0	12	22.6
考虑计 划期	18	42.9	28	12.1	56	22.5	38	15.0	10	17.6	5	9.4
探索期	18	42.9	120	52.4	96	38.5	115	45.3	14	24.6	11	20.8
波动期	0	0	7	3.1	18	7.2	21	8.3	4	7.0	10	18.9
巩固保 持期	6	14.2	67	29.3	43	17.3	62	24.4	21	36.8	15	28.3
总计	42	100.0	229	100.0	249	100.0	254	100.0	57	100.0	53	100.0

资料来源:本研究问卷统计

或许是由于老年人刚刚从工作状态进入到离退休阶段，余暇
时间充足，因此，保持在规律健身阶段超过 12 个月的比例较大。
而规律健身活动参与比例最大的是"76—80 岁"年龄段的老年人
（36.8％），随着年龄的增大，新陈代谢能力的逐渐降低，老年人的
躯体会出现许多的问题，慢性病的患病率也会逐步增加。因此，中
高龄老年人会慢慢意识到身体锻炼的必要性以及规律健身行为对
自身晚年生命质量的重要作用和价值，通常会抱着"防病治病"、
"延缓衰老"、"延年益寿"等目的去参与到规律健身行为中去，当

---

① 王淑康.城市社区老年人参与规律体育活动行为的社会生态学探索及健康干预策略研
究[D].济南:山东大学,2012:54.

然,这个年龄段的老年人参与锻炼,一定要注意"量力而行、循序渐进、知难而退、中低运动强度"等锻炼原则。否则容易因为不当的锻炼方法或运动强度导致身体受伤、疾病加重、跌倒骨折等锻炼风险,那就得不偿失了。

3.4.4　不同健身行为阶段老年人受教育程度特征分析

表 3 - 14　不同健身行为阶段老年人群文化程度分布(n=884)

FIT健身变化阶段	文盲半文盲		初中及以下		高中或中专		大专		本科及以上	
	人数(n)	构成(%)	人数(n)	构成(%)	人数(n)	构成(%)	人数(n)	构成(%)	人数(n)	构成(%)
前考虑期	22	15.9	28	8.1	12	7.4	12	10.5	7	5.8
考虑计划期	27	19.6	68	19.6	18	11.0	23	20.0	19	15.7
探索期	63	45.7	135	38.9	64	39.3	51	44.3	61	50.4
波动期	7	5.1	20	5.8	24	14.7	6	5.2	3	2.5
巩固保持期	19	13.7	96	27.6	45	27.6	23	20.0	31	25.6
总计	138	100.0	347	100.0	163	100.0	115	100.0	121	100.0

资料来源:本研究问卷统计

由表 3 - 14 得知,在健身阶段的"探索期",受教育程度在"本科及以上"的老年人所占的比例最高,为 50.4%,超过了一半;而文化程度在"初中及以下"、"高中或中专"水平上的老年人健身状况差别不大;在健身行为阶段的"巩固保持期","文盲半文盲"程度的有 19 人(13.7%),"本科及以上"有 31 人(25.6%)。老年人健身参与率基本上是随着受教育程度的增加呈上升趋势。本研究结果与国内外相关研究较为一致,国外学者指出,文化程度较高的人,不管是从掌握健康信息还是获得社会资源方面来说,都会促进其参与健身行为。"一般来说,受过良好教育的人们,拥有最多关于健康生活方式之好处的知识[1]。"美国的罗斯研究发现:"受过良好教育的人中,吸烟的更少,运动的人更多[2]。"国内学者高利平(2011)研究认为,受教育程度影响到老年人对健身的重视。随着文化程度的提高,老年人"经常健身"的比例越来越高[3]。徐箐(2005)指出,"对体育锻炼的认知和参与和文化程度成正比,受教育水平越高,参与体育锻炼频率也越高[4]。"马江涛等(2014)研究认为,"相比没有受过任何教育的人,接受过教育的人参与健身的几率更大[5]。"而王淑康(2012)则得出不同结论,文化程度为高中/技校/中专/中技的老年人规律健身活动的参与率最高(62.6%),其次分别为小学(62.4%)、初中(59.8%)、大学及以上(58.8%)、大专(58.7)、没上过学(58.1%),但总体上没有太大差别[6]。

3.4.5 不同健身行为阶段老年人婚姻及居住方式特征分析

表 3-15 不同健身行为阶段老年人婚姻及居住方式分布(n=884)

FIT 健身变化阶段	与配偶居住		独居		与子女居住		与配偶子女居住		与孙子女居住		其他情况	
	人数(n)	构成(%)	人数(n)	构成(%)	人数(n)	构成(%)	人数(n)	构成(%)	人数(n)	构成(%)	人数(n)	构成(%)
前考虑期	34	12.7	12	19.6	15	13.9	20	5.0	0	0	0	0

① 威廉·考克汉姆. 医学社会学[M]. 北京:中国人民大学出版社,2012,1.
② 同上.
③ 高利平. 健康老龄化研究[M]. 济南:山东人民出版社,2011:61.
④ 徐箐. 上海市体育人口文化结构与特点[J]. 上海体育学院学报,2005(5):15.
⑤ 马江涛,于显洋,李树旺. 中国居民参与体育锻炼影响因素的序次逻辑回归分析[J]. 成都体育学院学报,2014,40(9):17.
⑥ 王淑康. 城市社区老年人参与规律体育活动行为的社会生态学探索及健康干预策略研究[D]. 济南:山东大学,2012:54—55.

（续表）

FIT 健身 变化阶段	与配偶居住		独居		与子女居住		与配偶子女居住		与孙子女居住		其他情况	
	人数 (n)	构成 (%)	人数 (n)	构成 (%)	人数 (n)	构成 (%)	人数 (n)	构成 (%)	人数 (n)	构成 (%)	人数 (n)	构成 (%)
考虑计划期	41	15.3	7	11.5	35	32.4	65	16.3	4	16.0	3	13.1
探索期	124	46.2	15	24.6	29	26.9	190	47.6	9	36.0	7	30.4
波动期	5	1.9	20	32.8	12	11.1	2	0.5	12	48.0	9	39.1
巩固保持期	64	23.9	7	11.4	17	15.7	122	30.6	0	0	4	17.4
总计	268	100.0	61	100.0	108	100.0	399	100.0	25	100.0	23	100.0

资料来源：本研究问卷统计

　　"婚姻及居住状况"对老年人健身习惯的养成以及规律健身行为的坚持起到非常重要的作用。由表 3－15 得知，在"巩固保持期"的健身阶段，排在第一位的是"与配偶子女同住的"122 人（30.6%），超过我国 2007 年全国群众体育调查组公布的体育人口数（28.3%）；其次为"与配偶居住"64 人（23.9%）；排在第三位"其他情况"，（17.4%）；"与子女居住"17 人（15.7%）；排在最后两位的分别为"独居"（11.4%）和"与孙子女居住"。本研究结果与马江涛等（2014）研究结果有很大不同，他认为："我国居民参与体育健身主要受年龄、性别、职业、工作时间、城乡、社会阶层、受教育程度、健康状况等影响，而经济收入与婚姻状况对健身参与影响并不大[①]。"

3.4.6　不同健身行为阶段老年人个人月收入特征分析

　　在健身行为五个阶段中，老年人个人月收入层面上的分布如

---

① 马江涛，于显洋，李树旺等. 中国居民参与体育锻炼影响因素的序次逻辑回归分析[J]. 成都体育学院学报，2014，40（9）：17.

下,在"巩固保持期"阶段中排在第一位的是收入在"2000元以上"的老年人34人(32.4%),其次是"1001—1500元"范围的34人(31.8%),接着是"1501—2000元"的44人(22.7%),"501—1000元"的21人(21.0%),最后是经济收入在"0—500元"的15人(8.8%)(见表3-16)。总体来说,老年人个人经济收入越高,保持规律健身行为参与率也越高,基本上参与率与经济收入呈明显的正相关。其中可能因为经济状况较好的老年居民,通常拥有较高的社会经济地位,获得健身健康营养等方面的知识和信息较多,也会有较为丰富的社会资源。因此,参与体育健身的机会可能更多。王淑康(2012)对济南市社区老年人在个人月收入上参与规律健身行为比例最高的是"1001—2000元"(64.5%),其次分别为2001—3000元(62.7%)、3001—5000元(57.9%)、"5000元以上"(54.8%),月收入在"0—1000元"者参与率最低(52.2%)[1]。基本上与本研究结果一致。而国外相关研究却有不同的结果:一种认为经济收入对居民健身参与率有影响,如Doward[2]认为:经济收入与参与体育健身呈正相关,即收入越高,参与健身的几率越高;另一种结果认为经济收入与参与健身无关,如日本学者丸山富雄的研究证实:"经济收入除了和参与器械类健身相关性较高以外,与其他体育项目参与相关性小"[3]。正如布迪厄(Pierre Bourdieu)在《区隔》中描述的一样:"个人因为社会条件不同,对某些事件会形成不同的品味。不同阶层经济状况不同,选择体育项目会有不同的偏好,但是都有参与体育锻

---

① 王淑康.城市社区老年人参与规律体育活动行为的社会生态学探索及健康干预策略研究[D].济南:山东大学,2012:55—56.

② Downward,Paul. On Leisure Demand: A Post Keynesian Critique of Neoclassical Theory [J]. Journal of Post Keynesian Economics. 2004,26(3):371—394.

③ 仇军. 西方体育社会学:理论、视点、方法[M].北京:清华大学出版社,2010,1.

炼的机会。例如工人阶层更喜欢体现力量型的运动如拳击,而精英阶层更喜欢将体育的保健性与社交性结合在一起,如高尔夫、舞蹈、马球等活动。所以,经济状况影响个人参与健身项目的选择,但是对个人是否参与体育锻炼影响不大"[1]。

表3-16　不同健身行为阶段老年人个人月收入分布(n=884)

FIT 健身 变化阶段	0—500 元		501— 1000 元		1001— 1500 元		1501— 2000 元		2000 元以上	
	人数 (n)	构成 (%)	人数 (n)	构成 (%)	人数 (n)	构成 (%)	人数 (n)	构成 (%)	人数 (n)	构成 (%)
前考虑期	30	17.5	3	3.0	4	3.7	15	7.7	4	3.8
考虑计划期	30	17.5	28	28.0	19	17.8	26	13.4	19	17.9
探索期	84	49.1	41	41.0	45	42.1	95	49.3	45	42.8
波动期	12	7.1	7	7.0	5	4.6	14	6.9	5	4.1
巩固保持期	15	8.8	21	21.0	34	31.8	44	22.7	34	32.4
总计	171	100.0	100	100.0	107	100.0	194	100.0	107	100.0

资料来源:本研究问卷统计

在健身阶段的"前考虑期","参加工作"和"不工作"的老年人分别为20和61人(9.2%和9.1%),二者基本一致;在"考虑计划期"阶段,"工作"的47人,所占比例比"不工作"高(16.2%);在"探索期"阶段,"不工作"(43.2%)比"工作"要高(39.6%);"波动期"阶段,"工作"的老年人所占比例为8.3%,而"不工作"比例为6.3%;在"巩固保持期"阶段,即体育人口或者经常锻炼身体者方面,"参加工作"46人(21.2%),而不工作的老年人有168人(25.2%)(见表3-17)。调查结果证明了王淑康(2012)博士论文中对山东省济南市各种就业状况社区老年人参与规律健身行为的

---

[1]　Pierre Bourdieu. Distinction: A Social Critique of the Judgement of Taste[M]. Taylor & Francis,2013.

研究结果,"其他情况"者参与率最高(66.7%),其次为离退休者(63.3%)、无业或失业(55.6%),在业者最低为45.0%[①]。本研究结果支持国外相关研究,如 Farrell 和 Shields 对影响英国居民体育参与的研究中认为:工作时间越长、参与体育健身的几率越小[②]。看来,参与社会工作,对老年人的规律健身来说,还是有所影响的,因为老年人随着年龄的增大,身体状况肯定不如中年时期,还要继续从事体力或是脑力劳动,有的老年人参与社会工作之余,还要料理许多家务事,身体上的恢复也较缓慢,在一定程度上,对老年人的体育锻炼有一定的负面影响。但事情总要一分为二地辩证去看,参与社会工作,对提高老年人家庭经济收入,改善家庭物质生活水平,增加老年人对外的交流与协作,对老年人认知能力的保持和提高,愉悦心情,对心理和精神层面的改善是大有裨益的。总之,鼓励老年人特别是低龄老年人更多地参与社会生活,是利大于弊的。国外特别是发达国家,老年人社会参与的程度较高,很多经验和模式值得我们发展中国家去学习和借鉴。

3.4.7　不同健身行为阶段老年人社会参与特征分析

表 3-17　不同健身行为阶段老年人社会参与分布(n=884)

FIT 健身变化阶段	工　作		不工作	
	人数(n)	构成(%)	人数(n)	构成(%)
前考虑期	20	9.2	61	9.1
考虑计划期	47	21.7	108	16.2

① 王淑康.城市社区老年人参与规律体育活动行为的社会生态学探索及健康干预策略研究[D].济南:山东大学,2012:55—56.

② Farrell,Shields. Investigating the Economic and Demographic Determinants of Sporting Participation in England[J]. Journal of the Royal Statistical Society. Series A (Statistics in Society),2002,165(2):335—348.

（续表）

FIT 健身变化阶段	工 作		不工作	
	人数(n)	构成(%)	人数(n)	构成(%)
探索期	86	39.6	288	43.2
波动期	18	8.3	42	6.3
巩固保持期	46	21.2	168	25.2
总　计	217	100.0	667	100.0

资料来源：本研究问卷统计

3.5　定性描述与分析

3.5.1　访谈对象的基本情况

本研究中共对 10 名研究对象进行了定性访谈，参加者男性为 3 位，女性为 7 位，其基本信息见附录一，结合后面具体访谈内容进行分析。

3.5.2　访谈内容的描述与分析

对于有关健身问题"您经常参加健身活动吗？若参加，和哪些人一起参加？一周几次？一次多长时间？什么项目？大概的运动强度怎样？（给老人们讲一下大、中、小强度的主观感觉）锻炼的目的是什么？若不参加，原因是什么？有没有准备或计划参加体育健身活动？"

所有被邀请到的老人都回答了该问题。1 号老人：60 岁左右，身体精瘦，看起来健康状况不错，他几年前从农村来到城里儿子家，从来没有参加过正儿八经的健身锻炼，儿子在淮北师范大学后勤部给他找了份工作，每天的工作栽花种草、修枝剪叶，时间大概五个小时左右，工作不累，但每天要走很远的路。他说就当是健身锻炼了,身体也没有什么毛病,跟十几个老头老太们一起上班,每天有说有笑的,过得很是开心,每个月工作收入 1000 元左右,够生活费了,略有盈余。他还谈到,等真正退休以后,就打算进行身体锻炼,每天傍晚出去散步一个多小时。1 号老人对健身锻炼的认识有点偏差,认为"劳动就是健身锻炼了",这也是许多农村居民或者是受教育水平较低老年人的一种狭隘的看法。较长时间、适当强度的体力活动能够有效促进老年人身心健康的研究已经得到很多学者的证实,也是很多不辍劳作的农村老年人健康长寿的主要影响因素之一。适宜强度的体力活动不仅有助于强身健体,还能降低罹患各种慢性病的风险。但是,一些重体力活动对健康的作用是弊大于利的,特别是很多农村劳动力经常用身体的某一部位重复做一些机械地抬举重物等重活,对关节的损伤,腰肌劳损等有着非常不良的影响,表面上也是参与体力活动,但是活动的类型和强度对健康并没有太多的促进作用。相关研究认为,时间太长、负重过多、机械重复等不适宜的体力活动往往增加伤害事故的风险,反而会损害健康。另外,重体力活动者更易患诸如髋、膝关节及骨性关节炎等疾病。

2 号老人:是位退休职工,老伴去世了,5 年前单位体检查出得了Ⅱ型糖尿病,在工作阶段基本没有进行过健身锻炼,但是自从退休查出糖尿病后,他才开始参与到健身锻炼中去,现在已经形成非常良好的锻炼习惯。以前吸烟、喝酒、打牌,生活习惯不规律,也是患病的主要原因。老人每天清早、傍晚两次锻炼,每次时间都在一个小时以上,练到出汗。早晨打一套 24 式简化太极拳,然后做广播操,再快走半小时左右,傍晚主要是快走,然后在社区的健身器材处牵拉身体,活动一下韧带和筋骨,每天两次锻炼,从不间断,遇到雨雪雾霾等不好的天气,就在自己房间里锻炼,因为一个人住,子女不在身边,所以要把自己身体锻炼好,不要麻烦孩子们,他们上班都很忙。2号老人和街坊邻居几个老年人一起去锻炼,大家互相交流一些疾病、健身、营养等方面的信息,有个锻炼的伙伴,会更积极一点,互相督促,比较容易坚持下去,正好都是离退休的本单位职工,空闲时间都互相符合。现在血糖控制得还不错,每次测试血糖,都在8mmol/L以下,主要锻炼目的就是防病治病,因为也看到电视或听到广播里讲到,运动对Ⅱ型糖尿病的防治有非常重要的作用,害怕时间长了,会得糖尿病的各种并发症。这几年来坚持规律的健身锻炼,感觉身体状况还很好,虽然患糖尿病5年多了,自己把以前的坏毛病都改掉了,不吸烟,不喝酒,少吃糖、盐、高脂肪的食品,坚持服药,基本上过着和正常健康人一样的生活了。

3号老人回答说:"我从来没有参加过正式的健身锻炼,退休前一直在煤矿工作,每天都下井去挖煤,非常累,下了班就回家,也没有什么业余爱好,休息了就在家里和老伴一起看电视,或者听戏、听广播等。以前是没有时间和精力,也没有这个意识去锻炼身体,现在退休了,时间有大把的,却不知道怎么打发了。自己啥运动项目都不会,协调性也不好,有时候跟别的老人学点东西,也学不会,又怕别人笑话,就不想去了,所以现在整天呆在家里也很是无聊。社区要是能有人专门带着我们这些什么技术都没有的老年人健身该有多好啊!"

4号老人是位戏剧发烧友,非常喜欢演戏,在工作时就是单位的文艺骨干,经常参加组织的集体活动,退休后报读了淮北市老年大学。现在每周三次去上课,每天都练功,身体显得很硬朗,时不时有老年人协会组织的演出和外出比赛,她也按时参加。但是年轻时候由于工作忙,孩子多,也落下了一些毛病,比如腰肌劳损等。不去参加演出的时候,她就和邻居老太太们参加社区组织的广场舞,几乎每天都在锻炼,就在社区的篮球场上,白天孩子们在打篮球,她们只有晚上才能活动,从每晚的 7 点钟跳到 8 点半左右。

5 号老人身体看起来非常弱,一问年龄,才 63 岁,正常的情况下,应该是身体很好的。在访谈的过程中,老人说:"我十年前就查出得了Ⅱ型糖尿病,每天都吃药,烦死了,什么好东西也不能吃,孩子们吃西瓜,我只能啃西瓜皮,沾一点甜的东西都没有福气享受,有时候也觉得过得没意思,所以平时也懒得出门。年轻时做点小生意,整天没日没夜地忙,身体也不好,现在生意早就不做了。从来没想到过要去锻炼身体,也没有人带着去,吃过上顿就想着下顿,天天在家里看电视剧。得了这个治不好的病(糖尿病),也觉得浑身没劲,啥也不想干,累了困了就上床睡觉,所以现在连路也走不利索了。孩子们说,老是这样哪行啊? 早早就要卧床不起了。我也不想这样,准备最近和老伴一起多出去买菜,遛弯吧。"

6 号老人说:"我的身体不太好,得老慢支好多年了,医生也不建议太多运动,所以我基本上不怎么锻炼。现在也不用带孙子了,早上睡个懒觉,一般到八点左右起床,吃过早饭就和老伴去菜市场买菜,权当锻炼身体了。"7 号老人,看起来精神矍铄,说起话来,声音非常洪亮,大嗓门:"老伴去世后,我一个人过,挺好的。前几年带孙子,现在上学了,也不用我带了。我每天上午吃完饭,就拎个包出去逛,和我一个老伙计,要走好几里地吧。下午四五点钟我就去相山公园,离家有 6 里路吧。到了公园,我要围着公园走一圈,爬到山上将军厅(淮北市相山公园里山顶的一个景点),再下来,回到家里,正好做晚饭,每天都这样,已经成了我的生活习惯,每天大概要走十好几里地。所以我现在身体很棒,走路也不觉得累,哪怕是下雨了,我也要打伞去走路。"

8 号老人说:"我退休后,又去饭店找了份兼职工作,每天中午晚上都很忙,我也顾不上锻炼身体,休息时喜欢玩电脑游戏打发时间,很快几个小时就过去了。"9号老人是课题组邀请到的老人中年纪最大的一位,她说:"我以前一直在农村老家,一辈子也没闲过,有8个孩子,年轻时成天就知道拼命干活。前两年,小女儿把我给接到了城里。我一闲下来就难受,每天帮着孩子摘菜、洗衣服、搭把手做饭。女儿家住在一楼,正好有个小院子,可以每天都出来活动一下。我年龄大了,孩子们不让出门太远,我不识字,怕摸不到家。俺农村人就知道要是一天不动弹,就浑身不得劲。"这位老年人的意思是说"生命在于运动",其实是一个非常正确的客观真理,人的年龄逐渐增大,机体慢慢衰老,只有在自己身体允许的情况下,坚持每天都活动,不管什么形式,只要有充分、适宜的体力活动,对身体总是有好处的。

10号老人的孙子才2岁,还不能上幼儿园,儿子儿媳上班很忙,所以她全天候地带孩子,老伴出去买菜做饭,洗衣拖地轮流着干,没有专门去锻炼身体,但是每天的劳动量不小,感觉很累,只有带孙子下楼遛弯自己才能算是散步吧。老人表示,等孙子三岁能上幼儿园了,自己和老伴就可以轻松些,到那时再去参加健身锻炼。

对于问题"我们社区内有没有适合老年人参加的任何形式的协会、组织?有哪些组织?你们是否参加过这些组织?请具体讲讲通过参加这些组织,您有哪些收获?尤其是身体健康方面"的回答如下:

总共有3位老人回答了该问题,2号老人说:"社区内有老年人活动的组织,秧歌队、门球队、广场舞团队等,但我没有参加过,因为扭秧歌、广场舞都是女同志的事情,我们男人不好意思去那种场合,门球就那几个会打的老头天天打,我们不会的看也看不懂,怎么玩啊?"4号老人说:"我们社区有老年舞蹈队,我报名参加了,基本上每天晚上都要训练。舞蹈队有专门的教练,也是一个退休的老姊妹,听说以前是个大学老师,我们舞蹈队的音响设备等都是她自己个人出钱购买的,我们就自己掏钱买舞蹈服装鞋袜等。每天跳舞确实对身体健康非常有好处,我以前的腰疼、肩周炎等毛病,现在几乎全好了。另外我觉得这么多人在一起跳舞,大家以前交流动作技术,全身心地投入其中,其他什么都不想了,对我们老年人的精神状态影响极大,家人也非常支持。但就是场地的问题一直没有解决,冬天冷,下雨下雪等不好天气,我们就没有办法继续跳了。我们在社区的篮球场上跳舞,经常有小孩打篮球,对我们也有很大的影响。

10号老人表示,现在也没有工作单位的概念了,小区里住的居民哪儿的都有,很多人不熟悉,组织起一些活动来困难还是比较大的,很多老年人不愿意出门,也没有这方面的信息,要是有专门的工作人员定期组织一些适合老年人参加的活动就好了,但是估计经费又不好搞。老人每天要接送孙子上学,没怎么看到有什么组织活动,不过跳舞的、跳健身操的老年人不少。

对于问题"你们有关健康和营养方面的信息都是从哪些人、哪些途径获得的? 您认为他人的监督和提醒对老年人形成健康的生活方式有着怎样的影响?"的回答如下:

总共有四位老人回答了该问题。1号老人说:"有关健康的知识主要是靠自己的经验和体会,时间长了,知道哪些东西吃了对身体好,哪些东西要少吃或者不吃。有时候也从电视中看到,中央台不是有个'健康之路'栏目嘛,还有'中华医药'等,对我们老年人的身体健康都是有好处的,有时候会看。当然,孩子们回来看我时,也经常告诉我每天晚上要喝杯牛奶,多吃水果蔬菜等,但是我们年轻时形成的饮食习惯很难改掉,比如,现在经常说的要少吃咸菜,特别是发霉的东西。但我们从小就吃家里腌制的酱豆子、雪里蕻、萝卜干之类的,全是咸的,一天不吃就觉得没胃口。孩子们说了有时候也听,但他们一走就忘记了,我觉得老年人还是自由点好,自己想吃点什么就吃点什么,儿女们不要太干涉我们的生活,他们对我的影响不大。"

3 号老人说:"家里的生活起居都是我老伴管,我从来不管的,她做什么我就吃什么,健康和营养的有关信息主要是从她那获得的。有时候我也看看报纸,一些老年健康报,了解到有关老年人常见的疾病,如何预防治疗。自己的生活习惯还是有人督促管理的好,要不然我们男人都不怎么自觉,像我,以前每天要抽包香烟。自从退休后,检查身体说肺部不太好,老伴就管我很紧,现在已经戒烟 3 年了,酒也喝少点,每天跟着老伴一起去遛弯,感觉身体现在挺好的,和几年前没有什么差别。"

4 号老人是位非常健谈的阿姨,她说:"人上了年纪,一定要自己多注意身体发生的变化,特别是现在环境不好,食品安全经常出问题,好多假冒伪劣产品。我们老百姓有时候防不胜防,什么地沟油、假鸡蛋、假牛肉、过期的奶粉、假酒、用药水泡大的豆芽、硫磺熏的银耳,加了漂白粉的大馍等,真是不敢在外面吃饭,也不知道哪些东西是安全的了,只有吃自己种的菜才能放心。但在城里,我们又没有这个条件。健康和营养的知识一部分来自于电视、广播、网络等媒体,还有就是邻居朋友们互相交流的结果。有时候孩子们经常过来给我说,要少吃盐、炒菜少放油,用什么限盐勺、限油壶,每天最多吃 6 克盐,25 克油,早上起来先喝一杯温开水,每天至少要喝八杯水,多吃水果、蔬菜、菌类和豆类食品。我觉得他们说得对,人要想活得年龄大点,还要健康地活着,就必须要多注意这些东西。我们女同志相对要过得仔细点,不像好多男同志,大大咧咧,不怎么关心这些生活琐事。你说我们年龄大了,又没有工作要干,对自己身体健康有好处的一定要多关注,像我每周都要看电视节目有关健康的,疾病防治的,包括心理健康的,像以前的心理访谈节目,办得非常好。对于生活习惯和方式来说,我觉得主要是自己家人的提醒和监督非常重要,再有就是朋友,我们经常在一起跳广场舞的姊妹们,大家有什么好的有关营养健康,特别是对我们女人美容、身体有帮助的,大家都互相交流。有的东西你知道,别人未必懂得,所以大家一起分享各自的信息,我觉得非常好。一个人呆在家里,始终是不行的,时间长了,会憋出病的。"

7号老人说:"我主要是从报纸、书本、电视当中获得一些有关健康和营养方面的知识和信息。有时候儿子和孙子过来,也是经常交代嘱咐,平时要注意什么,吃什么,不要吃什么等等。我觉得他人的监督和提醒虽然很必要,但主要还是靠自己。因为年纪大了,记性也不好了,腿脚也不灵便了,自己要多动,不要认为啥也不干,整天吃过就睡,不劳累了就是福。如果那样认为,就是大错特错了,我每天至少要走路两个小时以上,已经形成习惯了。我觉得主要还是取决于自身的坚持,要有坚强的意志才行,要不然,谁都有懒惰的时候,怕累的时候。我已经形成生物钟了,到点就要出去走路,长期下来,身体比以前强壮了,主要是心情也变好了。"

对于问题"您是否患有慢性病?何种慢性病?多长时间?一年住院几次?平均每次住院花费多少钱?对于您的疾病,您采取了哪些应对方法?"老人的回答如下:

总共10位参与访谈的老年人中,有6位患有不同种类的慢性疾病,两位患有Ⅱ型糖尿病,两位患高血压,一位患肺气肿,另一位患关节炎。也充分说明了老年人当中有很高的慢性病患病率,对这一群体的晚年生活和生命质量有着举足轻重的影响。

2号老人说:"我得了五年的糖尿病,总共住了两次院,一次平均要花个七八千块吧,但是平时花钱也不少,一个月至少得要个五六百块吧,因为基本上每周要查一到两次的血糖。有时候自己用买的血糖仪查,怕不准确,也到医院去查,每天要吃药,消渴丸、二甲双胍之类的降糖药。我主要是通过控制饮食和参加体育锻炼来治疗糖尿病,每天都坚持锻炼,现在血糖基本平稳了,都在8(mmol/L)个左右。

3号老年人说:"我比较胖,四年前查出得了高血压,每天都要吃降压药,非常难受,头经常容易发晕。家里人不敢让我一个人在家,怕出什么意外。一年下来,总要住院一两次吧,每次住院最少要10天,在市人民医院,每次都要花掉将近一万块的住院费,现在城镇医保能报销一部分,但对于我们这些没有什么经济收入的老年人来说,也是很大一笔数字,大部分的花费都是孩子给掏的。因为身体很胖,吃饭比年轻时候注意多了,饮食清淡点,烟也戒掉了,有时候喝一点白酒,医生建议不让喝。每天吃药,觉得不太好,就去我们家附近的社区医院检查一下,自己家里也有孩子给买的血压测量仪,但不是太准。"

6号老人说:"我从年轻时就患有肺气肿,到现在算起来有30多年了,每到冬天或者天气变冷的时候,我的身体状况就非常差,整天咳嗽不停,喘气也不均匀,有时候呼吸都很困难,晚上睡眠也很不好,直接影响第二天的心情,得这种病太折磨人了。我基本上每年冬天都要至少住上两次医院,每次要花掉八九千块,平时也要吃药,什么氨茶碱、咳嗽糖浆,乱七八糟的药,连住院一起,我的一点退休金基本上就被我吃药看病花完了。对于我的病,这么多年我也习惯了,每到冬天,就穿得很厚,家里也要开暖气或者空调,尽量不要感冒,否则肯定要住院。除了吃药以外,我尽量坚持锻炼身体,每天早上和晚饭后都去小区的广场走路,累了就歇一歇,每天要走至少两个小时,现在天气冷了,还是喘得厉害,但我感觉自从锻炼身体后,病情就没有再加重,我会一直坚持锻炼下去的。"

从对社区老人的访谈中得知,十位老人中有三位能坚持参与规律的体育健身活动,有的锻炼了好多年,已经形成了一种生活习惯或者体育生活方式。参与的原因有的是得了慢性病,为了防病治病;有的是与人交流,主要的还是为了身心健康,提高晚年的生活质量。但仍然有三分之二的老年人没有形成良好的锻炼习惯,有的是因为家务活多,没时间;有的是不会锻炼技巧,不懂得如何健身;还有的说无人组织指导。基本上与问卷调查的结果相一致。

在与老人们的交流中,还了解到很多老年人的健身意识很强,但有些人是家务活多,没时间;有些人是不知道怎么健身,自己不会什么健身技能;有些人还在工作;有的老人说小区楼房都盖满了,根本就没有地方去健身。针对健身,老人们共同的建议为:"每个老年人都想晚年过得幸福,生命质量提高一点,但是参加社区活动,丰富老年人生活,必须有个带头的,街道办、居委会都行,其他爱好健身的积极分子也行;能真心实意地帮助我们老年人就行。"可见社区中有相当一部分老人没有进行规律的健身活动,有的有近期打算,有的根本没有健身意识,在健身活动方面,都希望能够得到一定的帮助,有人组织引导,光靠单个人的力量肯定是不行的,缺乏健身的良好氛围。这充分说明老年人的健身行为需要有一定的组织,要得到家人、邻居、朋友、老年人协会、社区等各个层面的支持。

3.6　本章小结

体育在其本质上来说,主要是强身健体,增强体质,提高生命有机体的生理和心理功能。随着年龄的增长,老年人的身体器官和各项机能不可避免地出现退行性的衰变。但科学研究表明,老年人经常参与规律体育健身活动,对心肺功能、身体各个系统等有很大的促进作用,能够提高肌肉力量,使身体活动更加灵活,血液循环加快,对大脑和身体其他各个器官的供氧增加,让老年人精力充沛,身体强壮,从而延缓衰老,延年益寿,提高整个老年期的生命质量。

3.6.1　城市老年人日常健身状况

淮北城市老年人参与健身具有如下特征:(1)"从不锻炼身体"的老年人有 236 人(26.6%),处于"探索和波动期"有 434 人(49.2%),而在"巩固和保持期"的只有 214 人(24.2%),说明老年人不是很重视体育锻炼,大部分还没有形成规律健身的良好行为习惯。(2)男性老年人比女性老年人更注意身体的锻炼,在"巩固保持期"的人数高于女性 8.3 个百分点,差异具有统计学意义。(3)从年龄结构上来看,"61—65 岁"的低龄老年人和 75 岁以上的老年人锻炼身体的人数比例较大,一方面因为低龄老年人刚进入退休状态,余暇时间较多,通过体育锻炼来填补生活的空白;另一方面超过 75 岁的老年人身体各项机能处于日渐衰老的状况,各种慢性疾病高发,因此,"防病治病"成为老年人锻炼身体的直接影响因素。(4)在健身阶段的"活动期",受教育程度在"本科及以上"的老年人所占的比例最高,为 50.4%,超过了一半;而文化程度在

"初中及以下"、"高中或中专"水平上的老年人健身状况差别不大，比例较低；老年人健身行为随着受教育程度的增加呈上升趋势。(5)在健身行为阶段"巩固保持期"，"与配偶子女同住"的122人(30.6％)排在第一位，其次为"与配偶居住"64人(23.9％)；第三位"其他情况"，(17.4％)；"与子女居住"17人(15.7％)；排在最后两位的为"独居"(11.4％)和"与孙子女居住"(0％)。

3.6.2　老年人健身参与存在的问题

通过问卷调查和访谈得知，老年人在参与体育健身方面还存在许多的问题和不足之处，有待于进一步解决。

（1）老年人对体育健身的功能和价值认识不足，缺乏科学健身的知识和能力。

（2）老年人积极主动健身的动机不够，缺乏坚持锻炼的意志和决心，自身惰性，嫌脏怕累，有的是病情不适合运动等各种问题，阻碍了更多老年人的健身参与。

（3）体育社会指导员数量和质量不够，缺少更多的体育锻炼志愿者、社会体育指导员和体育骨干等，没有形成"传帮带"的长效机制。

（4）社区体育活动发展不均衡，仍然处于较为松散的自发状态，没有形成合力，社区体育组织建设亟待加强与完善，没有发挥应有的作用和影响力。

（5）基本公共体育服务建设尚需完善，老年人健身信息、指导、监测、组织、服务、活动等网络化老年人体育服务体系尚未形成，从体制、结构上影响老年人健身活动的参与热情和参与率。

（6）社会变迁，经济转型，少子女核心家庭普及，老年人体育参与的社会支持度不够，社会资源利用率有限。

3.6.3　提高老年人健身参与率的策略

只有了解到制约老年人健身的因素,才能有的放矢,采取针对性、可操作性的手段和措施,更好地提高老年人的健身参与率,帮助形成健康、科学、文明的体育生活方式。

(1) 提高健身意识,加大宣传教育力度。通过各种渠道,例如电视、广播、网络等各种媒介,以及社区、街道、各种协会等组织,让体育健身科学知识深入人心,让更多的老年人懂得体育锻炼的价值和作用,适度体力活动对人体的重要性。

(2) 驱动老年人锻炼动机。根据人的需要——动机——意识——行为的发展阶段,以行为分阶段理论和 FIT 行为理论为指导,遵循"无意识——有意识——有计划——探索期——波动期——巩固维持期"的行为发展规律,引导老年人形成良好的锻炼动机。通过规律健身,使老年人的身体更加强壮,病情得到较好改善,就会增强其自我效能感,锻炼动机就会越发强烈,规律健身行为的坚持就会更加持久。

(3) 需要体育积极分子、体育骨干、社会精英、大学生等年轻人的带动,组织活动由自发到自治,组织形式由松散到有序,组建各种形式、不同内容的老年人健身团队,形成规律健身的长效机制。

(4) 以社区体育为切入点,充分发挥社区、街道、居委会、老年协会等各种社会组织的载体功能和引导带动作用,组织老年人参与各种形式的社区体育活动。

(5) 政策的倾斜。充分利用国家、政府制定的各种涉老政策法规等,争取更多的社会资源和融资渠道,解决老年人健身活动参与的场地、器材及活动经费等一系列问题。

（6）基本公共体育服务体系的建立和逐步完善,老年人公共体育服务体系的形成。将老年人体育纳入基本公共体育服务系统当中,作为政绩和评估考核的重要依据之一。

（7）尽力争取家庭、子女、亲朋等社会关系的大力支持,是提高老年人体育参与率的重要因素。

4 城市老年人生命质量影响
因素及群体特征

生命质量(quality of life,QOL),又称为生存质量、生活质量、生活质素等。对其的研究始于上个世纪 30 年代的美国,兴起于50、60 年代,70 年代在医学领域广泛开展,80 年代以后成为各学科领域研究的热点。QOL 被广义理解为人类生存的自然、社会条件的优劣状态,内容包括国民经济收入、健康、教育、环境、营养、社会服务与社会秩序等各个层面[①]。老年人作为社会中的弱势群体,其生命质量有不同于其他群体的影响因素和综合特征。

4.1 老年人生命质量影响因素

有专家认为,社会经济地位高低、身心健康状况、婚姻家庭关系、能否支配自己的爱好如吸烟、听戏、旅行、锻炼等是影响老年人生命质量的主要因素[②]。这些因素是多方面、全方位的,随着社会经济的发展,医疗卫生条件的改善,除了客观经济因素以外,主观

① 朱燕波主编. 生命质量(QOL)测量与评价[M].北京:人民军医出版社,2010:3.
② 库少雄. 人类行为与社会环境[M].武汉:华中科技大学出版社,2005:377.

上精神、心理层面以及自身行为的改变对生命质量的影响更值得学界去关注和研究。另外,有专家学者从微观、中观和宏观三个层面来研究老年人生命质量的影响因素,即个人、家庭与社会(见图4-1)。

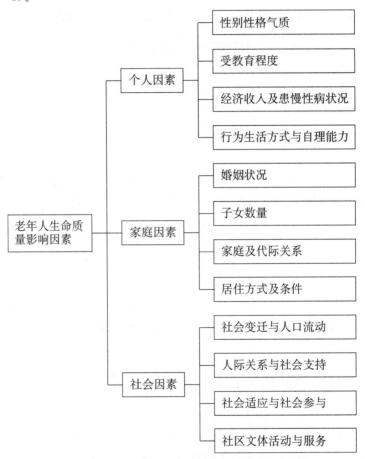

图4-1　城市老年人生命质量影响因素示意图

资料来源:根据文献资料自行绘制

4.1.1　个人因素对城市老年人生命质量的影响

个人因素一般是指社会人口学因素,如性别、年龄、受教育程度、经济收入、社会经济地位、工作、患病与否、生活方式等。通常说来，男性老年人比女性老年人在待人接物、人情世事方面更为豁达开朗，社会参与的程度较高，与家庭子女及后代的代际关系相处较为融洽，这是老年人性别方面的一般差异。而个人的性格和气质对老年人晚年生活及生命质量的提升也起到非常重要的影响作用。步入老年期以后，老年人会因为身体机能的下降，躯体的疼痛或不适，或者由于刚进入退休阶段，社会关系的丧失引起心理上的巨大落差等原因，引起性格上的改变，很多老年人孤独寂寞、多疑焦躁等，有时候很小的事情常常会让他们大发雷霆，变得不好相处，引起家庭关系、子女代际之间的诸多不和谐，当然也会对老年人本身的情绪造成非常不良的负面影响。卫生部发布的中国慢性病报告显示，老年人受教育水平越高，其生命质量越好[①]。可能的原因是：在一般情况下，受教育水平较高的老年人往往有稳定的工作和较高的社会地位。他们通常也会拥有较为丰富的社会资源与社会支持，有能力获得更好的健身健康及营养保健知识，读书看报、琴棋书画等精神生活较为充实，因此，晚年的生命质量一般会有较高的提升。

对老年人经济状况的研究主要集中在老年人口经济来源与老年人口贫困状况两个层面。调查资料显示，当前我国老年人口经济来源主要有三种类型：自力更生型、依赖型和救济型。在经济来源方面主要是城乡差异和性别不同，城市老年人经济来源主要依赖社会提供，特别是企事业单位离退休人员，退休金领取是其主要经济收入来源，而自身继续参与有偿社会事业与子女供给为辅助方式；而农村老年人口的经济来源，对低龄老人来说，主要靠自食

---

① 薛伟杰.影响老年慢性病患者生命质量的因素分析[J].医药杂志,2012,19(12):6.

其力为主,而高龄老人则大部分依赖子女后代的供给。随着年龄的增长,来自退休金和劳动收入部分逐渐减少,而依赖子女供给的比例逐步增加。就性别来说,男性老年人主要靠退休金和劳动收入,以自立型为主;而女性老年人偏重于子女供给,属于依赖型。文献较少涉及老年人贫困问题的研究。从经济来源和贫困程度来衡量老年人的生命质量,城市老年人相对于农村老年人来说,生命质量提高的经济基础较高。

较高的社会地位和稳定的经济来源对于老年人顺利度过老年期,更好地适应晚年生活,获得更高的生活满意度,以及生命质量的提升都具有非常重要的意义。较低的社会收入,单一的经济来源,都会直接限制老年人特别是慢性病患者疾病的治疗与康复。除了城市离退休的老年人有固定的退休金外,大部分老年人的收入来源是从子代中获得,这与家庭教育、文化传统、社会风气、道德风尚、子女孝道等密切相关,在基本日常生活无法保障的情况下,更加剧了老年人的心理负担。同时由于我国养老制度尚不完善,大部分老年人都以居家养老为主,社区和社会养老机构发展迟缓,与西方发达国家相比有非常大的差距。这在一定程度上造成公共社会医疗资源分配的不均,供需矛盾加大,伴随着各种慢性疾病的多发,医疗支出的增加,给老年慢性病患者、家庭及社会带来了沉重的经济负担[①]。

老年人退休后,有大量余暇时间可以供自己支配,但是很多老年人容易走上两种极端,一是不知道如何打发这么多的空闲时间,无法适应退休后的老年生活,每天碌碌无为,无所事事,精神生活空虚,最容易患上抑郁等心理方面的疾病;二是一些老年人不会合

---

① 王卫华,卢祖洵.生命质量研究的现状与趋势[J].医学与社会,2005,18(7):8—14.

理安排自己的余暇时间,整天打麻将、打牌、看电视或者聊天,过的是静态生活。

4.1.2　家庭因素对城市老年人生命质量的影响

家庭是社会的一个基本单位,自古以来,人们就非常重视家庭在生活中的地位和作用,家庭的稳定和良好关系直接影响家庭成员的日常生活、工作状态和生命质量。马丽娜等(2008)研究表明,家庭关系和睦的老年人对自身健康的评价和生活满意度较好,很少患有抑郁症等精神方面的疾病,有较好的认知功能;在家庭中地位较高的,受人尊敬的老年人,和家人讲心里话的老年人抑郁症患病率低,认知功能和生活能力较好,健康自评和生活满意度较好[①]。

婚姻状况与老年人生命质量有着不可分割的关系,离婚、丧偶的老人多有孤寂落寞、烦闷易怒等负面情绪。独居老年人通常缺乏情感交流,社会交往不多,代际关心和社会支持不够,易患多种生理和心理疾病,抑郁症的发生率非常高,从而降低生命质量。俗话"满堂儿女,不如半路夫妻"、"少年夫妻老来伴"说的都是这个道理。由于生理、疾病或偶然事故的影响,特别是高龄女性老人丧偶的比率较高,寡居对老年人的生命质量影响极大。

现在步入老年期的老人,正常情况下子女数量不止一个,无论是城镇还是农村地区。"养儿防老"、"多子多福"的观念在中国人心中一直是根深蒂固的,在现实生活中,子女也确实起到了非常重要的赡养老人的作用,特别是老年人罹患各种慢性病,生活不能自

理的情况下更是如此,有时候经济基础在某种程度上还不如病床前的孝子。在我国的传统观念中,"孝"字为先,很多老年人长期卧床不起,即使家庭经济条件较好的,可以请护工、保姆等来照料,也完全无法与自己的子女照顾相提并论。尤其,我国目前的老年人仍然是以居家养老的方式为主,社区和社会机构养老还没有形成大的气候。彭希哲等(2006)研究认为:"无子女老年人生活满意度最低,随着子女数的增加,老年人对生活的评价不断上升。但在研究的过程中也发现,老年人子女数的增多,有时候是由年龄引起的。研究认为,随着时间的推移,受我国特有的计划生育政策影响的人口队列将逐渐步入老年期①。"

家庭关系主要指老人与子女及子女配偶的关系。家庭关系与老年人的居住方式、婚姻状况有着密不可分的直接关联,老年人的生命质量特别是心理健康的状况受家庭关系的影响巨大,而独居、无配偶、家庭关系不和睦、不受家人尊重、与家人沟通较少等的老年人生命质量较差。良好的家庭关系能减少老年人的孤独感、失落感等负面的情绪,提高老年人对生活的满意度和幸福感,从这一点来说,家庭及代际关系是否和睦甚至比较高的经济收入更重要,因为家庭是老年人居住、生活的主要场域,来自家庭的支持和帮助对于老年人的情绪和精神健康有着重要的意义。较为完整和融洽的家庭关系给老年人提供良好的情感交流的平台,有益于老年人生命质量的保持和提升。

老年人的居住方式与家庭模式是紧密联系的。在我国传统的家庭观念中,绝大多数老年人是与家人后代同住的,以前三世、四世同堂的非常普遍,但是随着经济社会的转型以及人口老龄化进

---

① 彭希哲,梁鸿,程远.城市老年服务体系研究[M].上海:上海人民出版社,2006:66—67.

程的加快,少子女的核心家庭越来越多,现在的老年人更多的是与子女分开居住。

4.1.3 社会因素对城市老年人生命质量的影响

社会变迁是一切社会现象发生变化的动态过程及其结果。在社会学中,社会变迁这一概念比社会发展、社会进化具有更广泛的含义,包括所有层面、意义上的变化。社会变迁着重于某一特定社会整体结构的变化、特定社会结构要素或社会局部变化的研究。社会变迁总是在一定的自然和社会环境中进行。社会变迁的过程中,会发生各种思想、意识方面的激烈动荡和冲击,老年人在社会变迁的动态变化中,所受到的影响是最大的,因为社会的主流价值观也由前工业社会的老年人为主变成了后工业社会的以青年人为主,老年人的价值、社会适应以及社会参与,都受到不同程度的降低,老年人社会关系的逐步丧失,低生育率和低死亡率等造成的人口老龄化进程,无不深刻地影响着这一群体的生命质量。

社会适应是指个体与特定社会环境相互作用达成协调关系的过程,以及这种协调关系呈现的状态。环境指的是自然环境和社会文化环境。包括社区文体活动、体质监测、健康档案、社区医院、社区护理中心或文化中心等,健身组织、健身场地设施、空地、绿化面积、物业管理等。良好的环境有利于老年人的身心健康、健身行为的形成以及社会适应、参与能力的提高。

随着年龄的逐步增大,老年人生理、心理功能的新变化以及社会关系的丧失,个性心理特征也会发生急剧变化。老年人对新社会角色的适应以及能否积极地参与到社会生活中去,对其生命质量的保持和提升起到非常重要的影响。彭希哲等(2006)对上海老年人的社会参与研究显示,64.5%的老年人平时除了上街买菜很少出门,60％的老年人对于集体活动没有兴趣。按照参与意愿的高低,老年人最喜欢参与的活动分别为:美化社区环境(35.7％)、维护社区安全(27.4％)、帮助社区内有困难的家庭(27.2％)以及利用自己的专业知识服务社区[①]。如果老年人能够根据自己的个人情况,适当参与一些力所能及的社会活动,增加与外界的交流沟通,可以在一定程度上缓解和避免因年龄增长引起的失落感、寂寞感,有利于自身的健康长寿。有研究显示,老年人参与社会活动对睡眠及记忆认知功能都有积极的影响,而不参加社会活动的老年人在睡眠和记忆障碍的发生率上都高于前者[②]。

4.2　老年人健康服务利用与生命质量

人口老龄化与老年人口的健康问题已成为全球性的社会难题,西方国家是在经济社会较为发达的情况下进入到老龄化社会,而处于发展中国家的我国在上个世纪末就进入到老龄化社会,是在"未富"和"未备"的前提下进入的,比西方国家面临着更大的困难和挑战。近十几年来,随着人口老龄化进程的加快,我国更加重视老年人的健康服务体系建设。据统计,有超过 5000 万老年人接受了健康体检并建立了健康档案。但由于我国医疗卫生保障系统还很不健全,公共卫生资源配置非常不平衡,区域差异、城乡差异很大,加之我国老年人口总体基数较大,在健康服务方面还存在着非常大的差距。因此,了解我国中部经济社会欠发达地区老年人健康服务的利用及需求情况,为国家和地方卫生服务政策的制定、老年社会保障体系的

---

① 彭希哲,梁鸿,程远. 城市老年服务体系研究[M]. 上海:上海人民出版社,2006:60—61.
② 刘海娟等. 参加社会活动与否对老年人睡眠及记忆功能的影响[J]. 现代预防医学,2011, 38(3):507—508.

构建以及医疗体制的改革提供一些决策依据和参考。本研究中老年人健康服务利用包括是否参加医疗保险、养老保险、参与医保的类型、是否罹患慢性病、患病时间长短、患病类型、就医方式、就医次数、就医考虑、每月医疗费用支出、每次医疗支出等情况。

健康问题是很多学科领域研究的热点,无论是生物学、医学、社会学、人口学、老年学、甚至体育学等。生物医学认为,"无病即健康",或"生命有机体或部分处于安宁的状态,特征是有机体正常的功能,没有疾病"。这种观点早已被认为是消极、错误至少是不全面的健康定义。直到 1948 年,WHO 对健康做出了新的界定:"健康是身体、心理及社会适应的完好状态,而不仅仅是没有疾病或不虚弱。"这是相对较为完整的健康定义。1986 年 WHO 在《渥太华宪章》中又提出了健康促进的 5 项策略,但缺乏对健康具体的定量测试方法。国内学界对健康状况运用较多的指标有:患病率、死亡率、平均预期寿命等,这些也是衡量人口健康与生命质量的重要指标。因此,健康是提升生命质量的重要保证,特别对于进入老年期的人群来说至关重要。

4.2.1 是否参加养老、医疗保险与生命质量

表 4-1 是否参加养老和医疗保险(n=884)

保险种类	是否参加	人数(n)	百分比(%)
养老保险	是	566	64.1
	否	318	35.9
医疗保险	是	713	80.7
	否	171	19.3

资料来源:本研究问卷统计

在问卷调查对象中,有 566 人参加养老保险,占总人数的

64.1%，没有参加养老保险的有318人，占35.9%。参加医疗保险的有713人，占80.7%，没有参加医疗保险的有171人，占19.3%（见表4-1）。截至2011年底，淮北市城镇职工基本医疗保障参保人数为41万人，占到总人口数的19.2%，还不到五分之一。陈娜等（2012）对"成都市社区老年人口生命质量及其影响因素分析"一文中指出，通过统计分析发现影响老年人生命质量的主要因素有是否享有医疗保险、经济状况好与差和是否患慢性病等[①]。可见是否有医疗保险成为影响老年人生命质量的重要因素之一。

参加医保类型主要有"新农合"257人（29.1%），参加"城镇医保"197人（22.3%），"职工医保"236人（26.7%），参加"商业医疗保险"只有7人（0.8%）。参加"其他医保"16人（1.8%）（见图4-2）。

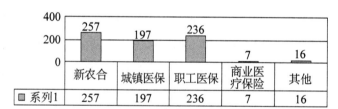

图4-2　参加医保类型
资料来源：本研究问卷统计

结果显示，"有无养老保险"的老年人在生命质量八个维度得分相比较，除了"BP"、"RE"差异没统计学意义外（$P > 0.05$），其余各维度均有统计学意义，"MH"与"RP"有显著性差异（$P < 0.05$），"PF、GH、VT、SF"均有非常显著性差异（$P < 0.01$）（见表4-2）。八个维度得分只有在"躯体疼痛"上二者基本一致，其他七个维度以及生理心理总分上，"有养老保险"的老年人得分均超过"无养老

---

①　陈娜，李宁秀，高博等.成都市社区老年人口生命质量及其影响因素分析[J].现代预防医学，2012，39(15)：3904.

保险"的,充分说明,有一份保障对老年人的晚年生活来说,是非常
重要的。有养老保险的老年人通常都是企事业单位离退休职工,
拥有养老商业保险的老年人一般都是家庭经济收入较高,有很好
的保险意识,子女家人等非常支持的。

表4-2　"有无养老保险"老年人群生命质量各维度得分(M±SD)

维度	有养老保险(n=566)	无养老保险(n=318)	t 值
PF	76.85±18.19	72.53±18.72	3.165**
RP	68.11±29.24	63.15±31.27	2.254*
BP	79.27±15.28	79.59±18.14	−0.253
GH	63.46±13.97	60.07±14.68	3.245**
VT	68.78±14.58	64.22±14.42	4.268**
SF	76.41±18.85	72.11±20.06	2.978**
RE	67.77±44.82	62.39±30.93	1.793
MH	68.67±15.85	65.54±18.37	2.419*

资料来源:本研究问卷统计处理, * 表示差异显著 $P<0.05$; ** 表示差异非常显著 $P<0.01$

表4-3　有无医疗保险老年人群生命质量各维度得分比较(M±SD)

维度	有医疗保险(n=566)	无医疗保险(n=318)	t 值
PF	76.27±18.20	71.34±19.46	2.903**
RP	66.00±31.05	68.16±25.65	−0.881
BP	78.90±16.67	82.19±14.40	2.411*
GH	62.48±14.16	60.56±17.34	1.237
VT	67.39±15.05	65.64±13.06	1.419
SF	75.09±19.13	72.56±19.77	1.396
RE	65.74±43.27	64.75±28.30	0.262
MH	67.41±16.96	65.90±16.70	0.974

资料来源:本研究问卷统计, * 表示差异显著 $P<0.05$; ** 表示差异非常显著 $P<0.01$

"有无医疗保险"生命质量各维度比较,在"PF"和"BP"上,差

异有统计学意义($P<0.05$,或 $P<0.01$)。其余 6 个维度得分上均无显著性差异($P>0.05$)(见表 4-3)。但在得分上比较,只有"RP"和"BP""有医疗保险"的老年人比"无医疗保险"老年人低,其他得分都高。

4.2.2　老年人是否患有慢性病、患病时间与生命质量

4.2.2.1　是否患有慢性病

表 4-4　是否患慢性病(n=884)

罹患慢性病	人数(n)	百分比(%)
是	389	44.1
否	495	55.9

资料来源:本研究问卷统计

淮北城市老年人"患各种慢性病"的有 389 人,占 44.1%,"没患病"495 人,占 55.9%(见表 4-4)。据卫生部调查显示,"我国老年人中,60%—70%有慢性病史,人均患有 3 种及以上疾病,患病率为 53.88%,是全人口的 3.2 倍[①]",也有研究发现,大约有 80%的老年人患有一种或几种慢性非传染性疾病,已成为严重威胁老年人健康、降低老年人生命质量的社会问题,对患者本人、家属及社会都有非常不利的影响[②]。高利平(2011)通过问卷对山东老年人调查得出,老年人是各种慢性疾病高发人群,82.8%的老年人患有某种程度的慢性疾病,56.4%的老年人患有两种及以上的疾病,仅有17.2%的老人没有疾病[③]。我国不仅是全球老年人口最多的国家,也是老龄化速度最快的国家之一。伴随年龄的增加,身体各个器官

[①]　中国经济时报,2009—07—01,http://www.cet.com.cn/2009/07/01/el.htm.

[②]　谢萍,工玲,伊晓红.老年慢性病患者主要照顾者生活质量及其影响因素分析[J].新疆医学,2011,41(2):164—167.

[③]　高利平.健康老龄化[M].济南:山东人民出版社,2011:101.

功能老化,老年人罹患各种慢性疾病的几率不断增大。现代医学的发展,让治疗慢性病的目的不再仅仅为了治病,而在于改善患者器官功能、减缓老化的程度。WHO 因此提出"健康老龄化"不仅表现为老年人生命的延长,更重要的是生命质量的提高[①]。"给生命以时间,也给时间以生命"。我国慢性病老年患者患病率高、健康余年短、疾病余年长,康复过程缓慢而低效。统计资料显示,我国老年人群中约三分之二有慢性病史,并长期伴有高血压、心脏病、糖尿病、老慢支、脑卒中等老年退行性疾病。60 岁及以上老年人的患病率是其他年龄段人群发病率的 3.2 倍,致残率是其他人群的 3.6 倍[②]。很多老年人备受各种慢性疾病的折磨,身心俱疲。

4.2.2.2　是否患慢性病与生命质量

表 4-5　老年人"是否患慢性病"生命质量各维度得分

维度	患慢性病(n=389)	未患慢性病(n=495)	t 值
PF	70.19±19.63	79.59±16.03	−7.25**
RP	57.64±32.80	71.81±26.81	−6.53**
BP	74.18±16.29	82.79±14.51	−7.78**
GH	61.10±14.29	63.23±14.41	−2.09*
VT	62.79±15.64	69.98±13.28	−6.88**
SF	69.64±19.96	78.11±17.93	−6.35**
RE	54.80±31.55	72.51±45.84	−6.13**
MH	63.51±18.44	69.65±15.18	−5.03**

资料来源:本研究问卷统计,* 表示差异显著 $P<0.05$;** 表示差异非常显著 $P<0.01$

结果显示,"患慢性病"与"未患慢性病"老年人相比较,在生命

①　Colette Bmwning. 全科医生在促进健康老龄化中的作用[J]. 中国全科医学,2007,10(14):1131.

②　刘向阳. 当前我国老年社会工作的困惑与选择[J]. 首都师范大学学报(社会科学版),2004(3).

质量八个维度中除了"总体健康"维度有显著性差异外（$P<$
0.05），其余七个维度相比较，均有非常显著性差异（$P<0.01$）（见
表 4-5），"患慢性病"老年人得分上均比"未患慢性病"老年人低，
充分说明"罹患各种慢性疾病"是影响老年人生命质量极其重要的
因素之一。患有慢性疾病的老年人生命质量得分明显低于未患慢
性疾病者，国内其他学者研究结果与本研究有相似的结论[1]。

　　本研究结果也验证了其他学者的研究成果，张强等（2007）通
过多因素分析显示，老年人生命质量的主要影响因素有很多，但是
否患慢性病是其中最主要的因素[2]。万秋英等（2013）认为，随着
经济社会的发展和生活方式的改变，老年人群成为慢性非传染性
疾病的主要易患人群，其病情对老年患者的躯体和精神状态都带
来严重的负面影响，从而大大降低了患者的生命质量[3]。李德明
等（2008）指出，慢性病是导致老年人生命质量下降的最主要因素，
且患病种类越多，时间越长，病情越严重，其生命质量越差[4]。国
外学者 Padilla G.，Grant M（1985）研究得出，老年慢性病患者病
程、生活自理能力、精神抑郁、治疗的经济负担及病情对社会活动
的影响等因素[5]，均可导致老年患者生命质量的降低。随着年龄
增大，患病情形使得患者与社会接触变少，对社会环境的适应能力

---

① 李晓梅，万崇华，王国辉等. 慢性病患者的生命质量评价[J]. 中国全科医学，2007，10（1）：
　　20.
② 张强，张琼，李宁秀. 成都市城市社区老年人生命质量及影响因素分析[J]. 卫生研究，
　　2007，36（5）：586.
③ 万秋英，宋丽君. 老年慢性病患者生命质量的影响因素[J]. 中国老年学杂志，2013，33
　　（18）：4614.
④ 李德明，陈天勇，吴振云. 中国老人生活满意度及其影响因素[J]. 中国心理卫生，2008，22
　　（7）：543—547.
⑤ Padilla G.，Grant M. Quality of life as a cancer nursing outcome variable[J]. Advances in
　　Nursing Science，1985，8：46—60.

明显降低,加之慢性疾病病程长、易复发、不易治愈等特点,长期下去会导致患者引发焦虑、孤独、抑郁等严重不良情绪,从而使得生命质量严重降低[①]。

在观察与走访中也了解到,罹患各种慢性疾病的老年人生活自理能力较差,特别是心脑血管、肿瘤、老年痴呆、阻滞性肺病、糖尿病等患者尤其如此,患者自身病痛的折磨,身体活动的不自由,住院频率的增加,手术打针等痛苦,无止境的医疗费用支出,家庭经济的不堪重负,躯体生理上的不适带来精神心理上的焦虑抑郁,主客观上的负面影响,无疑让广大慢性病患者的生命质量大打折扣。再加上公共医疗资源分布的不均衡,"看病难、看病贵"的现象并没有得到有效缓解。长期的患病状况,患者照护资源的紧缺,治疗负担的加重,又不可避免地带来家庭和代际关系的不和谐,正所谓"久病床前无孝子",子女数量多的家庭有的互相推诿,不愿意承担赡养和护理责任,少子女的家庭又缺乏人手,子女们忙着工作还要照顾老人,搞得苦不堪言,家庭矛盾时有发生,很多老年人因为不堪忍受病痛的折磨和糟糕的家庭关系而选择轻生。

4.2.2.3 老年居民患慢性病类型

研究发现,总共患有一种或几种慢性疾病的老年人有 389 人,其中患有高血压的 168 人(19.1%),患有糖尿病的 118 人(13.3%),患有心脏病的 44 人(5.0%),患有肺部老慢支的 10 人(1.1%),患有其他慢性疾病的 49 人(5.5%)(见图 4-3)。据卫生部统计(2005),目前,我国 60 岁及以上老年人慢性病患有率是

---

① 刘文织.社区老年慢性病患者自我效能感与日常生活能力及疾病影响程度的相关性研究[J].国际护理学杂志,2008,27(11):1132—1135.

全部人口的 3.6 倍,60%—70%老年人有慢性病史,人均患有 2—3 种慢性病①。WHO(2002)统计显示,以高血压、糖尿病及其并发症为主的慢性病导致的医疗费用支出增加和劳动力损失已成为制约全球经济发展的重要危险因素②。中国老龄科研中心调查显示,我国 60 岁及以上老年人在老年期中,大约有将近 70%的时间处于带病生活状态,老年人平均发病率是其他年龄段的 3—4 倍,而且老年人所患疾病大多为肿瘤、心脑血管、高血压、糖尿病、肺病等慢性疾病,检查治疗复杂繁琐,治病周期长,难痊愈易复发,医疗费用高,消耗非常大的公共卫生资源。

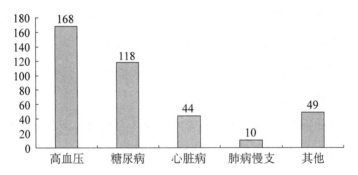

图 4-3　城市老年人患慢性病类型
资料来源:本研究问卷统计

4.2.2.4　患慢性病时间

老年人患各种慢性疾病的时间如下:在"1 年以下"的 34 人(8.7%),在"1—3 年"的 78 人(20.3%),患病时间在"3—6 年"的 94 人(24.2%),在"7—10 年"的 88 人(22.6%),"10 年以上"的 94 人(24.2%)。淮北地区老年人患者罹患各种慢性病的时间以"3—

①　荆涛.长期护理保险研究[D].北京:对外经济贸易大学,2005.

②　WHO. Innovative Care for Chronic Conditions:Building Blocks for Action[R]. Geneva:WHO,2002.

6 年"最多(见表 4-6)。

表 4-6　老年人罹患慢性病年数(n=884)

患病时间	人数(n)	百分比(%)
1 年以下	34	8.7
1—3 年	78	20.3
3—6 年	94	24.2
7—10 年	88	22.6
10 年以上	94	24.2

资料来源:本研究问卷统计

4.2.2.5　患慢性病时间长短与生命质量

以"患病时间长短"为自变量,以"生命质量"的八个维度为因变量,单因素方差分析的结果显示,在生命质量的八个维度当中,"生理功能"、"躯体疼痛"、"总体健康"、"情感职能"与"精神健康"六个维度比较,有非常显著性差异($P<0.01$);而在"活力"维度上相比较,有显著性差异($P<0.05$),只有在"生理职能"和"社会功能"上比较,差异无统计学意义($P>0.05$)(见表 4-7)。患病时间"10 年以上"的老年居民在生命质量的八个维度的得分除了"社会功能"维度的得分不是最低外,其余七个维度的得分都是最低的。充分说明,患慢性疾病时间越长,给患者及其家庭所带来的痛苦越多,因此生命质量就越低。

表 4-7　老年居民"患病时间长短"生命质量各维度得分(M±SD)

维度	1 年以下 (n=34)	1—3 年 (n=79)	4—6 年 (n=94)	7—10 年 (n=88)	10 年以上 (n=94)	F 值
PF	72.56±17.42	72.35±20.20	67.06±21.07	79.10±12.77	60.39±20.06	12.40**
RP	56.79±36.06	58.20±36.53	60.05±30.66	64.27±29.01	54.03±33.09	1.19
BP	76.34±21.40	75.71±20.11	71.70±14.41	76.60±17.09	67.84±33.09	3.69**
GH	61.03±2.46	65.57±15.04	57.82±15.46	63.52±13.94	57.45±11.07	5.56**

（续表）

维度	1年以下 (n=34)	1—3年 (n=79)	4—6年 (n=94)	7—10年 (n=88)	10年以上 (n=94)	F值
VT	67.21±16.75	65.50±13.10	62.39±16.23	66.59±16.37	59.70±14.06	3.32*
SF	54.90±34.99	59.81±29.13	50.35±30.28	62.21±29.26	58.87±33.09	1.57
RE	63.52±21.41	67.05±18.70	59.66±17.84	69.36±16.69	60.92±17.38	4.58**
MH	70.26±15.16	79.06±16.70	63.88±18.04	78.79±14.75	62.68±23.76	15.89**

资料来源：本研究问卷统计，＊表示差异显著 $P<0.05$；＊＊表示差异非常显著 $P<0.01$

　　上文提到"有无养老和医疗保险"对老年人生命质量产生重要的影响。不享受医疗保险以及家庭经济收入低都会降低老年人生命质量，而患有慢性病又会增加支出，加重老年患者家庭的经济负担。患病的时间越长，对患者及其家人的负面影响就越大，不单单是医疗费用支出的不断增加，病程的延长或病情的加重对患者的身体和心理两个层面都会带来沉重的压力，极大地影响着老年人的生命质量和晚年生活，非常不利于社会主义和谐社会与小康社会的建成。因此提请有关政府部门应加强对老年人的政策倾斜，提高老年人的医疗保障水平，扩大养老和医疗保险覆盖面，均衡公共医疗卫生资源，积极引导老年人充分利用居家照护、社区卫生中心和社会养老机构三者结合共同诊治慢性病，减轻老年人因罹患各种慢性疾病增加的经济负担。

表4-8　老年居民"患病时间长短"生命质量生理和心理总分(M±SD)

维度	1年以下 (n=34)	1—3年 (n=79)	4—6年 (n=94)	7—10年 (n=88)	10年以上 (n=94)	F值
PCS	66.68±12.97	67.95±17.11	64.15±12.95	70.87±14.59	59.92±15.08	7.05**
MCS	63.97±12.65	67.85±15.38	59.07±11.79	69.23±15.18	60.54±17.08	8.00**

资料来源：本研究问卷统计，＊表示差异显著 $P<0.05$；＊＊表示差异非常显著 $P<0.01$

　　进一步分析生理与心理总分显示，两个层面在患病时间上相比较，均有非常显著性差异（$P<0.01$）。其中生理层面得分均值最高的是患病时间在"7—10年"，依次为"1—3年"、"1年以下"、"4—6

年"、"10 年以上"。心理层面均值最高的也是"7—10 年",依次为
"1—3 年"、"1 年以下"、"10 年以上"、"4—6 年"(见表 4 - 8 与图 4 -
4、图 4 - 5)。老年人在生理层面总分均值最低的是患病"10 年以
上",不难理解,无论罹患哪种慢性疾病超过 10 年,对老年人身体生
理方面的伤害与折磨可想而知。心理层面总分均值最低的是患病时
间在"4—6 年"的,这个时间说长不长,说短不短,老年人或许经过了
4—6 年慢性病疼的折磨,心理和精神状态均处于非常低落的时期。

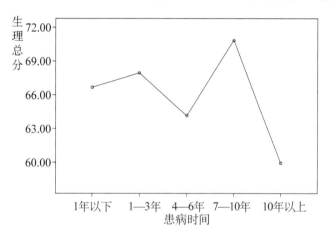

图 4 - 4　老年人"患病时间长短"生命质量生理总分均值图

资料来源:本研究问卷调查统计处理所得

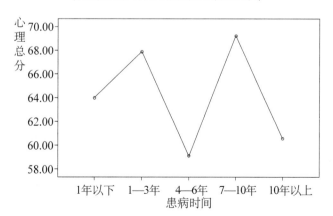

图 4 - 5　老年人"患病时间长短"生命质量心理总分均值图

资料来源:本研究问卷调查统计处理所得

4.2.3　就医决策、就医考量与生命质量

4.2.3.1　就医决策

老年人参与"就医决策"的情况,以"有病就去看医生"最多,有450人(50.9%),持"看情况"的居其次,有291人(32.9%),"硬撑着实在不行就去"的有104人(11.8%),"不去看病"的和"其他情况"的分别有16人和23人,占到总人数的1.8%和2.6%(见图4-6)。

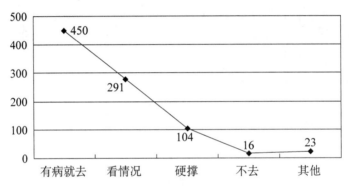

图4-6　老年人就医决策示意图

资料来源:本研究问卷统计

4.2.3.2　就医决策与生命质量

表4-9　不同"就医决策"生命质量各维度得分(M±SD)

维度	有病就去看医生(n=450)	看情况(n=291)	硬撑实在不行就去(n=104)	不去看病(n=16)	其他情况(n=23)	F值
PF	76.51±17.99	78.10±16.47	64.38±21.46	72.87±20.35	77.74±15.41	11.97**
RP	69.01±27.87	64.86±30.83	55.85±34.26	79.62±24.61	68.35±30.02	5.16**
BP	80.04±16.23	81.12±16.68	72.45±14.58	79.04±12.62	81.98±11.87	5.99**
GH	62.25±15.44	64.24±12.96	55.57±15.72	64.06±9.70	62.83±14.05	6.78**
VT	68.53±14.55	68.22±14.05	56.29±15.90	74.87±12.73	65.86±10.18	17.27**
SF	67.98±48.33	67.25±29.68	50.95±30.39	73.00±27.14	75.39±22.34	4.38**

维度	有病就去看医生(n=450)	看情况(n=291)	硬撑实在不行就去(n=104)	不去看病(n=16)	其他情况(n=23)	F值
RE	68.84±16.43	69.48±16.38	57.42±14.88	55.75±3.71	60.34±23.93	14.76**
MH	74.97±20.30	79.94±15.45	64.20±18.51	69.40±20.89	60.86±18.61	17.24**

资料来源:本研究问卷统计, * 表示差异显著 $P<0.05$; ** 表示差异非常显著 $P<0.01$

以"就医决策"为自变量,以"生命质量"的八个维度为因变量,单因素方差分析统计结果表明,与生命质量的八个维度相比较,差异均有统计学意义($P<0.01$)。在"生理功能"维度上,选择"看情况"的得分均值最高,其次是"其他情况",选择"有病就去看医生"的排在第三位,接着是"不去看病",而"硬撑着实在不行就去"的得分均值排在最后(见表 4 - 10)。

表 4 - 10 不同"就医决策"生命质量生理和心理总分(M±SD)

维度	有病就去看医生(n=450)	看情况(n=291)	硬撑实在不行就去(n=104)	不去看病(n=16)	其他情况(n=23)	F值
PCS	71.95±13.55	72.08±13.42	62.06±14.91	73.90±13.69	72.72±11.72	12.39**
MCS	70.08±17.84	71.22±12.88	57.22±12.95	68.25±13.20	65.61±13.39	16.84**

资料来源:本研究问卷统计, * 表示差异显著 $P<0.05$; ** 表示差异非常显著 $P<0.01$

进一步分析生理与心理总分得出,两个总体层面相比较,均有极显著性差异($P<0.01$)。在生理层面上,选择"不去看病"的得分均值最高,其次是"其他情况"、"看情况"、"有病就去",排在最后的是"硬撑着实在不行就去"。而在心理层面上,得分均值排在第一位的是"看情况",依次为"有病就去"、"不去看病"、"其他情况",最后仍然是"硬撑着实在不行就去"。说明"就医决策"能间接地表达老年人的生命质量,有病抱着"硬撑着"的想法,一方面说明患者社会经济地位较低,家庭负担重,收入低,缺乏看病的费用承担能

力,另一方面也能显示老年人对自身身体状况和健康的关注度,其中也包括个人性格、气质,家庭子女对老年人的关心程度,代际关系等多方面的因素。下面的均值图能够直观地反映城市老年人"就医决策"对生命质量生理和心理总分的影响(见图4-7、图4-8)。罗楚亮(2008)认为,从参与"就医决策"来看,健康状况显然是重要的解释因素。健康状况较差者具有更高的就医可能性,同时也是影响医疗费用支出的重要因素,无论对自付还是报销费用,都有非常显著的影响①。

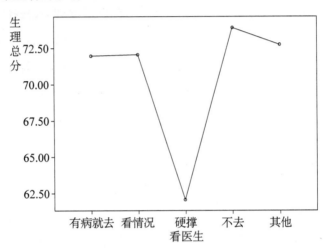

图4-7　不同"就医决策"生命质量生理总分均值图
资料来源:本研究问卷统计

老年人就医考虑的最多因素是医院的"治疗条件",有392人(44.3%),其次是考虑"家庭和医院距离远近",有244人(27.6%),排在第三位的是"看病的价格",有128人(14.5%),"有无熟人"的考虑排在第四位,有67人(7.6%),最后是"其他考虑因素"有53人,占6.0%(见图4-9)。现在的城市老年人家庭收入

---

① 罗楚亮.城镇居民健康差异与医疗支出行为[J].财经研究,2008,34(10):71.

和生活条件比以前有了明显的提高,生病以后的考虑首先是医院的治疗条件,一般首选的是所在市的第一人民医院。但也有将近一成的老年人看医院里有没有熟人关系,这也是中国人情社会、关系社会的生动写照,医院里有熟人亲戚朋友的,医生会更加认真地坐诊,不会胡乱开药,也不会让病人无论得什么病都要做全身各种名目的检查。

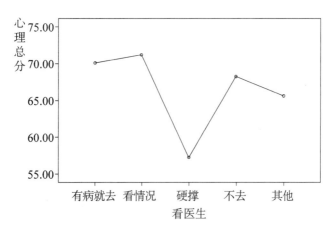

图 4-8 不同"就医决策"生命质量心理总分均值图

资料来源:本研究问卷统计

4.2.3.3 就医考量

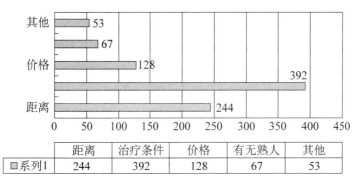

	距离	治疗条件	价格	有无熟人	其他
☐系列1	244	392	128	67	53

图 4-9 老年人就医考量示意图

资料来源:本研究问卷统计

4.2.3.4　老年人就医考量与生命质量

以"就医考量"为自变量,以"生命质量"的八个维度为因变量,单因素方差分析统计结果显示,与生命质量的八个维度相比较,差异均有统计学意义($P<0.01$)(见表4-11)。首先考虑到"治疗条件"的老年人生命质量各维度得分均值只有在"生理职能"层面上排在第二位,其余7个维度得分均值都是最高。研究认为,就医首先考虑到医疗条件的原因有两个,一是老年人的社会经济地位相对较高,家庭经济基础较好,或者老年人子女后代社会经济基础较高,有一定的医疗费用支出能力;另一方面也说明老年患者的健康意识增强,对自身病情和健康状况高度关注,同时也间接表明我国的公共医疗卫生资源分布不均衡,更高水平和医疗条件的卫生资源大部分都集中在大中城市里。

表4-11　不同"就医考量"老年人生命质量各维度得分(M±SD)

维度	距离(n=244)	治疗条件 (n=392)	看病价格 (n=128)	有无熟人 (n=67)	其他情况 (n=53)	F值
PF	75.59±16.85	79.38±18.11	64.41±16.48	70.65±19.99	80.64±16.19	19.79**
RP	63.59±29.38	70.48±29.89	61.16±31.67	61.02±30.14	72.03±24.99	4.34**
BP	76.75±16.59	83.51±15.60	76.12±16.30	72.49±12.40	80.54±16.30	12.78**
GH	61.92±13.75	64.97±16.43	58.43±11.30	57.31±10.05	58.67±13.41	8.42**
VT	68.04±13.43	69.76±15.33	60.24±13.12	62.61±13.23	65.24±16.32	12.59**
SF	63.92±28.29	73.05±50.00	56.32±32.49	45.78±31.67	74.69±24.83	9.99**
RE	68.90±15.97	70.48±16.29	62.58±16.92	58.68±16.74	59.77±17.15	14.26**
MH	73.53±22.04	79.70±16.21	68.75±17.23	66.96±20.64	72.40±20.46	13.25**

资料来源:本研究问卷统计,* 表示差异显著 $P<0.05$;** 表示差异非常显著 $P<0.01$

有学者从"看诊次数"的角度来衡量生命质量的高低,台湾学者高兴桂(2012)在其博士论文"老年人身体活动量与医疗利用及生命质量之关系研究"中得出,医疗看诊次数与生命质量生理构面(PCS)得分呈显著负相关(r=-0.313,$p<0.001$),与生命质量心理构面(MCS)得分也呈显著负相关(r=-0.221,$p<0.001$),表示老年人的医疗看诊次数越高,其生命质量生理及心理得分就会越低[①]。看诊次数高,一方面说明老年人的身体健康状况较差,很多人罹患各种慢性疾病,不得不经常去医院;另一方面,也可以反映出一些老年人随着年龄的增加,对自身身体心理上的变化更为关注,特别是社会经济地位更高的老年人群体。

4.2.4　每月、每次医疗费用支出与生命质量

4.2.4.1　每月医疗费用支出

老年人是各种慢性疾病的高发群体,一旦患病或生活无法完全自理,就会给自身、家庭和社会带来沉重的经济压力。疾病经济负担指由于疾病、失能和早亡给患者、家庭、社会带来的经济损失以及为了治疗疾病所花费的卫生资源,包括医疗保健的成本、单位、社会、雇主、家庭、亲属和个人等支出的疾病成本[②]。老年人群的医疗费用支出从全国范围看,经济负担也非常显著。杜乐勋等(2000)研究指出,我国60岁及以上人口人均医疗费用是60岁以下人群的3—5倍。80岁及以上高龄人口日常照护与医疗保健成本等于65—79岁年龄段老年人的14倍,因体弱或失能需要特别护理的比例是65—79岁老年人的5倍(曾毅,2001)。

本研究调查显示,老年人每月平均医疗费用支出以每月"0—

---

① 高兴桂.老年人身体活动量与医疗利用及生命质量之关系研究[D].上海:上海体育学院,2012:55.

② 李娟,于保荣.疾病经济负担研究综述[J].中国卫生经济,2007,26(11):72—74.

"100 元"的花费最多,有 365 人(41.3%),花费在"101—500 元"的
居其次,有 336 人(38.0%),排在第三位的是每月医疗费用支出在
"501—1000 元"的,有 136 人(15.4%),支出在"1001—2000 元"的
有 22 人(2.5%),最后是"2000 元以上"的有 25 人,占到总人数的
2.8%(见图 4-10)。本研究调查的只是城市老年人每月的平均
医疗费用支出,如果按照年平均医疗保健费用支出来计算,对老年
人及其家庭来说,是一笔非常巨大的经济开支。

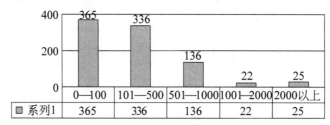

图 4-10　城市老年人每月医疗费用支出
资料来源:本研究问卷统计

4.2.4.2　每月医疗费用支出与生命质量

以"每月医疗费用支出"为自变量,以"生命质量"的八个维度
为因变量,单因素方差分析统计结果显示,与生命质量的八个维度
相比较,差异均有统计学意义($P<0.01$)(见表 4-12)。在不同医
疗费用支出的老年人生命质量得分均值比较上,每月花费在"2000
元以上"在生命质量八个维度的得分基本上都是最低的,充分说明
"医疗费用支出"的多少对老年人生命质量有着非常重要的影响。
罗楚亮(2008)研究得出,根据有医疗费用支出的个人在城市层面
上进行加总再求得均值,以此来度量影响健康的医疗价格效应。
健康与医疗价格水平之间存在着显著的负相关,即医疗价格水平
与健康水平、健康需求呈反向变动关系[1]。胡宏伟等(2012)研究

---

① 罗楚亮.城镇居民健康差异与医疗支出行为[J].财经研究,2008,34(10):67.

显示,老年人健康状况是影响医疗费用支出的直接因素。慢性病高发蔓延势必会提高医疗支出。慢性病具有病程长、病因复杂、难治愈、易复发、花费高等特点,对患者及家人造成的生理和心理上的冲击在某种程度上和大病类似[1]。高梦滔等(2005)运用 Arella-no Bond 模型研究发现,大病会导致患病户人均纯收入以 5%—6%下降,且影响会持续约 15 年[2]。曹燕等(2008)也认为,健康状况低下所引发的医疗保健支出和花费会占用现有收入,导致人力资本缩水和福利水平的耗减[3]。高利平(2011)对山东省老年人医疗支出的调查表明,全省城镇老年人 2008 年上半年的人均医疗费用为 1720.4 元,老年人医疗保健支出占日常消费总支出的 22.43%,是继食品消费支出(52.95%)之后的第二大消费内容[4]。老年人本来经济收入不多、来源渠道单一,很大一部分被用在医疗保健费用支出上,不可避免地影响到老年群体的物质生活水平和精神文化享受,因此,也极大地限制了老年人生命质量的保持和提升。

表 4-12　"每月医疗费用支出"老年人生命质量各维度得分(M±SD)

维度	0—100 元 (n=365)	101—500 元 (n=336)	501—1000 元 (n=118)	1001—2000 元 (n=38)	2000 元以上 (n=26)	F 值
PF	79.07±16.66	75.82±18.20	70.20±17.50	78.86±19.27	47.80±16.65	22.47**
RP	74.43±23.65	64.48±17.50	78.86±19.27	56.00±28.63	41.40±29.67	15.34**
BP	82.56±16.76	80.22±14.05	70.30±17.50	70.30±28.63	58.48±24.76	20.16**

---

① 胡宏伟,张小燕,郭牧琦.老年人医疗保健支出水平及其影响因素分析——慢性病高发背景下的老年人医疗保健制度改革[J].人口与经济,2012(1):98.

② 高梦滔,姚洋.健康风险冲击对农户收入的影响[J].经济研究,2005,(12).

③ 曹燕,汪小勤.医疗保健支出对我国农村居民家庭经济状况影响的调查[J].中国卫生统计,2008(3).

④ 高利平.健康老龄化[M].济南:山东人民出版社,2011:110—111.

（续表）

维度	0—100 元 （n=365）	101—500 元 （n=336）	501—1000 元 （n=118）	1001—2000 元 （n=38）	2000 元以上 （n=26）	F 值
GH	63.92±14.21	61.76±15.37	56.65±12.69	70.45±11.94	62.40±15.95	7.48**
VT	69.28±15.17	67.68±15.15	61.48±13.37	61.81±7.64	55.60±7.68	11.08**
SF	71.59±50.95	65.29±30.17	56.62±31.22	72.76±23.21	41.89±17.32	5.83**
RE	68.91±16.97	68.34±17.52	58.44±13.21	71.82±9.68	61.92±16.93	10.68**
MH	78.79±19.88	75.75±18.10	66.06±16.94	68.69±14.80	57.35±18.89	16.85**

资料来源：本研究问卷统计，* 表示差异显著 $P<0.05$；** 表示差异非常显著 $P<0.01$

4.2.4.3　每次医疗费用支出

老年人每次医疗费用支出在"101—500 元"的最多，占总人数的 39.4%，支出在"0—100 元"的有 279 人（31.6%），每次医疗支出排在第三位的是"501—1000 元"的有 128 人（14.5%），排在第四位的是花费在"1001—2000 元"的有 69 人（7.8%），占人数最少的是每次医疗费用支出在"2000 元以上"的有 60 人（6.7%）（见图 4-11）。

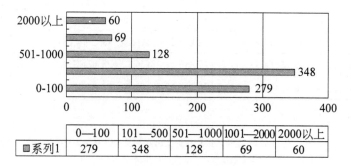

	0—100	101—500	501—1000	1001—2000	2000 以上
■系列1	279	348	128	69	60

图 4-11　老年人每次医疗费用支出
资料来源：本研究问卷统计

4.2.4.4　每次医疗费用支出与生命质量

以"每次医疗费用支出"为自变量,以"生命质量"的八个维度为因变量,单因素方差分析统计结果显示,与生命质量的八个维度相比较,均有非常显著性差异($P<0.01$)(见表4-13)。根据统计结果,每次医疗费用支出越多,生命质量得分越低,呈现明显的负相关。花费在"0—100元"的老年人生命质量八个维度上的得分基本上都是最高的。

表4-13　老年人"每次医疗费用支出"生命质量各维度得分

维度	0—100元 (n=279)	101—500元 (n=337)	501—1000元 (n=139)	1001—2000元 (n=69)	2000元以上 (n=60)	F值
PF	82.67±14.77	72.85±18.29	71.92±17.99	71.16±24.24	71.98±18.46	16.05**
RP	76.18±23.51	59.35±34.02	59.36±34.74	60.65±26.87	60.62±26.88	13.86**
BP	84.40±14.08	78.05±16.91	76.44±13.08	77.10±18.54	75.02±19.68	9.94**
GH	63.44±14.00	62.04±13.69	59.32±16.45	68.99±13.55	58.17±17.59	6.59**
VT	68.97±15.65	69.03±13.77	64.15±14.12	60.22±11.49	64.18±16.77	8.31**
SF	77.69±53.84	64.89±30.43	58.61±30.16	52.09±31.74	52.84±34.44	10.79**
RE	68.42±16.77	69.20±16.82	64.38±16.55	61.10±17.42	68.08±15.13	4.65**
MH	80.50±19.36	73.03±19.23	70.05±17.46	71.82±20.12	76.37±16.14	9.36**

资料来源:本研究问卷统计,＊表示差异显著 $P<0.05$;＊＊表示差异非常显著 $P<0.01$

统计显示:我国由慢性病造成的疾病直接经济负担在卫生总费用中的构成比已从1990年的47.4%上升到2008年的70%(约有8500多亿元人民币),慢性疾病的高发蔓延已成为引发直接医疗费用不断增长的一个非常重要的原因[1]。国际权威机构研究,因各种因素导致的每年约1030万死亡病例中,慢性病所占比例超

---

[1]　汝骅,谭国明,殷韵.某市高技能人才高血压、糖尿病医疗费用的变化趋势[J].环境与职业医学,2014,31(7):547.

过八成[①],而慢性病在医疗支出中所占比重为 68.6%[②]。老年人的医疗保障水平普遍偏低,医疗费用支出的大部分是由本人、子女或亲属来承担,公费医疗虽然报销比例高,但所占比重较小,老年人的医疗保障存在两极分化现象,只有极少数老年人享有较高水平的医疗保障或商业保险[③]。

4.2.5　余暇活动安排

从调查得知,老年人余暇安排活动如下,排在第一位的是"看电视听广播"600 人(67.9%),第二位的是"打牌"288 人(32.6%),第三位"聊天",有 245 人(27.7%),第四位的是"读书看报"242 人(27.4%),第五位"体育健身"229 人(25.9%),第六位"休息"223人(25.2%),第七位"听戏"195 人(22.1%),最后是"其他活动"131 人(14.8%)(见表 4－14)。

表 4－14　老年人余暇活动安排顺序(n＝884)

变项名称	人数(n)	百分比(%)	排序
打牌	288	32.6	2
听戏	195	22.1	7
看电视听广播	600	67.9	1
其他活动	131	14.8	8
聊天	245	27.7	3
体育健身	229	25.9	5
休息	223	25.2	6
读书看报	242	27.4	4

资料来源:本研究问卷统计

---

① Wang Longde,Kong Lingzhi,Wu Fan,Bai Yamin and Burton Robert. Preventing chronic diseases in China[J]. Lancet,2005,19 (366):1821—1824.

② WHO. Global Health Risks[R]. Geneva:WHO,2009.

③ 高利平. 健康老龄化[M]. 济南:山东人民出版社,2011:120.

从表 4-14 中可以看出,老年人闲暇时间活动的安排过度依赖于各种电视广播媒体,静态、被动休闲活动较多,缺少日常行为的主动性和多样性,没有科学有效地利用好余暇时间,大多数老年人的余暇生活被电视、广播、打牌、戏曲和无休止的聊天所占据,体力活动量大为降低,也是老年人罹患各种慢性疾病的主要原因之一。第二位是"打牌",很多老年人选择静态的生活方式,非常不利于身体健康,媒体经常报道有老年人在麻将桌上猝死。"体育健身"排在第五位,只占 1/4 的比例,这充分说明老年人体育健身意识还很薄弱,没有意识到体育有健身、健心、娱乐、预防老化、延缓衰老等功能。在现代社会中,体育健身已是无处不在,其意义和作用远远地突破了本来的认识,与人类生存和发展的关系越来越密切。强身健体的本质属性和越发凸显的社会学意义决定了必然要承担促进人类健康的大任,特别是在当今社会,自然环境恶化、生活压力巨大、工作节奏加快、体力活动减少、慢性疾病高发,体育健身应运而生,在改善人们生活方式与提高生命质量方面展示了其独特的价值和魅力[1],是其他包括医学、科技、药物等所无法比拟的。美国相关研究也认为,"体育健身与良好生活方式是人类维护自身健康、提高生命质量最积极、经济、有效的手段,其作用是任何医疗手段所无法代替的"[2]。

虽然现代城市生活节奏加快,K 歌厅、夜总会、健身房、休闲会所、网吧等娱乐场所越来越多,但真正适合老年人的活动场所几乎没有,市中心地段寸土寸金,很多新建的住宅小区也没有按照国家的规定配套建设健身娱乐设施和广场,很多老年人连扭秧歌、打

---

[1]　吴永慧,刘志红,李辉. 我国大学生的生命质量与体育锻炼因素的相关性研究[J]. 中国体育科技,2009,45(2):88.

[2]　刘忻,李伟,杨存真等译. 运动健康完全手册[M]. 长沙:湖南文艺出版社,2002:14—48.

太极拳、跳广场舞的一块空地都找不到。第三位是"聊天",一方面说明老年人善于沟通交流,但另一方面也说明他们没有把足够的余暇时间安排得较为合理,很多老年人在家里或房前屋后聊天,没有更多地走出家门,走向社会,没有积极参与到社会生活中去。

"读书看报"排在第四位,也是一些受教育水平较高的老年人的选择,但很大一部分老人的精神食粮非常匮乏,他们不懂得如何更好地安排大量的闲暇时间,很多人只能赋闲在家,无所事事,有的甚至参与邪教组织等,近些年来,一些不法分子利用老年人容易相信别人的特点,钻老年人闲暇时间空虚的空子,大行诈骗之道,老年人上当受骗的相当多,一方面说明了人们普遍缺乏对生命整体性的认识,另一方面也折射出老年人余暇时间的安排不够科学,没有形成科学文明的体育生活方式,没有让体育锻炼真正走入老年人的生活。最终导致老年人的闲暇内容安排空虚化、休闲活动被动化,非常不利于老年人群体身心健康和生命质量的提升。

4.2.6　老年人生活满意度

老年人生活满意度表现为,"非常不满意"的有 28 人(3.2％),"比较不满意"的有 85 人(9.6％),"中等满意"的有 293 人(33.1％),"比较满意"的 407 人(46.1％),"非常满意"的有 71 人(8.0％)(见图 4-12)。关于生活满意度的研究,一直是国内外理论界的老年学和老年社会工作领域高度关注的焦点问题之一。随着经济发展和社会进步,老年人的生活满意度也日益成为其自身、家庭、社区和社会关切的重大问题。伴随着我国老龄化进程的逐步加快,关于老年人的主观幸福感和生活满意度等领域的研究也越来越多。选择"中等满意"及以上的总共有 771 人,占到被调查人数的 87.2％,与已有的研究基本一致。我国大多数老年人的生

活满意度和幸福指数较好或一般,城市老年人中感觉"幸福和比较
幸福"的占到56.9％,"差不多"的占39.4％,"比较不幸福"的占到
3.7％;城市老年人对自己的生活"比较满意"的占56.8％,"感觉
一般"的占32.3％,"不满意"的占10.9％,城市老年人对生活的满
意度高于农村老年人[①]。相对而言,城市老年人大部分受教育程
度较高,社会经济地位处于中等阶层,除了对物质生活水平的要求
以外,更多地是追求精神文化上的享受。但农村老年人由于社会
经济地位较低,收入很少,经济来源主要依靠子女及主要社会关系
的支持,加上自身受教育水平较低,文化健康素养等较差,因此对
生活的要求普遍不高,幸福点较低,容易满足。

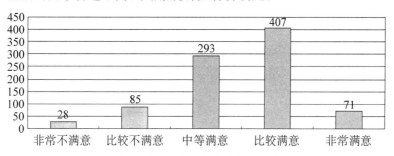

图 4-12　城市老年人生活满意度
资料来源:本研究问卷统计

4.2.7　适应老年生活难易程度

适应老年生活难易程度调查结果如下:认为"非常容易"30 人
(3.4％),"比较容易"178 人(20.1％),"一般"585 人(66.2％),占
有比例最高,也符合老年人的个人想法和生活习惯。"比较困难"
的有 84 人(9.2％),"非常困难"的只有 10 人,占非常少的比例,仅
有 1.1％(见图 4-13)。

---

① 郭平,陈刚.2006 年中国城乡老年人口状况追踪调查数据分析[M].北京:中国社会出版
　　社,2009:4—9.

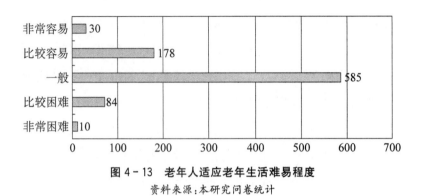

图 4 - 13　老年人适应老年生活难易程度
资料来源:本研究问卷统计

4.2.8　适应老年生活的重要因素

适应老年生活的重要因素很多,调查结果排序如下:第一位"自身调整"503 人(56.9%),说明老年人非常注重对自身身心特别是心理方面的调适,并没有因为年纪增大,而把更多的责任或负担推给家人、亲戚、社区和社会,而是更多地依靠自己的能力来解决身边的困难,只有这样才能更好地适应老年生活,获得更好的生命质量和生活满意度。第二位"政府"431 人(48.8%),因为对老年人来说,最重要的是经济上的保障,正所谓"手中有粮,心中不慌"。城市离退休老年人要靠国家、政府、企事业单位发放基本工资、养老金等福利待遇来维持生活,进而改善生活条件,提升生活质量。因此,政府有关老年人权益保障的政策、法律、法规等的出台,对老年人来说有着非常重要的作用。国家已经连续 10 次提高企业退休职工工资待遇。2014 年大幅上调企业退休人员养老金100%左右,国家连续第十年上调企业退休职工养老金,第十次增加养老金,补低、缩小企业退休人员与公职退休人员退休金的差距。第三位是"亲朋好友"392 人(44.3%),依次为"街道、社区"328 人(37.1%),"老年机构"297 人(33.6%),最后是"其他因素"78 人(8.8%)(见表 4 - 15)。

表4-15　适应老年生活重要因素

变项名称	人数(n)	百分比(%)	排序
政府	431	48.8	2
街道、社区	328	37.1	4
老年机构	297	33.6	5
亲朋好友	392	44.3	3
自身调整	503	56.9	1
其他因素	78	8.8	6

资料来源:本研究问卷统计

4.3　城市老年人社会人口学特征与生命质量的关系

本研究主要通过对淮北城市老年人群的性别、年龄、受教育程度、是否工作、婚姻及居住状况等因素进行分析,以了解社会人口学因素对老年人群生命质量的影响。

4.3.1　性别

在所调查的老年人群中,将躯体疼痛(BP)、社会功能(SF)两个维度相比较,差异有统计学意义($P<0.05$),说明性别是影响老年人群生命质量得分的因素之一(见表4-16)。男性老年人在生命质量八个维度中,有七个维度得分都超过女性老年人,即生理功能、生理职能、躯体疼痛、活力、社会功能、情感职能和精神健康方面,在生理总分和心理总分上男性也超过女性。一般来说,老年男性居民身体素质相对较好、心理承受能力较强、遇事不慌有主见。受传统观念的影响,参与家务活动的不多;而女性正好相反,生理、

心理承受能力弱、依赖性较强。很多女性低龄老年人更多参与到照顾老人、带孙子辈和洗衣、做饭、拖地等家务。万秋英等（2013）的研究也表明，与城市老年男性居民相比，女性相对来说，较为脆弱敏感，自尊心强，心理承受能力较弱，同时易接受一些负面的心理暗示，与子女后辈常常会因为鸡毛蒜皮的事情闹矛盾，使其情绪状态等受到不良影响，从而降低了生命质量[1]。

表 4-16　不同性别老年人生命质量各维度得分（M±SD）

维度	男性居民（n=466）	女性居民（n=418）	t 值
PF	76.43±18.05	74.44±18.56	1.619
RP	67.27±27.50	65.80±32.28	.720
BP	80.68±15.23	78.15±17.08	2.312*
GH	61.57±15.22	62.65±14.25	−1.083
VT	67.76±15.23	65.99±14.54	1.762
SF	75.08±18.53	74.51±20.20	2.573*
RE	69.01±45.10	62.10±34.06	.358
MH	67.34±16.20	66.94±17.62	.435

资料来源：本研究问卷统计，* 表示差异显著 $P<0.05$；** 表示差异非常显著 $P<0.01$

4.3.2　年龄

结果显示，六个年龄段的老年人与生命质量八个维度相比较，均有非常显著性差异（$P<0.01$）（见表 4-17）。年龄越大，老年人生命质量各维度得分越呈下降趋势，特别是生理功能、生理职能、躯体疼痛以及总体健康（即生理层面）的得分表现得更为明显。随

---

[1]　万秋英，宋丽君.老年慢性病患者生命质量的影响因素［J］.中国老年学杂志，2013，33（13）：4615.

着年龄的增长,老年人机体适应新环境的能力较弱,生理和躯体功能逐渐下降,体力活动大为减少,较易出现心理精神方面的负面情绪。生理和心理两个层面的功能所发生的老年退行性改变,使得老年人罹患各种慢性疾病的几率大增,生命质量也因此受到很大的影响,结果与薛伟杰的研究较为一致[1]。罗楚亮(2008)也有类似的研究成果,健康随着年龄的增长而表现出下降倾向,年龄越大,健康损耗越快[2]。

表4-17　不同年龄段老年人群生命质量各维度得分(M±SD)

维度	56—60 岁 (n=42)	61—65 岁 (n=229)	66—70 岁 (n=249)	71—75 岁 (n=254)	76—80 岁 (n=57)	80 岁以上 (n=53)	F 值
PF	86.39± 22.30	79.94± 15.51	75.96± 17.46	74.60± 18.03	69.12± 18.20	57.16± 17.71	19.214**
RP	85.13± 15.30	75.10± 27.60	62.26± 32.46	64.45± 29.53	54.42± 28.02	59.18± 23.09	11.011**
BP	89.34± 7.82	81.31± 12.57	80.22± 18.32	79.38± 15.46	70.65± 21.13	71.06± 14.15	10.240**
GH	65.00± 14.28	62.57± 11.26	62.94± 15.07	62.56± 16.24	54.38± 19.01	60.00± 12.28	3.921**
VT	81.55± 26.92	73.58± 26.93	63.40± 32.82	61.57± 58.59	64.39± 26.16	54.25± 26.39	11.346**
SF	60.10± 25.52	67.80± 15.97	69.76± 15.26	66.43± 17.85	64.29± 14.65	62.77± 15.50	4.462**
RE	76.57± 13.75	69.68± 13.50	66.28± 15.16	66.49± 15.76	63.43± 13.53	56.39± 9.89	3.774**
MH	78.48± 19.38	77.31± 18.26	73.24± 18.46	75.59± 19.95	73.81± 19.54	65.37± 21.88	4.050**

资料来源:本研究问卷统计,* 表示差异显著 $P<0.05$;** 表示差异非常显著 $P<0.01$

---

[1]　薛伟杰.影响老年慢性病患者生命质量的因素分析[J].中国乡村医生,2012,19(12):26.
[2]　罗楚亮.城镇居民健康差异与医疗支出行为[J].财经研究,2008,34(10):66.

表 4 - 18　不同年龄段老年人生命质量各维度得分的组间差异

维度	1＝56—60 岁,2＝61—65 岁,3＝66—70 岁,4＝71—75 岁,5＝76—80 岁,6＝80 岁以上
PF**	1—2,1—3,1—4,1—5,1—6,2—3,2—4,2—5,2—6,3—5,3—6,4—5,4—6,5—6
RP**	1—2,1—3,1—4,1—5,1—6,2—3,2—4,2—5,2—6,3—5,4—5
BP**	1—2,1—3,1—4,1—5,1—6,2—5,2—6,3—5,3—4,4—5,4—6
GH**	1—5,2—5,3—5,4—5,5—6
VT**	1—2,1—3,1—4,1—5,1—6,2—3,2—4,2—5,2—6,3—6,4—6,5—6
SF**	1—6,2—3,2—6,3—6,4—6,5—6
RE**	1—3,1—4,1—5,1—6,2—3,2—4,2—6
MH**	1—2,1—3,1—4,3—4,3—5,3—6

资料来源:本研究问卷统计

从图 4 - 14 中可以看出,不同年龄段的老年人对应的不同生命质量在生理层面的总分均值,低龄老年人生理上的总分最高,与其他年龄段老年人总分相差较大,而 66—70 岁和 71—75 岁的老年人生理健康上相差不大,80 岁以上的高龄老年人生理总分最低,这个结果与 LSD 多重分析的结果非常一致。从图 4 - 15 可以看出,老年人生命质量心理层面总分与年龄高低呈明显的负相关,年纪越轻的老年人总分越高,56—60 岁的低龄老年人心理总分得分最高,接近 75 分,而得分最低的年龄段是 80 岁以上的老年人,不到 60 分。这个结果与 LSD 多重分析的结果较为一致。表中显示,不同年龄段老年人生命质量各维度得分比较,差异有显著性的变化($P <$ 0.01),年龄越长的老年人生命质量得分较低,但也有个别的差异。在生理层面上,包括生理职能、生理功能、躯体疼痛、总体健康四个方面,而 66—70 岁与 71—75 岁两个年龄段的老年人得分相差很

小。但在心理层面上,随着年龄的增长,各维度得分普遍降低。结果非常符合老年人的生理和心理特点,从生理学的角度来说,衰老现象的发生主要是由于机体新陈代谢的迟缓、退化,随着年龄的增大,老年人新陈代谢功能明显下降,身体各器官不可避免会发生一系列的老年退行性变化。在力量、耐力、平衡、柔韧以及日常活动的能力等方面表现得尤为明显。老年人比其他年龄人群更易患各种慢性疾病,躯体方面的不适会导致心理和精神层面的障碍,因此,高龄老人的生命质量得分会比中低龄老年人更低,也更需要家庭、社区、社会机构等方方面面的照护和管理。

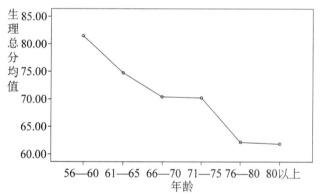

图4-14　不同年龄老年人生命质量生理层面总分均值图

资料来源:本研究问卷统计

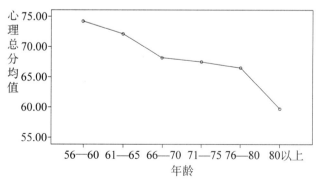

图4-15　不同年龄老年人生命质量心理层面总分均值图

资料来源:本研究问卷统计

4.3.3 受教育程度

表 4-19 显示,不同的受教育程度对老年人的生命质量各维度有显著的影响($P<0.01$)。受教育程度越高的老年人,其生命质量各维度得分越高。可能的原因是:第一,在一般情况下,受教育水平较高的老年人往往有稳定的收入和较高的社会认知,有机会获取更多营养和保健知识,健康意识较高,每年组织身体检查,患病及时就医,更能意识到对身体健康有不良影响的生活习惯和行为方式。第二,受教育水平较高的老年人更善于与他人交流沟通,生活满意度和自我幸福感较高,能够较好地适应老年生活和改变的环境。第三,不同的职业和生活工作环境对老年人健康损害也是不同的,文化程度较高的老年人一般从事脑力劳动,对躯体的损伤相对较少,这种差异的存在,对退休后的老年人生理和心理上的影响也是很大的。因此,文化程度较高的城市老年人往往容易获得更高的生命质量。与此同时,因为文化程度的不同,老年人在看待问题、待人接物、社会交往和休闲娱乐等方面均会有较大的差异[1]。

表 4-19 不同受教育程度老年人群生命质量各维度得分(M±SD)

维度	文盲半文盲 (n=138)	初中及以下 (n=347)	高中中专 (n=163)	大专 (n=115)	本科及以上 (n=121)	F 值
PF	65.77±17.82	74.91±17.17	78.51±17.51	78.93±19.25	81.65±18.05	16.432**
RP	59.06±30.45	65.14±29.83	68.54±29.46	67.44±29.73	76.23±27.40	5.731**
BP	72.91±15.70	79.00±17.18	81.00±14.66	80.31±16.06	86.21±12.56	11.782**
GH	57.81±13.50	59.87±15.22	66.92±13.37	68.82±14.98	70.25±14.00	11.971**

---

[1] 薛伟杰.影响老年慢性病患者生命质量的因素分析[J].医药杂志,2012,19(12):6.

(续表)

维度	文盲半文盲 (n＝138)	初中及以下 (n＝347)	高中中专 (n＝163)	大专 (n＝115)	本科及以上 (n＝121)	F值
VT	61.52±14.69	65.26±14.30	71.63±15.23	72.04±14.30	68.32±14.23	12.525**
SF	64.64±22.07	74.24±17.78	79.03±18.29	77.83±19.09	80.14±17.41	15.652**
RE	53.93±35.11	65.96±26.87	66.23±31.84	61.85±31.16	82.91±29.23	8.591**
MH	61.97±16.38	66.62±15.79	71.91±18.36	72.85±14.96	73.75±16.71	12.472**

资料来源:本研究问卷统计,∗表示差异显著 $P<0.05$;∗∗表示差异非常显著 $P<0.01$

表4-20　不同受教育水平老年人生命质量各维度得分的组间差异

维度	1＝文盲半文盲,2＝初中及以下,3＝高中中专,4＝大专,5＝本科及以上
PF**	1—2,1—3,1—4,1—5,2—3,2—4,2—5
RP**	1—2,1—3,1—4,1—5,2—5,3—5,4—5
BP**	1—2,1—3,1—4,1—5,2—5,3—5,4—5
GH**	1—3,1—4,1—5,2—3,2—4,2—5,3—5
VT**	1—2,1—3,1—4,1—5,2—3,2—4
SF**	1—2,1—3,1—4,1—5,2—3,2—5
RE**	1—2,1—3,1—5,2—5,3—5,4—5
MH**	1—2,1—3,1—4,2—3,2—4,2—5,3—5,4—5

资料来源:本研究问卷统计,∗表示差异显著 $P<0.05$;∗∗表示差异非常显著 $P<0.01$

　　原因与时代局限,中国老年人的文化程度普遍偏低,很大一部分老年人处于文盲半文盲状态。2000年,60岁以上人口的"文盲半文盲"比例达到47.54%,"小学水平"占36.82%,"初中及以下"占9.46%,"高中"占4.12%,大学以上的仅占2.05%。但随着我国社会经济的发展,老年人受教育水平比以前有了很大的提高[1]

---

① 罗观翠主编.中国城市老人社区照顾综合服务模式的探索[M].北京:中国科学文献出版社,2011:26.

（见表4－21）。受教育水平较高的老年人，认知水平通常会很高，会有更多的兴趣爱好，在精神文化方面，会有更高的追求和享受，社会参与度也比文化水平低的老年人要高，因此，无论是在生理层面还是在心理层面，受教育程度较高的城市老年人生命质量得分都要高于文化水平低的老年人。

表4－21　1990—2000年我国60岁以上人口受教育水平变化（%）

年份	文盲、半文盲	小学文化比例	中学文化老年人比例	大学以上老年人比例
1990	70.36	22.33	6.61	0.70
2000	47.54	36.82	13.58	2.05

资料来源：根据中国统计出版社《中国1990年人口普查资料》和《中国2000年人口普查资料》

　　如图4－16所示，不同受教育程度老年人对应的不同生命质量在生理层面（即生理功能、生理职能、躯体疼痛和总体健康四个方面）的总分均值，"文盲半文盲"水平老年人得分均值最低，仅仅60分左右，而"本科及以上"水平的总分最高，达到75分以上，"高中和大专"大致相同。这个结果与LSD多重分析的结果较为一致。

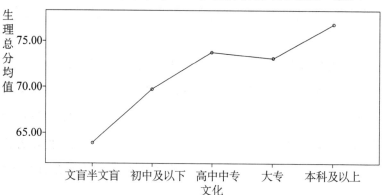

图4－16　不同受教育程度老年人生命质量
生理层面总分均值图
资料来源：本研究问卷统计

图 4－17 表明,不同受教育程度老年人在生命质量心理层面
所对应总分的不同均值,"本科及以上"教育水平老年人心理上的
总分最高,达到 75 左右,与其他年龄段老年人总分相差较大,而
"文盲半文盲"文化水平老年人心理总分为最低。均值结果与
LSD 多重分析的结果非常一致。文化程度较高的老年人通常拥
有较高的社会经济地位,经济收入稳定,有较高的精神文化需求,
这部分老年人一般有广泛的兴趣爱好,例如读书看报、写实作画、
听戏唱歌、练习书法等。因此,受教育水平较高的老年人群体在生
命质量的心理层面得分也较高。

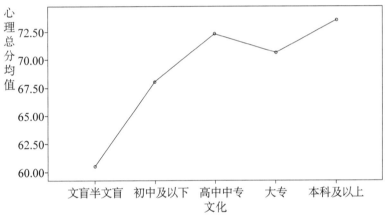

**图 4－17　不同受教育程度老年人生命
质量心理层面总分均值图**
资料来源:本研究问卷统计

4.3.4　婚姻及居住方式

表 4－22　不同婚姻及居住方式老年人群生命质量各维度得分比较(M±SD)

维度	与配偶居住(n=268)	独居(n=61)	与子女居住(n=108)	与配偶子女居住(n=399)	与孙子女居住(n=25)	其他情况(n=23)	F 值
PF	72.53± 18.50	65.80± 20.84	70.31± 19.27	80.93± 15.85	82.80± 10.21	58.54± 15.56	20.602**

（续表）

维度	与配偶居住 （n＝268）	独居 （n＝61）	与子女居住 （n＝108）	与配偶子女 居住（n＝399）	与孙子女居 住（n＝25）	其他情况 （n＝23）	F 值
RP	61.52± 24.23	59.62± 27.54	64.57± 28.15	71.06± 27.86	74.88± 19.61	60.62± 19.34	4.408**
BP	76.98± 17.97	70.21± 14.22	73.91± 17.89	83.32± 13.59	79.93± 19.19	79.62± 13.31	9.725**
GH	61.23± 13.9	50.11± 14.02	64.15± 16.0	65.29± 14.2	52.60± 23.54	61.66± 11.76	4.166**
VT	65.80± 15.11	50.36± 12.54	68.75± 15.53	69.54± 13.99	51.80± 17.00	51.25± 21.17	13.191**
SF	65.49± 16.43	55.33± 21.98	73.10± 20.74	79.09± 17.41	70.66± 21.00	57.40± 17.84	15.344**
RE	61.73± 30.99	51.90± 26.72	59.10± 29.99	71.47± 50.09	55.06± 28.14	59.16± 19.66	3.759**
MH	74.16± 18.34	61.70± 12.44	71.17± 15.46	75.47± 16.94	50.56± 16.96	64.79± 9.60	11.070**

资料来源:本研究问卷统计，* 表示差异显著 $P<0.05$；** 表示差异非常显著 $P<0.01$

表 4-23　不同婚姻及居住方式老年人生命质量各维度得分的组间差异

维度	1＝与配偶居住，2＝独居，3＝与子女居住，4＝与配偶子女居住，5＝与孙子女居住，6＝其他情况
PF**	1—2,1—4,1—5,1—6,2—4,2—5,2—6,3—4,3—5,3—6,4—6,5—6
RP**	1—4,1—5,2—4,2—5,2—6,3—4
BP**	1—4,1—5,1—6,2—4,3—4
GH**	1—5,2—3,2—4,3—5,4—5
VT**	1—2,1—4,1—5,2—3,2—4,3—5,4—5,5—6
SF**	1—2,1—4,1—6,2—3,2—4,2—5,3—4,3—6,4—5,4—6,5—6
RE**	1—3,2—6,3—4,4—5,4—6
MH**	1—3,1—4,1—5,2—3,2—4,2—5,3—5,3—6,4—5,4—6

资料来源:本研究问卷统计，* 表示差异显著 $P<0.05$；** 表示差异非常显著 $P<0.01$

调查结果显示,老年人不同婚姻及居住方式对生命质量各维度得分均有显著的影响($P<0.01$)。选择"与配偶子女们共同居住的"的生命质量各维度得分均为最高,"独居"的老年人生命质量各维度得分均为最低。婚姻及家庭居住方式与老年人的身心健康密切相关,良好的代际支持与和谐的家庭关系能够提高老年人的生命质量。与国内的其他研究结果较为一致,马丽娜等研究北京市城区老年人"独居"或"与家人同住"情况与生命质量关系,结果显示独居老年人抑郁症状明显,慢性病患病率高,幸福感和生活满意度较低;而"与家人同住"的老年人群中慢性病患病率较低;根据婚姻状况分析,离异、丧偶或未婚老年人抑郁症状患病率高,认知功能差,生活自理和日常活动行为能力差,生活满意度低[①]。

本研究显示"独居"老人无论是生命质量的各个维度得分以及生理心理上总分都是最低的。结果与相关研究[②③]基本一致,这可能与"独居老人"缺乏感情交流,社会交往减少,容易引发孤独寂寞、悲观厌世等负面情绪,导致生命质量各维度得分较低有关。"独居"老年人生命质量各维度较"与配偶居住"的老人得分低,有研究显示配偶健在的老年人社会支持总分高于离婚丧偶的独居老年人,可能由于独居老人多有孤独苦闷、无依无靠等不良情绪,身心健康状况较差,易产生抑郁症状,且认知功能和日常活动行为能力变差,导致生活满意度降低,生命质量不高[④]。

---

① 马丽娜,汤哲,关绍晨等.社会家庭因素与老年人生命质量的相关性研究[J].中国老年学杂志,2009,29(9):1128—1129.
② 丁国萍,马俊花,沈朝辉.城市社区60岁以上老年人生存质量现状调查分析[J].社区医学杂志,2007,5(13):16—18.
③ 李德明,陈天勇,吴振云.中国农村老年人的生活质量和主观幸福感[J].中国老年学杂志,2007,276(12):1193—1196.
④ 黄俭强,陈琪尔.广州市社区老年人生存质量调查[J].中国老年学杂志,2005,25(6):666—668.

　　老年人的婚姻问题也受到越来越多的关注。特别是有的老年人突然发生家庭变故，比如老伴去世、离婚等负面事件。有一定社会地位和经济基础的老年人，再婚的可能性很大。在当今社会，"黄昏恋"也得到了社会舆论的理解和支持。然而有实证研究显示，至少在上海这种大城市，情况是不太令人满意的，很多"银发婚姻"是建立在"老年男性需要家庭保姆，女性期待改善经济条件"的基础之上，很多老年人再婚之后很快又分开了，其中牵扯到房产、子女、后代关系等各种复杂的因素。没有爱情基础的婚姻总是很脆弱而痛苦的（新民晚报，1997）。进入到老年期后，老年人最需要的是与家人在一起，在生活上互相照应，通过访谈得知，大部分老年人喜欢居家养老的传统模式。本研究的结果也证明了彭希哲等的研究，我国历来就有爱老、敬老、养老的民族传统美德，1982 年的维也纳联合国老龄问题世界大会秘书长指出，"以中国为代表的东方养老模式，是国际社会解决养老难题的榜样"。所谓东方模式，即三代或四世同堂，良好的代际关系，互相照顾支持，以家庭养老为主的养老模式。在中国人传统的生活方式和文化表达中，婚姻和家庭历来被看得很重，家庭也是决定老年人生命质量的关键因素。研究证明，绝大多数老年人认为与子女们一起居住，是最为理想的居住和养老方式，认为"合居没有好处的"只有 8％的比例。2001 年上海市老龄科研中心等权威机构对城区 1500 多户老年家庭抽样调查结果显示，只有5.3％的老年人不希望居家养老①。

　　淮北市是一个中部欠发达地区的小城市，人们的思想相对较

---

① 彭希哲，梁鸿，程远编著.城市老年人服务体系研究［M］.上海：上海人民出版社，2006：
　　75—77.

为传统和保守,很多低龄老年人还要继续为家庭作贡献,照顾双方高龄老人,帮助抚养孙辈后代,有的还要做许多家务,例如买菜、做饭、拖地、洗衣服、接送小孩上下学等,体力活动相对较高,对自身生理健康也有非常重要的促进作用;而高龄老年人由于和配偶子女居住在一起,生活起居上有了很好的照护和管理,因此在生理健康层面有较高的保障。

然而随着社会的巨大变迁与经济的迅速转型,人们生活方式的转变与多元的文化需求,以前稳定的家庭照护模式也受到了很大的冲击,具体表现在以下几个方面。(1)家庭养老资源的不断萎缩。计划生育国策下家庭子女数的减少,女性解放促使其社会参与度的提高以及家庭、社会角色的碰撞,使得隐性和显性的家庭养老资源总量逐年下降。(2)难以满足的老年人居家养老需求量。随着年龄增大,身体机能老化,各种慢性疾病侵袭,而预期平均寿命不断延长,越来越多的老年人陷入日常生活照料的困境,老年人对养老资源的需求与日俱增。可见,社会变迁、家庭结构的变化将会对老年人的生命质量产生非常重要的影响。

老年人的婚姻及居住状况不仅对老年人自身生活、身心健康、生命质量等具有决定性的作用,而且对老年人的家庭生活方式、养老形式等都具有重大的影响。有关研究表明,我国老年人口的婚姻状况具有如下特征:第一,婚姻状况非常稳定,未婚、离婚和分居等所占比例都大大低于西方国家;第二,我国老年人口有配偶的比重只有61.64%,其中男性老人为77.64%,女性为57.34%,与国外同年龄组相比较低;第三,我国老年人婚姻状况中,丧偶率较高,比例高达35.34%,其中男性为18.95%,女性为49.92%。另外,专家指出,"随着我国经济社会的发展,人们生活水平的提高,医疗卫生条件的改善,以及尊老养老意识的增强,我国老年人口有配偶的比例正在逐步上升,而丧偶率则在逐渐下降"。

　　老年人口家庭状况包括家庭规模、家庭结构及其变迁、家庭生命周期等各种因素。研究显示,我国传统家庭和社会价值观念等,并没有因为社会巨大变迁和经济的剧烈转轨而有根本性的改变,全国各地的老年人口大部分仍与儿孙后辈们居住在一起,我国老年人口家庭结构仍以主干型、核心型家庭为主,农村老年人口的家庭规模远远大于城市老年人口的家庭规模;城市家庭趋向少子女、核心化,农村家庭仍是三代甚至四世同堂的格局。主要原因在于几千年来的农村经济还是以手工劳作为主以及血缘、宗族、大家庭等观念的影响根深蒂固,另外城乡差异的进一步拉大,就业与职业的条件不同等各个层面的原因。有研究认为,随着社会的高速发展,获得救济保障的增加,家庭的规模和类型将进一步趋向小型化、简单化,老年人与已婚子女同住的比例将会因为生活观念、生活方式及习惯的不同有所下降。家庭生命周期是指老年人口家庭所经历的过程。对家庭生命周期进行研究,不仅可反映出不同社会发展阶段家庭的不同结构类型,还可以揭示不同发展阶段的家庭特征和社会角色差异。研究发现,随着我国人口老龄化进程的加快,平均寿命的增长,家庭生命周期进一步延长了。其中较为显著的变化是生育子女数字减少,生育结束的时间大大提前,"空巢期"越来越长,老年人口中空巢率不断上升。另外根据 2010 年我国第六次人口普查资料显示,家庭户规模继续缩小,全国平均每个家庭户的人口为 3.10 人,比 2000 年人口普查的 3.44 人减少0.34 人。主要原因是由于我国生育水平不断下降、迁移流动人口增加、年轻人婚后独立居住等各种社会因素造成的。所有这些家庭居住情况都在改变着我国老年人口的家庭和社会角色介入,对老年人的晚年生活和生命质量产生了深刻而久远的影响。

4.3.5 社会参与

本研究调查结果显示,仍在工作的老年人有 217 人,占 24.5%;不工作的有 667 人,占 75.5%。目前仍在业的老年人与不工作的老年人生命质量八个维度得分相比较,除了精神健康 (MH)外,差异均有统计学意义($P<0.05$ 或 $P<0.01$)(见表 4 - 24)。生命质量八个维度得分均值比较中,"在业"老年人得分都比"不工作"老年人得分高。

表 4 - 24 "是否工作"老年人群生命质量各维度得分(M±SD)

维度	工作(n=217)	不工作(n=667)	t 值
PF	79.26±18.32	74.02±18.25	3.656**
RP	70.99±26.80	64.98±30.95	2.551*
BP	84.23±13.02	77.74±16.94	5.153**
GH	64.93±13.73	61.00±15.04	3.390**
VT	70.03±13.76	65.77±15.12	3.693**
SF	79.11±17.14	73.18±19.91	3.921**
RE	70.42±61.86	63.66±30.66	2.104*
MH	68.30±18.02	66.78±16.46	1.177

资料来源:本研究问卷统计,* 表示差异显著 $P<0.05$;** 表示差异非常显著 $P<0.01$

2002 年联合国第二次世界老龄大会通过《政治宣言》和《老龄化国际行动计划》两个文件,强调各国不应该把老年人当作家庭和社会的负担,应将其视为推动社会经济发展的重要力量之一。大会的主要目标是建立"不分年龄,人人共享"的社会。其中一个非常重要的方面就是实现老年人社会参与问题,而就业是老年人参与社会的主要形式,直接影响个人及其家庭的经济收入和物质生活水平。随着人均寿命的不断延长,老年人退休后还有相当长的一段生命历程,一般来说二三十年,对这一群体而言,继续扮演社会角色或者叫再就业无论对于满足老年人自身物质需求还是心理精神诉求都是至关重要的。西方发达的工业国家例如英、美、法、德、澳、加、日、荷等已经实施渐进式的"延期退休"政策,与国际社会相比较,我国是一个人口大国,"未富先老"、"未备先老"而且人口老龄化程度逐渐加深。据有关部门预测,到2035年中国将面临两名纳税人供养一名养老金领取者的尴尬境地。因此,老年人特别是刚进入到老年期的低龄老年人,在其身体健康状况良好或一般的情况下,参与一些力所能及的社会工作,既能获得一定的报酬,提高自身和家庭物质生活水平,又能增加社会交往,减少罹患各种慢性疾病的几率,远离抑郁和老年痴呆,做到人力资源的有效再利用。本研究的结果也充分显示,工作的老年人在生命质量的八个维度上得分均超过不工作的老人。

　　国内研究老年人就业情况的有彭希哲等(2006),研究对象是上海老年人的在业或离退休后再就业情况,结果显示,上海老年人60岁以后仍在业或离退休后再就业的老年人占11.8%,其中主要是离退休后再就业的占11.3%;从未就业的占4.7%;处于退休离休状态的老年人分别是82.8%和0.7%。老年人再就业的动机主要表现为以下方面:排在第一位的是"提高家庭经济收入",占到42.7%,其次是"为社区社会作贡献",占35.0%,再次完全是因为"精神上的寄托",占16.5%。老年人的就业状况与年龄成负相关,在业和离退休后再就业的比例随年龄的增加而降低,从60—64岁年龄段的超过两成到80岁以上的3.3%。另外,随着年龄段的升高,"从未就业"的比例也随之上升,从60—64岁的1.7%,到

80 岁以上组的 13.1%。在"从未就业"的水平上,女性比男性高出
6.5 个百分点[1](见表 4-25)。

表 4-25　上海市老年人分年龄段的就业状况(%)

年龄段	在业	离退休后再就业	退休	离休	从未就业
60—64	1.0	19.9	77.3	0.1	1.7
65—69	0.3	12.3	84.1	0.6	2.7
70—74	0.3	8.7	84.4	1.6	5.0
75—79	0.3	3.2	88.6	0.6	7.3
80 及以上	0.7	2.6	82.8	0.7	13.1
平均	0.5	11.3	82.8	0.7	4.6

资料来源:彭希哲,梁鸿,程远编著.城市老年人服务体系研究[M].上海:上海人
民出版社,2006:59

4.3.6　经济收入水平

结果显示,老年人不同收入水平与生命质量各维度得分比较,
差异均有统计学意义,除了 RP 和 GH 有显著性差异外(P<
0.05),其余各个维度均有非常显著性差异(P<0.01)(见表 4-
26)。马斯洛的需要理论有 5 个层次,包括生理、安全、归属和爱、
受尊重和自我实现的需要。同时也强调,在人类生活中必须要满
足自身最基本的生存需要,才会向更高水平的要求迈进,但生理和
心理需求又是相辅相成的,不能割裂开来。当今时代,更是强调以
人为本,社会和经济的发展也是以人的全面而自由的发展为根本
目标,最终目的是提高全体国民的生命质量。因此,在为老年人提
供各种社会服务时,不能仅仅停留在较低的生理或生存的层面,还
要认识需求的丰富性与复杂性。

---

[1]　彭希哲,梁鸿,程远编著.城市老年人服务体系研究[M].上海:上海人民出版社,2006:
58—61.

表4-26　不同收入水平老年人群生命质量各维度得分比较(M±SD)

维度	0—500 元 (n=171)	501—1000 元 (n=100)	1001—1500 元 (n=107)	1501—2000 元 (n=194)	2000 以上 (n=312)	F 值
PF	69.95±16.94	79.21±15.84	73.88±18.90	75.06±17.56	78.15±19.31	7.004**
RP	62.54±31.45	74.51±25.68	63.29±32.52	65.59±29.59	67.98±28.97	3.120*
BP	72.75±18.12	81.84±14.16	78.31±15.70	81.89±12.63	81.33±16.78	10.612**
GH	59.09±14.19	61.45±14.86	62.00±14.64	63.68±12.58	62.96±16.14	2.665*
VT	62.25±15.94	69.03±13.99	61.44±14.98	68.09±14.00	69.97±14.12	12.440**
SF	68.81±21.40	74.39±19.73	70.61±20.40	77.26±20.57	78.16±15.54	8.803**
RE	59.70±31.30	67.35±28.41	54.69±33.44	69.92±30.42	69.74±53.22	4.308**
MH	63.94±17.05	66.36±17.77	62.69±17.18	70.00±16.66	68.92±15.98	5.835**

资料来源:本研究问卷统计,＊表示差异显著 $P<0.05$;＊＊表示差异非常显著 $P<0.01$

表4-27　不同收入水平老年人生命质量各维度得分的组间差异

维度	1＝收入 0—500 元,2＝501—1000 元,3＝1001—1500,4＝1501—2000 元,5＝2000 元以上
PF**	1—2,1—4,1—5,2—3,3—5
RP*	1—2,2—3,2—4,3—4
BP**	1—2,1—3,1—4,1—5
GH*	1—4,1—5
VT**	1—2,1—4,1—5,2—3,3—4,3—5
SF**	1—2,1—4,1—5,3—4,3—5,4—5
RE**	1—4,1—5,2—3,3—4,3—5
MH**	1—4,1—5,2—3,3—4,3—5

资料来源:本研究问卷统计,＊表示差异显著 $P<0.05$;＊＊表示差异非常显著 $P<0.01$

　　稳定的收入来源和较高的社会经济地位对老年人获得较高生命质量有着非常重要的意义。经济收入作为生命质量重要的指标之一,对老年人的晚年生活产生根本性的影响。充裕的收入让老年人有能力在饮食营养、卫生保健、住宿条件等基本服务中获得更好的经济支持,在此基础上,他们才有可能去参与健身活动;而缺乏、较少或来源渠道单一的经济收入和家庭储蓄,使老年人基本物质生活水平和身体营养状况得不到较好地保证,特别是老年慢性病患者在看诊和治疗过程中可能得不到更好的救助。在基本生存条件无法保障的情形下,给老年人的心理也带来了沉重的包袱。伴随着年龄增大、体质下降,老年人慢性疾病的高发与蔓延,医疗卫生费用支出逐步增大,对于老年人自身及家庭都带来了巨大的负担,非常不利于老年人及家属生命质量的提升[1]。

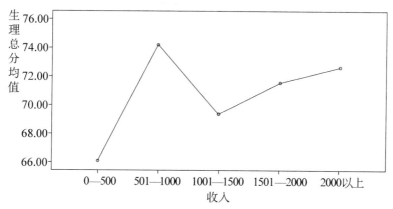

图 4-18　不同收入水平老年人生命
质量生理层面总分均值图
资料来源:本研究问卷统计

从图 4-18 中可以看出,不同收入水平老年人对应在生命质量生理层面总分的不同均值,收入在"501—1000 元"之间的老年人生理总分最高,与其他收入水平老年人生理上总分相差较大,而收入在"1500 元及以上"的老年人生理健康上相差不大,毋庸置疑,收入在"0—500 元"范围内的老年人生理总分为最低。究其原

---

① 王卫华,卢祖洵.生命质量研究的现状与趋势[J].医学与社会,2005,18(7):8—14.

因,众所周知经济收入是老年人晚年生活幸福,生命质量提高的基本条件和重要保障。但更多老年人没有或只有很少的经济收入,特别是随着劳动能力的逐步丧失,老年人经济收入锐减,来源渠道单一,主要是从子女后代中获得,在基本生活水平和营养搭配上远远跟不上较高经济收入的老年人,由于经济上的捉襟见肘,有病就会硬撑着,轻易不去看医生,讳疾忌医,在规律健身行为和健康促进管理上无法投入更多的意识、金钱和精力。

　　图4-19中显示,不同经济收入的老年人在生理层面总分的均值比较,结果与 LSD 多重分析的结果较为一致。老年人在经济收入上心理和生理层面上的均值并没有完全同步,高收入老年人心理得分最高,这是容易理解的,但最低收入的老年人得分并不是最低,反而收入在"1001—1500 元"的老年人总分最低,与其他年龄段老年人总分比较相差较大,原因有待于进一步研究。

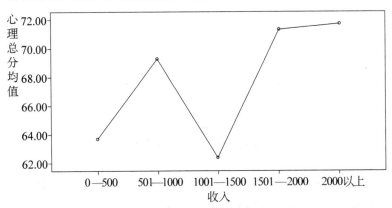

**图4-19　不同收入水平老年人生命
质量心理层面总分均值图**
资料来源:本研究问卷统计

　　从调查结果得知,将城市老年人在不同健身行为阶段生命质量八个维度的得分相比较,均有非常显著性差异,$P<0.01$(见表4-28)。在"生理功能"维度上,处于"巩固保持"行为阶段的老年

人得分最高,显示出超过 12 个月以上的规律健身行为对老年人
生理和躯体上的积极作用是显著的。而处在"探索期"阶段,即
有规律健身但不到 12 个月时间,这部分老年人由于锻炼的时间
较短,或许运动强度与锻炼时间段也不足以对身体机能产生较有
利的影响,因此对身体的促进作用还没有显现出来,建议 60 位处
于"波动期"的老年人要克服自身的惰性,努力突破行为的障碍,
只有当他们看到或感受到来自身体上的良好变化,才能驱动自己
的内部锻炼动机,这是自我效能理论在健身行为上的具体体现。
"自我效能"是指个体对自己是否有能力去实施某一行为的期
望,是人们对自我行为能力的认知与评价。当一个人确信自己有
能力进行某一活动时,就会产生高度的"自我效能感",并会去主
动进行这一活动①。

表 4-28 不同健身行为阶段老年人生命质量各维度得分(M±SD)

维度	前考虑期 (n=81)	考虑计划期 (n=155)	探索期 (n=374)	波动期 (n=60)	巩固保持期 (n=214)	F 值
PF	67.96 ±27.02	80.06 ±17.50	75.15 ±27.02	67.92 ±21.71	82.17 ±16.48	11.99**
RP	61.42 ±23.85	64.03 ±20.99	66.03 ±28.11	68.33 ±22.50	78.04 ±24.21	4.11**
BP	69.89 ±18.39	73.89 ±15.39	79.56 ±16.72	70.29 ±21.58	85.65 ±13.22	11.87**
GH	61.85 ±14.28	62.19 ±15.70	64.67 ±14.72	66.67 ±13.96	69.79 ±15.03	3.91**
VT	63.37 ±13.00	73.98 ±15.08	63.86 ±17.90	75.00 ±38.73	76.17 ±15.79	5.07**
SF	63.85 ±18.15	68.90 ±19.46	67.26 ±15.88	67.07 ±20.98	68.28 ±14.97	4.60**
RE	62.84 ±13.23	61.38 ±15.26	60.11 ±13.49	64.41 ±14.90	72.41 ±16.75	1.27**
MH	69.27 ±26.13	67.34 ±21.37	70.24 ±19.14	75.56 ±21.73	79.23 ±17.30	2.98**

资料来源:本研究问卷统计,* 表示差异显著 $P<0.05$;** 表示差异非常显著 $P<0.01$

---

① 胡泓.大学生体育学习自我效能的培养[J].体育学刊,2001,8(4):1061.

4.4 健身行为与老年人生命质量

在"考虑计划期"阶段,老年人在"生理功能"均值得分上仅次于"巩固保持期",充分说明,只要老年人有要锻炼的主观意愿,并开始筹备计划如何健身,对生命质量都会产生正向的积极的影响。在"活力"、"社会功能"、"情感职能"上,"考虑计划期"阶段老年人的均值得分超过了处在"探索期"的得分。

赵学森(2010)对我国毛南族居民不同锻炼阶段人群生命质量进行分析研究,发现处于无意图阶段的人群,生命质量各领域的得分最低;而参与体育锻炼的阶段越高,生命质量各领域的得分越高。由此说明是否参加体育锻炼对生命质量有很大影响[①]。马春林(2012)研究认为,不同健身行为阶段对畲族聚居区居民生命质量八个维度得分均有有着不同程度的影响。在行为第一阶段转变(无意识到有意识阶段)和第四阶段转变(行动和行动保持阶段)过程中,生命质量多个维度得分显著提高[②]。本研究的结果与前人研究的结果有较大的不同,老年人生命质量各维度得分并没有按照行为的每个阶段呈递增趋势,而是出现不同的结果,但处在"巩固保持期"阶段的生命质量各个维度得分均值均为最高,充分说明了长期的规律健身行为对老年人生命质量的提升有着非常重要的影响。

李广宇等(2004)研究指出,进行体育健身每周超过 3 次、每次

① 赵学森.我国毛南族聚居区体育与健康相关生命质量的实证研究[D].上海:上海体育学院,2010.

② 马春林.畲族聚居区居民生命质量与传统体育健身行为特征.关系·发展[D].上海:上海体育学院,2012.

锻炼至少30分钟,中等强度,对强身健体、防病治病、缓解精神紧张、提高心理健康等有积极影响[1]。长期科学的体育健身活动对有机体进行适宜强度的外部刺激,使个体产生抵抗力,从而使身体产生较强的对外界环境的适应能力,提高机体免疫力[2]。国外专家证实,体力活动不足不仅导致体质下降,还可增加罹患各种非传染性慢性疾病的风险[3]。陶勇等(2004)也指出,经常参加健身活动,养成规律运动习惯,可促进身体各项素质的保持与提高[4]。体育健身活动以其丰富多彩的形式和内容,促进了身心健康,完善了个体的人格,提高了社会适应能力[5]。美国运动专家指出,规律健身行为和良好生活方式是人类维护自身健康、提升生命质量最积极有效的途径,其影响和作用是任何药物或科技手段无法代替的[6]。作为"理想契约竞争关系"的体育让人们有了重新认识自己的机会,帮助人们摆脱压力的困扰,实现了人际关系的重构。张敏杰等的研究表明,长期体育健身不仅有效促进躯体生理健康,更能提高精神心理健康和社会适应能力,有利于生命质量的全面改善和提升[7]。

---

[1]　李广宇,刘燕,张宝荣等.573名大学生的运动知识、态度、信念、行为[J].中国学校卫生,2004,25(1):50—51.

[2]　乔佳,吴永慧,李登月等.农村居民生命质量与体适能关联因素的回归分析[J].山东体育学院学报,2010,26(11):52.

[3]　Douglas KA, Collins JL, Warren C, et al. Results from the 1995 national college risk behavior surver[J]. J Am College Health, 1997, 46(2): 55—66.

[4]　陶勇,代春玲.大学生体育生活方式与身心健康关系的研究[J].武汉体育学院学报,2004,38(6):141—143.

[5]　朱唯唯.体育运动对大学生心理疾病的调节与治疗[J].体育与科学,1999,20(5):57—60.

[6]　布莱恩·J·萨克.运动健康完全手册[M].刘忻,李伟,杨存真等译.长沙:湖南文艺出版社,2002:14—48.

[7]　乔佳,吴永慧,李登月等.农村居民生命质量与体适能关联因素的回归分析[J].山东体育学院学报,2010,26(11):52.

下面是一个由"无意识期"到"巩固保持期"阶段的老年人锻炼身体的案例：

【附件4—1】对高女士锻炼相关健康与生命质量的访谈（根据部分录音整理）

（时间：2015—02—16；访问者：费加明；被访者：机厂社区，高××，女，60岁；地点：高家）

高××，淮北相山区人，煤矿退休工人，以前从来没有过主动锻炼身体的意识和行为，5年前患有颈椎病和椎间盘突出，去了好多家医院看，也没有太好的治疗方法，当然治疗效果也不是很好。一年前，偶然的体检发现了有脑血管疾病的征兆。检查之前，她的生活作息没有形成良好的习惯和规律，有时候熬夜晚起，吃饭也不是太讲究膳食搭配和营养平衡，没有想过去锻炼身体，嫌脏怕累，认为自己又不会什么运动技巧，家里老公和女儿也没有锻炼的习惯。等到检查结果下来的时候，高女士非常担心自己的身体和健康，在半年前开始听从医生和家人的建议，准备计划着要锻炼身体了。她不太喜欢一个人去锻炼，总想找人陪着，认为一个人健身容易偷懒，又不能坚持长久，三天打鱼两天晒网，更没有什么锻炼效果。正好小区里有好几拨跳广场舞的，有免费教的，有一个月参与者交5元钱的，高女士选择了免费的广场舞。就这样，几乎每天都在晚上7点开始，一直跳到8点半，有志愿者在前面教动作，跳舞的音响电源等器材也是志愿者个人购买的，她是体育爱好者，自发组织老太太跳舞，最多时候大概有40多人，整个小区广场上几乎都站满了人，但是只有一两个男性老年人参与其中，志愿者对男性老年人非常照顾，不厌其烦地教最简单的动作，总是希望来跳舞的人越多越好。

当问起"您跳舞一段时间以后,身体和精神方面有什么感觉?与以前有什么不同吗?"老人谈了两点感受,一是跳广场舞的人多,她非常喜欢这种热闹的场合,大家在一起有说有笑,虽然很多人不认识,但只要一踏进场地,听到富有节奏的音乐,立刻都变成了朋友,一起互相交流家庭情况、患病情况、治疗信息、锻炼技巧等,有时候讨论到晚上10后都不愿意回家。她非常享受这种氛围,感觉自己精神比以前好多了,晚上睡眠质量也很高,病情比以前有很大的改善。第二点是每天一个半小时左右的健身过程中,更多关注的是广场舞的每个动作,如何认真地跟着教练学习各种舞步? 怎样跳得更好看? 还要注意队列队形,大家要配合得好,才能有更好的效果与人气。这样就逐渐地转移了对疾病的注意力,不像以前整天就是想着自己的病,怎么办? 去哪家医院治疗? 心情不好烦躁不安,吃不好,睡不香。这样专注于跳舞,无形之中就忽略了自身的疾病,感觉自己是非常健康的人,从来没有生过病一样。半年下来,腰和颈椎基本不怎么难受了,全身血管好像也畅通了,就像变了一个人一样。看到了锻炼给自身带来的病情好转与心情的愉悦,她表示,以后就把锻炼身体作为自己每天最重要的事情来做。还要带动退休的老公和上大学的女儿,全家总动员,一起去健身。

4.5　老年人生命质量影响因素的多元线性回归分析

回归分析是确定两个及以上变量之间相互依赖的定量关系的一种统计分析方法。在经济、金融、医学、社会科学等领域都具有非常广泛的应用。它以被影响变量为因变量,以影响变量为自变量,研究因变量与自变量之间的因果关系,能够确定变量之间的定量关系并进行相应的预测,反映统计变量之间的数量变化规律,为研究者准确把握自变量对因变量的影响程度和方向提供有效的方法①。

老年人生命质量有诸多影响因素,把生命质量总分作为因变量,将老年人社会人口学特征,如性别、年龄、受教育程度、是否工作等,以及社会经济地位、健康服务利用等,包括收入、支出、是否患慢性病、患病时间、就诊决策、一月、每次医疗费用支出、规律健身行为状况等作为自变量,对老年人生命质量的影响因素进行多元线性回归分析。各影响因素赋值方法见表4-29。

表4-29　老年人生命质量影响因素的赋值方法

因素	赋　值
性别	1. 男 2. 女
年龄	1.56—60 岁 2.61—65 岁 3.66—70 岁 4.71—75 岁 5.76—80 岁 6.80 岁以上
文化	1. 文盲半文盲 2. 初中及以下 3. 高中中专 4. 大专 5. 本科及以上
婚姻及居住方式	1. 与配偶居住 2. 独居 3. 与子女居住 4. 与配偶子女居住 5. 与孙子女居住 6. 其他情况
是否工作	1. 是 2. 否
每月收入	1. 收入 0—500 元 2. 501—1000 元 3. 1001—1500 元 4. 1501—2000 元 5. 2000 元以上
每月支出	1. 收入 0—500 元 2. 501—1000 元 3. 1001—1500 元 4. 1501—2000 元 5. 2000 元以上
养老保险	1. 有 2. 无
医疗保险	1. 有 2. 无
患慢性病	1. 患病 2. 未患病

① 吴骏编著. 统计分析从零开始学[M]. 北京:清华大学出版社,2014:218.

（续表）

因素	赋　值
患病时间	1. 一年以下 2. 1—3 年 3. 4—6 年 4. 7—10 年 5. 10 年以上
就医决策	1. 有病就去 2. 看情况 3. 硬撑着实在不行就去 4. 不去看病 5. 其他情况
就医考量	1. 治疗条件 2. 家庭和医院距离远近 3. 看病的价格 4. 有无熟人 5. 其他因素
一月医疗费用支出	1. 0—100 元 2. 101—500 元 3. 501—1000 元 4. 1001—2000 元 5. 2000 元以上
每次医疗费用支出	1. 0—100 元 2. 101—500 元 3. 501—1000 元 4. 1001—2000 元 5. 2000 元以上
规律锻炼状况	1. 没考虑 2. 计划 3. 行动不规律 4. 规律不到 12 个月 5. 规律超过 12 个月

资料来源：根据研究需要自行绘制

表 4 - 30　老年人生命质量影响因素的方差分析结果

模型		平方和	df	均方	F	Sig.
1	回归	1313979. 533	16	82123. 721	8. 873	. 000ᵃ
	残差	2869035. 432	310	9254. 953		
	总计	4183014. 965	326			

a. 预测变量：(常量)，规律锻炼状况，就医考虑，医疗保险，工作与否，患病时间，一月医疗费，性别，养老保险，婚姻及居住方式，就医决策，患慢性病，年龄，支出，每次医疗费，文化，收入。

b. 因变量：生命质量总分

资料来源：本研究问卷统计

表 4 - 30 给出了老年人生命质量影响因素的方差分析结果，从表中可以得到模型的显著性 P 值是 0.000，小于显著性水平 0.05，因此可以判断模型整体非常显著。

表4-31　老年人生命质量影响因素的多元线性回归分析

变量	非标准化系数	标准误差	标准系数	t	P
（常量）	500.363	62.357		8.024	.000
性别	−1.617	12.047	−.007	−.134	.893
年龄	−4.629	5.025	−.049	−.921	.358
文化	2.199	6.081	.024	.362	.718
婚姻及居住方式	12.795	4.615	.152	2.773	.006
工作与否	35.006	16.042	.119	2.182	.030
收入	3.252	5.001	.045	.650	.516
支出	7.699	6.194	.081	1.243	.215
养老保险	−34.615	12.500	−.143	−2.769	.006
医疗保险	.527	14.973	.002	.035	.972
患慢性病	39.543	23.261	.091	1.700	.090
患病时间	−4.195	4.566	−.048	−.919	.359
就医决策	−23.333	6.553	−.187	−3.560	.000
就医考量	−11.060	5.893	−.099	−1.877	.061
一月医疗费	−22.043	6.565	−.207	−3.358	.001
每次医疗费	−11.896	5.168	−.131	−2.302	.022
规律锻炼状况	17.556	4.462	.201	3.934	.000

$F=8.873, P=0.000$

资料来源:本研究问卷统计,* 表示差异显著 $P<0.05$;** 表示差异非常显著 $P<0.01$

　　表4-31给出了老年人生命质量线性回归模型的回归系数及相应的一些统计量。回归分析显示,老年人的婚姻及居住方式、是否享有养老保险、就医决策、规律健身状况和一月医疗费用支出的回归效应非常显著($P<0.01$),而是否工作、就医考量和每次医疗费用支出的回归效应显著($P<0.05$)。在"性别"上面,女性老年人的生命质量总分低于男性老年人,在"年龄段"上,随着年龄的增

长,生命质量得分越低,也非常符合客观现实和问卷调查的结果,在"文化程度"因素上,受教育程度越高的老年人,其生命质量总分也越高,享有"养老保险"的老年人生命质量总分较高,"未患慢性病"的老年人生命质量总分高于"患病"的老年人,与大部分专家学者的研究结果较为一致。张小莉等(2005)研究指出,随着老年人患有慢性病的增多,其病情严重影响老年人的生命质量[①]。而老年慢性病人其病程长、生活自理能力差,心理的抑郁或焦虑,治疗的经济负担重及病情对社会活动的负面影响等因素[②],均可导致其生命质量的大大降低。在"一月和每次医疗费用支出"因素中,费用支出的越高,老年人生命质量总得分就越低,由此可见,治疗各种慢性疾病的经济负担对老年人生命质量呈显著的负相关。"规律健身行为的五个阶段"中,处于行动和巩固保持期的老年人生命质量总分较高,而在健身行为的"前考虑期"和"计划期"阶段时,生命质量总分较低。也验证了赵学森、马春林等学者的研究结果。

4.6　本章小结

4.6.1　老年人生命质量的影响因素

人口老龄化背景下,老年人生命质量的影响因素可分为宏观(社会经济发展水平、医疗技术、国家和地方医疗、养老、保障、体育等公共服务政策等)、中观(社区及社区服务项目发展状况等)、微

---

① 张晓莉,代中全.老年慢性病患者社会支持与生活质量的研究[J].四川医学,2005,26(8):916.

② Padilla G,Grant M. Quality of life as a cancer nursing outcome variable[J]. Advances in Nursing Science,1985,8:46—60.

观(个人和家庭)几个层次。对老年人健康促进和生命质量干预的主要目的就是对这些因素进行调节、降低影响老年人生命质量风险因子的负作用,另一方面也是为老年人家庭和社会节约医疗费用开支。

4.6.2　老年人健康服务利用与生命质量的关系

本研究调查显示,有 566 人参加养老保险,占总人数的 64.1%,没有参加养老保险的有 318 人,占 35.9%。参加医疗保险的有 713 人,占 80.7%,没有参加医疗保险的有 171 人,占 19.3%。截至 2011 年底,淮北市城镇职工基本医疗保障参保人数占到总人口的 19.2%,有养老和医疗保险的老年人生命质量各维度得分大都超过无保险的;患有慢性疾病的老年人生命质量得分明显低于未患慢性疾病者,李晓梅等(2007)学者研究结果与本研究有相似的结论[1],患病类型多以及患病时间长的老年人生命质量各维度得分显著降低;参与就医决策中"硬撑着实在不行采取就医"的无论在生命质量的生理和心理总分均值上均为最低;在不同医疗费用支出的老年人生命质量得分均值比较上,一月花费在"2000 元以上"生命质量八个维度上基本都是得分最低的,充分说明疾病经济负担对老年人生命质量有着非常重要的影响;老年人闲暇时间活动的安排过度依赖于各种电视广播媒体,静态、被动的休闲活动较多,缺少日常行为的主动性和多样性,大多数老年人的休闲生活被电视、广播、打牌、戏曲和无休止的聊天所占据,体力活动大为减少,也是老年人罹患各种慢性疾病的重要因素之一。

---

① 李晓梅,万崇华,王国辉等.慢性病患者的生命质量评价[J].中国全科医学,2007,10(1):20.

WHO研究指出,造成人类死亡重要原因的60%以上都是由不合理的生活方式引起的。

4.6.3　规律体育健身行为与老年人生命质量的关系

城市老年人在不同健身行为阶段生命质量八个维度的得分相比较,均有显著性差异,$P<0.01$(见表4-28)。在"生理功能"维度上,处于"巩固保持"行为阶段的老年人得分最高,显示出超过12个月以上的规律健身行为对老年人生理和躯体上的积极作用是最为显著的。

5 规律健身行为对城市老年Ⅱ型糖尿病患者生命质量的干预

社会变迁、经济发展、生活方式的变化及人口老龄化不断加剧,引起疾病谱改变,糖尿病成为危害人类健康的三大非传染慢性病之一。近年来,糖尿病呈发病率高,增长速度快的态势,大部分患者的年龄在20—60岁之间,中年男性患病率高于同年龄段的女性和老年人,一半以上的前期患者无任何症状,只是在体检中被查到,因此易被人忽视。本章主要研究内容采用干预实验法,利用民间体育项目对城市老年Ⅱ型糖尿病患者的行为方式和生活习惯进行干预,重点论述规律健身行为与老年患者生命质量各维度得分、糖尿病病情、身体形态、体质状况及医疗费用支出的关系(注:本研究对象均为老年Ⅱ型糖尿病患者,下同)。

5.1 Ⅱ型糖尿病流行病学分析

截至2014年,我国共做过7次糖尿病发病率的流行病学调查,1979年糖尿病患病率仅为0.67%,2008年调查出的患病率是 9.7％，2010 年患病率达到 11.6％。中国有 1.139 亿糖尿病患者，基本上每 10 个中国人中有一人患有此病。老年人群因为体力活动水平下降显著，致使发病率逐年增高，社会危害严重，且逐渐有向年轻化发展的趋势。Ⅱ型糖尿病患者占糖尿病患者总数的八、九成，绝大多数发生在成人群体中。糖尿病的主要特点为：高血糖和糖尿，糖尿病典型症状是三多一少，即吃得多，喝的多和尿得多，体重减少。血糖升高是目前诊断糖尿病的主要依据，其核心指标是糖化血红蛋白。糖尿病发生、发展及其复发，主要与情志、生活环境、肥胖、缺乏运动、饮食和遗传等因素高度相关。糖尿病随着人口老龄化进程的加速在全球已广泛流行，WHO 统计糖尿病患者数从 1995 年的 1.25 亿人，到 2000 年的 1.71 亿人，预测到 2030 年将会达到 3.66 亿[①]。Ⅱ型糖尿病病因不明，遗传是一个主要方面，但更重要的影响因素是生活环境。很多专家认为，糖尿病患病率如此之高，增长率如此之快主要是由于物质水平提高、生活方式改变造成的，特别是与高脂、高糖、高盐等食品摄入过多以及体力活动不足有密切关系。大量研究表明，运动不足是Ⅱ型糖尿病发病的独立危险因素。在糖耐量异常者中女性占多数，因为就整体范围而言，妇女相比男性更缺乏运动[②]。

　　研究表明，糖尿病患者规律健身状况不令人乐观，一般只有超过半数的患者能坚持规律锻炼；节假日下降至 45.14％；当家务繁忙时还能坚持锻炼的不到三分之一；而当在身体疲劳或惰性情景

① Wild S, Roglic G, Green A, et al. Global prevalence of diabetes: estimates for the year 2000 and projections for 2030. Diabetes Care, 2004,27(5): 1047—1053.
② Schulz LO, Weidensee RC. Glucose tolerance and physical activity in a Mexican indigenous population[J]. Diabetes Care, 1995,18(9):1274—1276.

下,能坚持锻炼的患者就更少了。糖尿病患者与非糖尿病人对各种运动的代谢有不同的反应,而且血糖、血脂、胆固醇等对运动的反应也不尽相同[①]。在医学界,运动训练中体内成分的物质与能量代谢的关系和自身的稳定状态,已被广泛地研究报道[②],有氧运动改善糖尿病患者血糖、血脂的疗效已被广泛认同。因此,采用规律、中低强度、持续较长时间的民间传统健身项目对老年Ⅱ型糖尿病患者的身体活动量进行监测,掌握老年Ⅱ型糖尿病患者的生活起居、运动强度和频率等,将是该领域面临的重要课题。基于此,对老年Ⅱ型糖尿病患者实施运动干预方案,选择适宜强度和运动量的健身项目就显得尤为重要,综合考量了当地的民俗民间活动,选取极具地域特征和民俗特色的"花鼓灯"老年糖尿病保健操为备选项目。

花鼓灯流行于安徽淮河流域一带,包括舞蹈、锣鼓音乐、灯歌及含有一定情节的后场小戏等多种表演形式的民间传统舞蹈艺术。花鼓灯舞蹈可以追溯到北宋初期,当时有一种民间传统舞蹈艺术,称为"合生",演员们即兴起舞,配有音乐伴奏,被普遍认为是如今花鼓灯的雏形[③]。根据《凤台县志》的记载:"花鼓灯,又名红灯、故事灯,历史悠久,从宋朝起就有了花鼓灯。主要流行在凤台、怀远、颍上一带,是一种优秀的民间操蹈"[④]。用这种经过改编的更适应老年人身体、生理特点,简单易学的健身操,对糖尿病患者进行健身运动干预,既有强烈的趣味性和文化认同感,也易被当地老年人所接受。

① Groop L, The etiology and pathogenesis of noninsulin-dependent diabetes[J]. Ann Med.
② Rosenstock J, Management of type 2 diabetes mellitus in the elderly: special considerations.
③ 潘丽. 花鼓灯的文化内涵解读[J]. 北京舞蹈学院学报,2007(4):83—84.
④ 凤台县地方志编纂委员会. 凤台县志[Z]:合肥:黄山书社,1998.

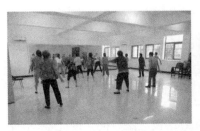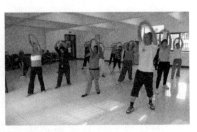

图5-1　运动干预实验情景

资料来源:课题组拍摄

"花鼓灯"老年糖尿病保健操共有60节,时间大约为50—60分钟。老年糖尿病患者练习一遍健身操,身体会中等出汗,时间、强度和运动量适中,动作舒缓,姿态优美。课题组经过仔细研究,认真考证,从老年人的生理心理特点和糖尿病的发病机理出发,将健身操设计为大部分行进间的动态练习,适当增加了老年人的活动量,同时借鉴淮北地区广为流传的民间传统舞蹈"花鼓灯"的部分手法和身法,深受淮北城市社区老年糖尿病患者的青睐。

本研究旨在探讨运动干预对老年Ⅱ型糖尿病患者生命质量、血糖等指标、体质状况及医疗费用支出的影响,以期改变老年患者不良的生活方式,有效控制病情,减少各种并发症的发生与发展,切实提升老年人的生命质量。现将结果报道如下。

5.2　研究方法

实验对象:在淮北城市社区老年人中采取招募的方式,剔除不合条件的老年人,最后选取28例老年Ⅱ型糖尿病患者。

纳入标准:①淮北城市社区居民,年龄56—80岁,要求为不喜欢体育活动,从没有健身行为的;②空腹血糖稳定在7.0—16.7mmol/L范围之内,病程5—10年;③有一定的听说读写能力;

④饮食控制(如低盐低脂低糖饮食)或口服降糖药物;⑤无严重糖尿病并发症,无肝、肾等脏器功能损害,血压不超过180/105mmHg,心电图检查正常;⑥能坚持12周中等强度健身锻炼,自愿参加本干预实验项目。根据纳入标准共入选28例老年Ⅱ型糖尿病患者,其中男性14例,女性14例。随机将受试分为干预组和对照组。

排除标准:(1)病情控制不佳,血糖很高或血糖波动明显的患者;(2)有急性并发症患者;(3)有精神疾患的患者;(4)有重要脏器的严重功能衰竭者;(5)严重高血压者(BP>180/110mmHg);(6)有严重的心律失常者;(7)有心梗、脑梗史者;(8)经常锻炼身体的老年患者。

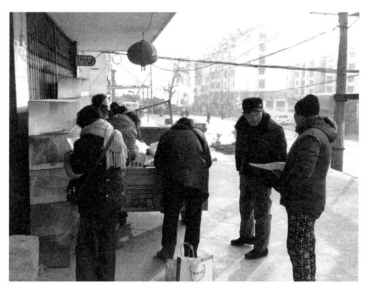

图5-2 老年人在填写问卷

资料来源:课题组拍摄

实验方法:干预前对干预组与对照组两组对象进行基线调查,包括SF-36生命质量量表、糖尿病各项指标检测、体质测量等。

运动干预前对28名实验受试对象进行血糖、血脂等指标、体质状况、身体形态等进行测试,严格控制 14 名对照组成员体育锻炼行为。根据老年糖尿病患者年龄、性别、身体健康、患病状况等,为 14 名干预组受试者制定一周身体活动总量和锻炼目标。

5.2.1 实验步骤

(1) 实验前的准备

运动前首先进行医学检查以排除运动禁忌。保证其身体健康状况能够完成实验,筛选出运动干预对象。了解受试者的生活习惯、日常饮食、用药情况和运动习惯。向研究对象解释研究目的、研究期限、研究内容、运动注意事项以及对患者如何配合的要求,取得其知情同意并签字。

(2) 运动处方的实施

根据测试结果掌握干预对象疾病状况、体质机能状况,并结合个人生活方式开出个体化运动处方,实施运动干预方案。

1) 项目:"花鼓灯"老年糖尿病健身操(简称花鼓操)。

2) 时间和强度:运动 50—60 分钟/次,中等运动强度(即运动时心率保持在最大心率的 45%—70%);实验总共持续 12 周。

3) 频率:每周 3 次运动干预,根据周玉荣等研究结果,甲组患者 7.0mmol/L≤FPG<10.0mmol/L,乙组患者 10.0mmol/L≤FPG<14.0mmol/L,甲组于 2h 后达到胰岛素高峰;乙组胰岛素高峰期在餐后 3h[①]。根据美国体能协会"在胰岛素峰值不宜运动"的建议,本实验确定在早餐后 1 小时开始集中运动,以避免低血糖情况发生。

---

① 周玉荣,肖健青. Ⅱ型糖尿病患者血清胰岛素及 C 肽水平变化的临床研究[J]. 检验医学与临床,2013,10(18):2413.

4）监控措施：12周实验期间，始终与受试者保持联系；聘请淮北市、区人民医院内分泌科主任等糖尿病专家对所有受试患者进行糖尿病健康教育和面授指导，每3周一次，每次30分钟以上。

本次实验参照美国体能协会关于Ⅱ型糖尿病患者运动推荐的频次和量。其中要特别注意的一点，胰岛素高峰期时不建议运动。"People with type 2 diabetes should also avoid exercise during peak insulin activity times. 30- to 60-minute workouts performed five days per week is recommended. A target heart rate zone of 45%—70% may be used. "①

实施时间为2013年8—11月。观察运动干预对老年Ⅱ型糖尿病患者的防治效果。所有选定对象饮食、药物均不给予额外干预措施，且均非具有规律体育锻炼习惯者。运动干预2—3周进行运动处方的修订，使糖尿病患者继续保持良好的运动习惯、生活方式。

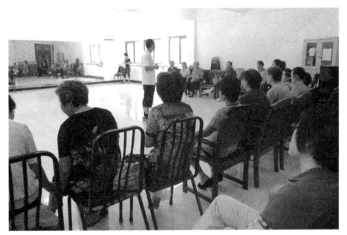

图5-3　Ⅱ型糖尿病健康知识及科学健身教育
资料来源：课题组拍摄

---

① http://www.nsca.com/Store-Detail/?CID=2147488760.

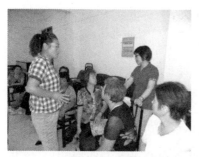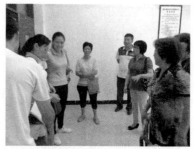

图5-4　运动医学专家现场为实验受试者解答问题

资料来源：课题组拍摄

5.2.2　运动干预实验流程

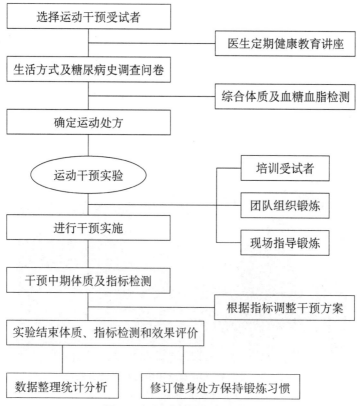

图5-5　运动干预实验流程图

资料来源：本研究根据实验需要自行绘制

5.2.3 统计方法

实验数据经整理后录入,采用 SPSS17.0 统计软件包和 Microsoft Excel 2003 软件进行统计学处理,数值变量用 M±SD 表示,组间比较选用 t 检验。显著水平为 $P<0.05$,非常显著水平 $P<0.01$。分析方法包括描述性统计分析,独立样本 t 检验、单因素方差分析(ANOVA)、重复测量方差分析与简单效应分析。

5.3 结果

5.3.1 两组受试实验前、第四周与第十二周生命质量各维度得分结果

研究显示,12 周运动干预刺激对城市社区老年Ⅱ型糖尿病患者的生命质量各维度以及生理心理层面的提升具有非常重要的提升作用和积极影响。结果如下。

5.3.1.1 两组实验前和第四周生命质量各维度得分变化

实验第四周后,测试结果显示,实验干预组在生命质量的"生理职能"、"总体健康"、"情感职能"与"精神健康"四个层面上与实验前相比较,均有非常显著性差异($P<0.01$),在"活力"和"社会功能"两个层面与实验前相比,有显著性差异($P<0.05$),但在生命质量"生理功能"、"躯体疼痛"两个层面上差异比较,均无统计学意义($P>0.05$)。说明经过四周的运动干预实验,生命质量的某些指标已经产生变化,但由于实验时间较短,并没有全部具有显著性差异。而对照组生命质量各维度得分与实验前相比较,只有"生理功能"层面差异有统计学意义($P<0.05$),但得分比实验前下降

得很明显，均值相差 13.71 分，其他 7 个层面与实验前相比较，差异均无统计学意义（$P<0.05$）（见表 5-1）。

表 5-1　两组实验前与第四周后生命质量各维度得分比较(M±SD)

测试指标	干预组(n=14)			对照组(n=14)		
	实验前	第四周后	t 值	实验前	第四周后	t 值
PF	67.86±5.99	66.86±6.36	0.429	75.42±8.45	61.71±8.57	3.965*
RP	58.36±12.28	70.57±4.57	−3.824**	57.07±7.52	58.64±6.37	−0.547
BP	64.40±10.80	69.93±5.54	−1.599	61.34±7.01	60.36±6.89	0.321
GH	58.64±12.30	72.93±6.84	−4.241**	54.28±9.09	58.93±6.34	−1.645
VT	60.79±12.87	69.57±7.29	−2.210*	56.28±5.77	54.86±8.74	0.463
SF	60.15±12.71	70.50±8.06	−2.534*	52.51±8.33	55.14±8.11	−0.805
RE	49.33±14.64	71.79±6.96	−4.939**	60.09±10.02	55.21±10.12	1.321
MH	62.36±11.08	72.93±5.89	−3.170**	59.35±10.69	57.43±9.98	0.561

注：* $P<0.05$，** $P<0.01$；"PF"生理功能，"RP"生理职能，"BP"躯体疼痛，"GH"总体健康，"VT"活力，"SF"社会功能，"RE"情感职能，"MH"精神健康

5.3.1.2　两组实验第四周与第十二周生命质量各维度得分的变化

实验结果显示，干预组在实验第四周与十二周后，在生命质量八个维度得分上相比较，均有非常显著性差异（$P<0.01$）。实验后干预组生命质量所有维度的得分都明显高于实验前。在"生理功能"维度得分上均值差最大，达到 13.92 分，其次为"总体健康"，总分均值差 11.78 分，而均值差最小的为"情感职能"维度，为 5.59 分。而对照组在生命质量八个维度得分上只有"活力"层面，在实验第十二周与第四周相比较，差异有统计学意义（$P<0.05$），其余七个维度在不同实验时间相比较，均无统计学意义（$P>0.05$）（见表 5-2）。

表5-2　两组实验第四周与第十二周生命质量各维度得分比较(M±SD)

测试指标	干预组(n=14)			对照组(n=14)		
	第四周	第十二周	t 值	第四周	第十二周	t 值
PF	66.86±6.36	80.78±3.70	−9.432**	61.71±8.57	66.71±6.25	−1.818
RP	70.57±4.57	77.64±5.49	−5.122**	58.64±6.37	59.14±6.51	−0.192
BP	69.93±5.54	80.21±6.45	−4.696**	60.36±6.89	58.81±8.68	0.493
GH	72.93±6.84	84.71±10.80	−3.095**	58.93±6.34	58.50±5.76	0.173
VT	69.57±7.29	78.57±7.25	−4.194**	54.86±8.74	60.07±4.84	−2.347*
SF	70.50±8.06	80.07±7.30	−5.371**	55.14±8.11	59.50±5.18	−2.074
RE	71.79±6.96	77.38±5.88	−2.189*	55.21±10.12	58.18±7.60	−.832
MH	72.93±5.89	81.71±10.26	−3.279**	57.43±9.98	60.92±4.49	−1.201

资料来源:本研究实验数据，* 表示差异显著 $P<0.05$；** 表示差异非常显著 $P<0.01$

5.3.1.3　两组实验前、第十二周生命质量各维度得分变化

　　结果显示,实验干预组与对照组实验前生命质量各维度得分方面的基线值相比较,差异无统计学意义($P>0.05$)。干预组在实验十二周后生命质量各维度得分指标上与对照组比较,差异均有统计学意义($P<0.01$),而对照组生命质量各维度得分只有"生理功能"层面与实验前相比较,差异有统计学意义($P<0.05$),其余 7 个维度与之比较,差异均无统计学意义($P>0.05$)(见表5-3)。

表5-3　两组实验前、第十二周生命质量各维度得分结果变化(M±SD)

测试指标	干预组(n=14)			对照组(n=14)		
	实验前	第十二周	t 值	实验前	第十二周	t 值
PF	67.86±5.99	80.78±3.70	−8.306**	75.42±8.45	66.71±6.25	3.750**
RP	58.36±12.28	77.64±5.49	−4.844**	57.07±7.52	59.14±6.51	−1.020
BP	64.40±10.80	80.21±6.45	−4.542**	61.34±7.01	58.81±8.68	1.146

（续表）

测试指标	干预组(n=14)			对照组(n=14)		
	实验前	第十二周	t 值	实验前	第十二周	t 值
GH	58.64±12.30	84.71±10.80	−6.001**	54.28±9.09	58.50±5.76	−1.702
VT	60.79±12.87	78.57±7.25	−4.488**	56.28±5.77	60.07±4.84	−1.831
SF	60.15±12.71	80.07±7.30	−5.274**	52.51±8.33	59.50±5.18	−2.761*
RE	49.33±14.64	77.38±5.88	−8.419**	60.09±10.02	58.18±7.60	.856
MH	62.36±11.08	81.71±10.26	−5.470**	59.35±10.69	60.92±4.49	−.485

资料来源：本研究实验数据，* 表示差异显著 $P<0.05$；** 表示差异非常显著 $P<0.01$

5.3.1.4 两组不同测试时间生命质量生理、心理总分变化

对生命质量生理总分进行 2×3 的重复测量方差分析发现，组别主效应显著，F 值$(1,26)=12.10$，$P<0.01$，组内主效应显著，F 值$(2,52)=13.72$，$P<0.001$，二者交互作用显著，F 值$(2,52)=12.30$，$P<0.001$。进一步简单效应分析发现，干预组在第十二周与实验前比较，差异有统计学意义，$P<0.001$，实验第十二周与第四周比较，差异有统计学意义$(P<0.01)$；对照组在不同测试时间相比较，均无显著性差异$(P>0.05)$；干预组与对照组生理总分指标在第四周相比较，有显著性差异$(P<0.01)$，在第十二周相比较，有非常显著性差异$(P<0.001)$（见表 3-4 和图 3-6）。对生命质量心理总分方差分析发现，组别主效应显著，F 值$(1,26)=78.73$，$P<0.01$，组内主效应显著，F 值$(2,52)=37.97$，$P<0.001$，二者交互作用显著，F 值$(2,52)=34.14$，$P<0.001$。干预组实验第四周与实验前心理总分相比较，有极显著性差异$(P<0.001)$，第十二周与第四周相比较，差异有统计学意义$(P<$

0.01),实验第四周干预组与对照组比较,有显著性差异(P<
0.01),实验第十二周两组心理总分比较,有非常显著性差异(P<
0.001)(见表5-4和图5-7)。

表5-4 两组不同测试时间生理、心理总分变化(M±SD)

测试指标	组 别	实验前	第四周	第十二周
生理总分	干预组(n=14)	67.85±5.99	72.14±5.63	81.29±3.77
	对照组(n=14)	69.14±8.14	62.86±9.80	68.21±7.29
心理总分	干预组(n=14)	58.16±1.81	71.20±1.39	80.13±1.20
	对照组(n=14)	57.06±1.81	55.66±1.39	57.89±1.20

资料来源:本研究实验数据,＊表示差异显著 P<0.05;＊＊表示差异非常显著 P<
0.01

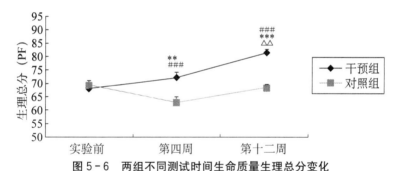

图5-6 两组不同测试时间生命质量生理总分变化

注:"＃＃＃"表示与实验前比较 P<0.001,"△△△"表示与第四周
比较 P<0.001,"＊＊＊"表示与对照组比较 P<0.001。

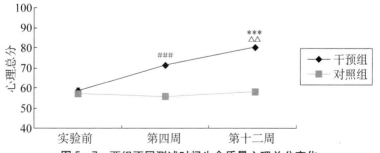

图5-7 两组不同测试时间生命质量心理总分变化

注:"＃＃＃"表示与实验前比较 P<0.001,"△△△"表示与第四
周比较 P<0.001,"＊＊＊"表示与对照组比较 P<0.001。

5.3.2 两组不同测试时间血糖等指标重复测量
方差分析结果

研究结果还显示,除了上述对实验干预组受试生命质量各维度以及生理心理精神总分等的保持和提升之外,本研究干预刺激对老年患者生理生化指标、血糖胆固醇等、体形体质、医疗费用支出等方面的变化,也具有同样的影响和作用。

5.3.2.1 两组实验前、第四周与第十二周血糖变化

对患者血糖进行 2×3 的重复测量方差分析,组间因素为组别,即干预组和对照组,组内因素为时间,即干预前、实验第四周、实验第十二周,交互作用为分组×时间。结果发现,组别主效应显著,F 值$(1,26)=4.89$,$P<0.05$,组内主效应显著,F 值$(2,52)=12.38$,$P<0.001$,二者之间的交互作用显著,F 值$(2,52)=11.09$,$P<0.001$。进一步的简单效应分析发现,实验前和第四周测试时没有发现实验组和对照组有显著性差异$(P>0.05)$,而第十二周后发现干预组(M±SD)血糖指标显著低于对照组,F 值$(1,26)=21.03$,$P<0.001$;随着测试时间的推移,干预组被试血糖逐渐呈下降趋势,且均达到非常显著性差异$(P<0.001)$;相比较而言,对照组血糖并未随着测试时间推移而发生改变$(P>0.05)$(见表 5-5 和图 5-8)。

表 5-5 两组不同测试时间血糖、血脂、胆固醇、
高、低密度脂蛋白变化(M±SD)

指标	组别	实验前	第四周	第十二周
血糖	干预组(n=14)	8.54±1.98	8.20±1.64	6.86±1.04
	对照组(n=14)	9.21±1.87	9.10±1.53	9.13±1.53

（续表）

指标	组别	实验前	第四周	第十二周
血脂	干预组(n=14)	2.44±1.08	2.44±.94	2.39±.72
	对照组(n=14)	2.28±1.10	2.34±1.14	2.31±1.18
胆固醇	干预组(n=14)	6.52±.47	6.01±.49	4.80±.69
	对照组(n=14)	6.38±.80	6.46±.72	6.32±.76
高密度脂蛋白	干预组(n=14)	2.09±.61	2.01±.49	2.05±.24
	对照组(n=14)	1.98±.68	1.96±.62	1.90±.68
低密度脂蛋白	干预组(n=14)	3.32±.85	2.95±.76	2.18±.75
	对照组(n=14)	3.30±.68	3.04±.67	3.07±.68

资料来源:本研究实验数据, * 表示差异显著 $P<0.05$；** 表示差异非常显著 $P<0.01$

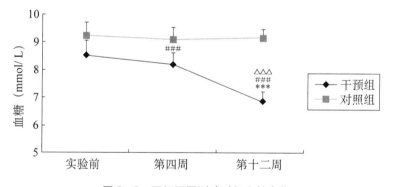

图 5-8　两组不同测试时间血糖变化

注:"###"表示与实验前比较 $P<0.001$，"△△△"表示与第四周比较 $P<0.001$，"***"表示与对照组比较 $P<0.001$。

5.3.2.2　两组实验前、第四周与第十二周甘油三酯变化

对血脂进行 $2×3$ 的重复测量方差分析发现,组别和测试时间的主效应及二者间的交互作用均不显著($P>0.05$)(见表 5-5 和图 5-9)。Look AHEAD 研究认为,在糖尿病患者血脂管理上务必要考虑血脂成分与疾病程度之间的关系。蒙恩(2014)指出,糖

尿病患者应保证每周4—5次的健身行为，每次运动时间30—120min，至少达有效强度30min，餐后1小时后运动效果最佳①。本次实验结果显示干预组的血脂水平在不同测试时间下降不明显，或许是因为运动量不够，以及病情的不同，更深层次原因有待于进一步研究。

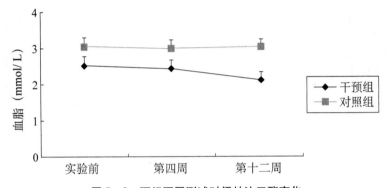

图5-9　两组不同测试时间甘油三酯变化

注："###"表示与实验前比较$P<0.001$，"△△△"表示与第四周
比较$P<0.001$，"***"表示与对照组比较$P<0.001$。

5.3.2.3　两组不同测试时间胆固醇变化

对胆固醇进行$2×3$的重复测量方差分析发现，组别主效应显著，F值$(1,26)=8.93$，$P<0.01$，组内主效应显著，F值$(2,52)=48.92$，$P<0.001$，二者之间的交互作用显著，F值$(2,52)=56.05$，$P<0.001$。进一步的简单效应分析发现，干预组在实验前、第四周和第十二周的测试相比较，均有非常显著性差异（$P<0.001$），在实验第十二周时发现干预组胆固醇指标极显著低于对照组，$F(1,26)=8.32$，$P<0.001$；随着测试时间的推移，干预组被

---

① 蒙恩.太极拳运动对Ⅱ型糖尿病患者血脂成分及胰岛素抵抗的影响[J].中国老年学杂志,201,34(19):5360.

试的胆固醇逐渐呈下降趋势,且均达到显著性差异($P<0.001$);相比较而言,对照组的胆固醇并未随着测试时间的推移发生改变($P>0.05$)(见表5－5和图5－10)。

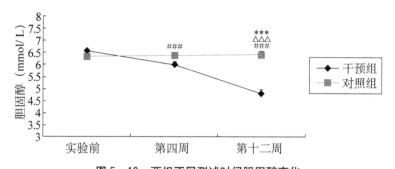

图5－10　两组不同测试时间胆固醇变化

注:"###"表示与实验前比较 $P<0.001$,"△△△"表示与第四周
比较 $P<0.001$,"***"表示与对照组比较 $P<0.001$。

5.3.2.4　两组不同测试时间高密度脂蛋白变化

但对高密度脂蛋白进行 $2×3$ 的重复测量方差分析发现,组别主效应、组内主效应与二者交互作用均不显著,$P>0.05$(见表5－5和图5－11)。原因有待于进一步研究。

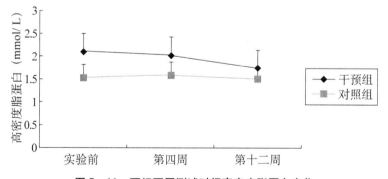

图5－11　两组不同测试时间高密度脂蛋白变化

注:"###"表示与实验前比较 $P<0.001$,"△△△"表示与第四周
比较 $P<0.001$,"***"表示与对照组比较 $P<0.001$。

5.3.2.5　两组不同测试时间低密度脂蛋白变化

对低密度脂蛋白进行 2×3 的重复测量方差分析发现,组别主效应不显著,F 值 $(1,26)=3.35$,$P>0.05$,组内主效应显著,F 值 $(2,52)=17.30$,$P<0.001$,二者交互作用显著,F 值 $(2,52)=18.57$,$P<0.001$。进一步的简单效应分析发现,干预组在实验前、第四周和第十二周的指标上呈现下降趋势,并且均达到非常显著性差异$(P<0.001)$;在实验第十二周时发现干预组$(M\pm SE)$低密度脂蛋白指标极显著低于对照组,F 值 $(1,26)=16.22$,$P<0.001$;但是对照组并没有随着测试时间的推移有下降的趋势$(P>0.05)$(见表 5 - 5 和图 5 - 12)。

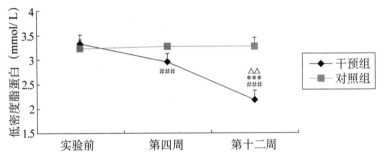

图 5 - 12　两组不同测试时间低密度脂蛋白的变化

注:"###"表示与实验前比较 $P<0.001$,"△△△"表示与第四周比较 $P<0.001$,"***"表示与对照组比较 $P<0.001$。

5.3.3　两组受试不同测试时间体形、体质状况干预　　　　重复测量方差分析结果

体质是在先天遗传和后天获得的基础上所形成的形态结构、生理机能等综合素质。本部分内容主要以血压、脉搏、腰围、臀围、坐位体前屈、握力、肺活量、上臂、肩胛、腹部皮脂厚度、BMI、稳定

性和反应时等指标为老年人体质状况的参考依据[①]。

5.3.3.1 两组不同测试时间收缩压、舒张压及脉搏变化

对收缩压、舒张压及脉搏进行 $2×3$ 的重复测量方差分析发现，收缩压组别主效应、测试时间主效应与二者之间的交互作用均不显著，$P>0.05$（见表5-6和图5-13）。舒张压组别主效应、组内主效应与二者交互作用均无统计学意义，$P>0.05$（见表5-6和图5-14）。脉搏组别主效应不显著，F值 $(1,26)=3.97$，$P>0.05$，组内主效应显著，F值 $(2,52)=13.20$，$P<0.001$，二者交互作用显著，F值 $(2,52)=27.63$，$P<0.001$。进一步的简单效应分析发现，干预组在第四周与实验前比较、有统计学差异（$P<0.05$），第十二周与实验前以及第十二周与第四周比较，均有统计学差异（$P<0.001$）；对照组并没有随着测试时间推移有下降趋势（$P>0.05$）；在实验第四周时发现干预组脉搏指标显著低于对照组（$P<0.05$），第十二周干预组与对照组相比较，有非常显著性差异（$P<0.001$）（见表5-6和图5-15）。

表5-6　两组不同测试时间收缩压、舒张压及脉搏指标变化(M±SD)

测试指标	组别	实验前	第四周	第十二周
收缩压 (mmHg)	干预组(n=14)	124.93±21.49	124.42±20.54	122.14±19.88
	对照组(n=14)	137.14±19.43	138.21±17.88	139.57±18.30
舒张压 (mmHg)	干预组(n=14)	71.14±13.59	73.64±7.47	70.79±10.12
	对照组(n=14)	74.57±9.11	74.79±9.41	75.93±9.63
脉搏 (bpm)	干预组(n=14)	85.14±8.44	82.29±4.79	76.79±5.95
	对照组(n=14)	84.79±6.66	86.79±5.13	86.64±7.53

资料来源:本研究实验数据，＊表示差异显著 $P<0.05$；＊＊表示差异非常显著 $P<0.01$

---

① http://baike.haosou.com/doc/5327321.html.

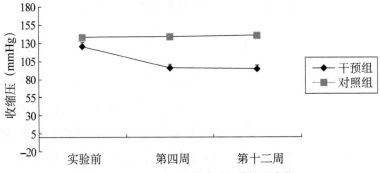

图 5 - 13 两组不同测试时间收缩压变化

注:"♯♯♯"表示与实验前比较 $P<0.001$,"△△△"表示与第四周
比较 $P<0.001$,"∗∗∗"表示与对照组比较 $P<0.001$。

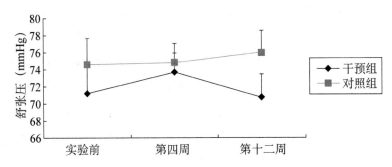

图 5 - 14 两组不同测试时间舒张压变化

注:"♯♯♯"表示与实验前比较 $P<0.001$,"△△△"表示与第四周
比较 $P<0.001$,"∗∗∗"表示与对照组比较 $P<0.001$。

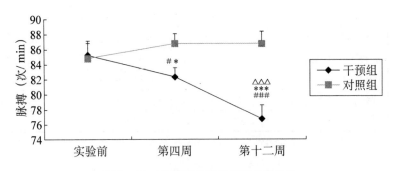

图 5 - 15 两组不同测试时间脉搏变化

注:"♯♯♯"表示与实验前比较 $P<0.001$,"△△△"表示与第四周
比较 $P<0.001$,"∗∗∗"表示与对照组比较 $P<0.001$。

5.3.3.2 两组不同测试时间腰围、臀围、上臂、腹部与肩胛皮脂厚度变化

腰围和臀围均为测量人体是否肥胖的指标。本研究对腰围进行 2×3 的重复测量方差分析发现,组别主效应不显著,F 值 $(1,26)=2.01$,$P>0.05$,测试时间主效应显著,F 值 $(2,52)=8.02$,$P<0.01$,二者之间的交互作用显著,F 值 $(2,52)=28.21$,$P<0.001$。进一步的简单效应分析发现,干预组第四周和实验前相比较,有显著性差异 $(P<0.05)$,干预组在第十二周与实验前相比,第十二周与第四周相比,均有显著性差异 $(P<0.001)$。随着测试时间的推移,干预组被试的腰围逐渐呈下降趋势,且均达到显著性差异 $(P<0.05)$;相比较而言,对照组在实验前后腰围并未随着测试时间的推移发生改变 $(P>0.05)$;而干预组与对照组在实验第十二周相比较,有显著性差异 $(P<0.05)$(见表 5-7 和图 5-16)。

臀围方差分析结果发现,组别主效应不显著,F 值 $(1,26)=0.62$,$P>0.05$,组内主效应显著,F 值 $(2,52)=5.59$,$P<0.05$,二者交互作用显著,F 值 $(2,52)=18.39$,$P<0.001$。简单效应分析发现,干预组第四周与实验前相比较有显著性差异 $(P<0.05)$,第十二周与实验前相比有非常显著性差异 $(P<0.001)$;随着测试时间的推移,干预组被试的臀围逐渐呈下降趋势,且均达到显著性差异 $(P<0.05)$;相比较而言,对照组实验第十二周与第四周相比较,有显著性差异 $(P<0.05)$,而对照组在实验前、第四周与实验第十二周臀围并未随着测试时间的推移而发生改变 $(P>0.05)$(见表5-7 和图 5-17)。

为全面了解本研究干预实验刺激对人体脂肪消耗的影响,三

次时间的上臂皮脂厚度、上腹部和肩胛皮脂厚度指标也被列入，并同样进行了重复测量方差分析，三项指标的方差分析结果与臀围、腰围结果几乎完全相似（见表5-7）。

表5-7　两组不同测试时间身体形态变化(M±SD)

指标	组别	实验前	第四周	第十二周
腰围	干预组(n＝14)	88.14±10.73	87.07±10.55	84.35±9.97
	对照组(n＝14)	90.64±7.57	91.43±7.00	91.93±7.58
臀围	干预组(n＝14)	96.79±7.95	95.50±8.56	94.07±8.81
	对照组(n＝14)	97.57±5.79	96.86±6.16	98.36±5.83
上臂皮脂厚度	干预组(n＝14)	18.39±4.44	18.01±4.61	16.38±4.33
	对照组(n＝14)	18.27±2.58	18.88±2.89	19.10±3.11
腹部皮脂厚度	干预组(n＝14)	26.79±9.93	25.45±9.56	23.10±9.12
	对照组(n＝14)	28.35±6.97	29.21±6.62	29.72±6.58
肩胛皮脂厚度	干预组(n＝14)	26.88±9.89	25.15±9.72	23.13±9.21
	对照组(n＝14)	27.89±7.11	28.91±7.30	29.96±6.90

资料来源：本研究实验数据，＊表示差异显著 $P<0.05$；＊＊表示差异非常显著 $P<0.01$

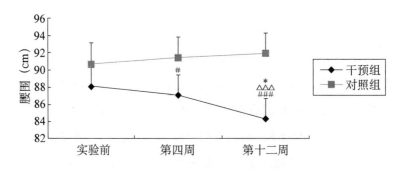

图5-16　两组不同测试时间腰围变化

注："###"表示与实验前比较 $P<0.001$，"△△△"表示与第四周
比较 $P<0.001$，"＊＊＊"表示与对照组比较 $P<0.001$。

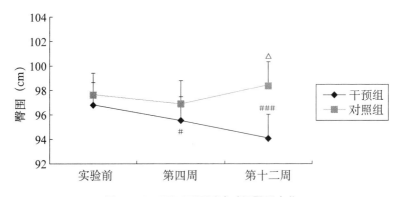

图 5 - 17　两组不同测试时间臀围变化

注：" ＃＃＃"表示与实验前比较 $P<0.001$，"△△△"表示与第四周
比较 $P<0.001$，" ***"表示与对照组比较 $P<0.001$。

5.3.3.3　两组不同测试时间坐位体前屈、肺活量及握力指标变化

对坐位体前屈进行 $2×3$ 的重复测量方差分析发现，组别主效应不显著，F 值$(1,26)=2.66$，$P>0.05$，组内主效应不显著，F 值$(2,52)=21.86$，$P<0.001$，但二者交互作用显著，F 值$(2,52)=19.27$，$P<0.001$。进一步简单效应分析发现，干预组在第四周与实验前，第十二周与实验前以及第十二周与第四周比较，均有显著性差异（$P<0.001$）；对照组在不同测试时间相比较，均无显著性差异（$P>0.05$）；干预组与对照组坐位体前屈指标在第十二周相比较，有显著性差异（$P<0.05$）（见表 5 - 8 和图 5 - 18）。

对肺活量方差分析结果显示：组别主效应不显著，F 值$(1,26)=0.42$，$P>0.05$，组内主效应不显著，F 值$(2,52)=15.38$，$P<0.001$，但二者交互作用显著，F 值$(2,52)=25.26$，$P<0.001$。进一步的简单效应分析发现，干预组在第四周与实验前、第十二周与实验前以及第十二周与第四周比较，均有显著性差异（$P<$

0.001);对照组在第十二周与第四周相比较,有显著性差异($P<$ 0.05);干预组与对照组肺活量指标在不同测试时间相比较,均无显著性差异($P>0.05$)(见表 5-8 和图 5-19)。

握力组别主效应不显著,F 值(1,26)=4.35,$P<0.05$,组内主效应不显著,F 值(2,52)=25.29,$P<0.001$,二者交互作用显著,F 值(2,52)=62.58,$P<0.001$。进一步简单效应分析发现,干预组在第四周与实验前,第十二周与实验前以及第十二周与第四周比较,均有显著性差异($P<0.001$);对照组在不同测试时间相比较,均无显著性差异($P>0.05$);干预组与对照组握力指标在第十二周相比较,有显著性差异($P<0.05$)(见表 5-8 和图 5-20)。

表 5-8 两组不同测试时间坐位体前屈、肺活量及握力变化(M±SD)

测试指标	组 别	实验前	第四周	第十二周
坐位体前屈(cm)	干预组(n=14)	10.66±5.40	11.97±5.86	13.40±6.14
	对照组(n=14)	9.28±2.74	9.10±2.51	9.36±2.87
肺活量(ml)	干预组(n=14)	1719.50±514.24	1776.57±503.54	1968.93±456.71
	对照组(n=14)	1742.07±435.33	1697.00±377.47	1699.00±386.12
握力(kg)	干预组(n=14)	27.41±3.82	28.43±4.16	32.41±4.06
	对照组(n=14)	26.69±4.18	26.43±3.96	25.57±4.60

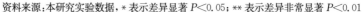
资料来源:本研究实验数据,* 表示差异显著 $P<0.05$;** 表示差异非常显著 $P<0.01$

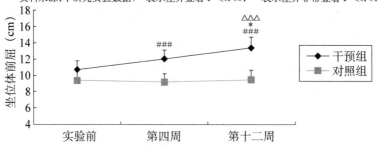

图 5-18 两组不同测试时间坐位体前屈变化
注:"###"表示与实验前比较 $P<0.001$,"△△△"表示与第四周比较 $P<0.001$,"***"表示与对照组比较 $P<0.001$。

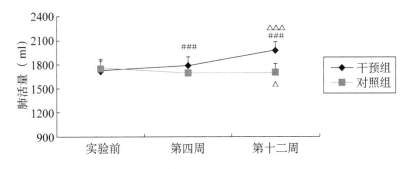

图 5-19　两组在不同测试时间上肺活量变化

注:"＃＃＃"表示与实验前比较 $P<0.001$,"△△△"表示与第四周
比较 $P<0.001$,"＊＊＊"表示与对照组比较 $P<0.001$。

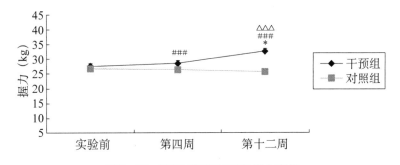

图 5-20　两组不同测试时间握力变化

注:"＃＃＃"表示与实验前比较 $P<0.001$,"△△△"表示与第四周
比较 $P<0.001$,"＊＊＊"表示与对照组比较 $P<0.001$。

5.3.3.4　两组不同测试时间 BMI、稳定性及反应时变化

对 BMI(kg/m^2)进行 2×3 的重复测量方差分析发现,组别主效应不显著,F 值$(1,26)=3.97$,$P>0.05$,组内主效应不显著,F 值$(2,52)=4.85$,$P<0.05$,二者交互作用显著,F 值$(2,52)=34.79$,$P<0.001$。进一步简单效应分析发现,干预组在第四周与实验前,第十二周与实验前以及第十二周与第四周比较,均有显著性差异($P<0.001$);对照组在第十二周与实验前以及第十二周与第四周相比较,均有显著性差异($P<0.05$);干预组与对照组 BMI

指标在第十二周相比较,有显著性差异($P<0.01$)(见表 5 - 9 和图 5 - 21)。

稳定性方差分析结果发现,组别主效应不显著,F 值$(1,26)=$ 3.78,$P>0.05$,组内主效应不显著,F 值$(2,52)=18.30,P<$ 0.001,二者交互作用显著,F 值$(2,52)=21.77,P<0.001$。进一步的简单效应分析发现,干预组在第四周与实验前,第十二周与实验前以及第十二周与第四周比较,均有显著性差异($P<0.001$);对照组在不同测试时间相比较,均无显著性差异($P>0.05$);干预组与对照组稳定性指标在第十二周相比较,有显著性差异($P<$ 0.001)(见表 5 - 9 和图 5 - 22)。

反应时的组别主效应不显著,F 值$(1,26)=1.08,P>0.05$,组内主效应不显著,F 值$(2,52)=17.65,P<0.001$,二者交互作用显著,F 值$(2,52)=35.48,P<0.001$。进一步简单效应分析发现,干预组在第四周与实验前,第十二周与实验前以及第十二周与第四周比较,均有显著性差异($P<0.001$);对照组在不同测试时间相比较,均无显著性差异($P>0.05$);干预组与对照组选择反应时指标在第十二周相比较,有显著性差异($P<0.001$)(见表 5 - 9 和图 5 - 23)。

表 5 - 9　两组不同测试时间 BMI(kg/m^2)、稳定性及反应时变化(M±SD)

测试指标	组别	实验前	第四周	第十二周
BMI (kg/m^2)	干预组(n=14)	23.91±2.21	23.59±2.05	22.41±2.08
	对照组(n=14)	24.73±2.35	24.72±2.31	25.38±2.30
稳定性 (s)	干预组(n=14)	7.77±1.99	8.67±2.28	10.73±1.40
	对照组(n=14)	7.85±1.69	7.59±2.11	7.67±2.20
反应时 (s)	干预组(n=14)	0.83±.31	0.70±.29	0.50±.19
	对照组(n=14)	0.76±.29	0.75±.21	0.81±.25

资料来源:本研究实验数据,* 表示差异显著 $P<0.05$;** 表示差异非常显著 $P<$ 0.01

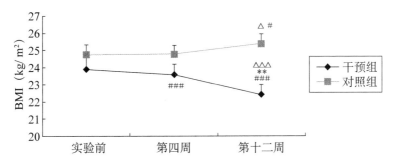

图 5-21　两组不同测试时间 BMI 变化

注:"＃＃＃"表示与实验前比较 $P<0.001$,"△△△"表示与第四周
比较 $P<0.001$,"＊＊＊"表示与对照组比较 $P<0.001$。

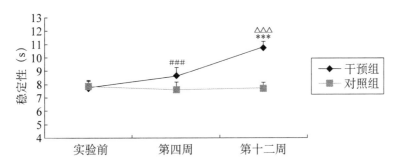

图 5-22　两组不同测试时间稳定性变化

注:"＃＃＃"表示与实验前比较 $P<0.001$,"△△△"表示与第四周
比较 $P<0.001$,"＊＊＊"表示与对照组比较 $P<0.001$。

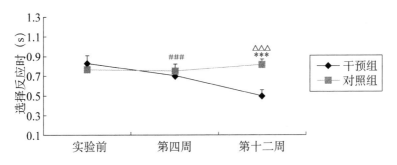

图 5-23　两组不同测试时间反应时变化

注:"＃＃＃"表示与实验前比较 $P<0.001$,"△△△"表示与第四周
比较 $P<0.001$,"＊＊＊"表示与对照组比较 $P<0.001$。

5.3.4　两组不同测试时间每月医疗费用支出变化

表 5-10　两组不同测试时间每月医疗费用支出变化(M±SD)

测试指标	组别	实验前	第四周	第十二周
每月医疗 费用支出	干预组(n=14)	365.71±165.61	322.86±133.90	178.57±80.18
	对照组(n=14)	357.86±110.12	365.71±89.76	377.14±106.87
F 值	——	0.02	0.99	30.93**

资料来源:本研究实验数据,* 表示差异显著 $P<0.05$;** 表示差异非常显著 $P<0.01$

表 5-10 显示,经单因素方差分析,实验前干预组平均每月医疗费用支出为 365.71±165.61,对照组为 357.86±110.12,两组实验前基线值无显著性差异($P>0.05$),实验第四周后,干预组人均每月医疗费用支出为 322.86±133.90,对照组为 365.71±89.76,两组比较也无显著性差异($P>0.05$),但干预组均值比实验前有了变化的趋势,平均医疗费用支出降低了 42.82 元,到实验第十二周后,干预组的医疗费用支出比实验前和第四周下降的幅度很大,与实验前相比,有非常显著性差异($P<0.01$)。

5.4　讨　论

众所周知,糖尿病是一种无法用药物来根治的慢性疾病。因此,在治疗时不能采用单纯的药物治疗,而要采用综合性治疗方法,才能有效缓解病情。专家提示,"管住嘴、迈开腿、测血糖、服对药",也有的加上"健康教育",并称为治疗糖尿病的"五驾马车"。其中运动疗法被证明是治疗糖尿病的一种科学有效的治疗措施。运动对糖尿病患者有下列益处:(1)运动可降低患者体重,改善其有机体对胰岛素的敏感性,还可以有效改善全身的微循环,预防各种糖尿病的慢性并发症;(2)运动可以降低血糖、血脂、血液黏稠度,促进机体新陈代谢,改善呼吸和循环系统的功能,增强体质,肺活量增加,减少糖尿病心血管并发症;(3)随着年龄的增长,老年人骨密度降低,糖尿病又会加重骨质疏松,适当运动可以防治骨质疏松。(4)运动还可以培养生活情趣,陶冶情操,减轻压力,提高生命质量[①]。

5.4.1 老年患者生命质量的保持和提升

随着人口老龄化进程不断加快,老年人生命质量问题日益受到社会极大关注[②]。生命质量是一种在主观和客观上评价个人或群体健康状况的综合性指标。老年人生命质量是当前老年医学、社会学、人类学、伦理学、健身学等领域的重要研究方向。国内外有关此领域研究较多,年龄、性别、收入、慢性病、婚姻及居住方式、文化水平等影响老年人的生命质量[③]。张强[④]等经过多因素分析研究表明,影响老年人生命质量的主要因素为是否患慢性病、年龄、受教育程度等。其他专家也发现,躯体有慢性疾病的老年人生命质量各维度得分均低于没有疾病的老年人。Schlenk E. A. 等[⑤]也做过类似的报道。这也提醒相关政府部门,加强慢性病的防治

---

① 赵列宾主编.专家诊治糖尿病[M].上海:上海科学技术文献出版社,2012:55.
② 杨洁,潘家秀,陶沁.贵州省两县农村老年人生命质量状况调查[J].现代预防医学,2000,27(3):419—420.
③ 徐红,肖静,庄勋等.南通市老年人生活质量及其影响因素[J].中国老年学杂志,2012,32(4):1450—1453.
④ 张强,张琼,李宁秀.成都市城市社区老年人生命质量及影响因素分析[J].卫生研究.2007,36(5):586.
⑤ Hachisuka K. , Tsutsui Y. , Kobayashi M. , et al. Factor structure of satisfaction in daily life of elderly residents in Kitakyushu[J]. JUOEH, 1999:21(3):179—189.

水平,是改善老年人生命质量的最有效途径。同时关心老年人身心健康,建立良好的社区服务体系,改善老年人生活条件和健身场地设施,丰富其文体生活,帮助老年人逐步形成健康科学文明的体育生活方式,对提高老年人生命质量具有重要的现实意义①。

　　本研究 SF-36 量表调查结果显示,干预组在实验前后生命质量得分有了显著变化,八个维度当中"生理职能"总分均值在 12 周后达到三级(超过 96 分),是"优良"的标准。而生命质量的其他七个维度得分均达 85 分以上,其中躯体疼痛、社会职能、情感职能得分都在 90 分以上,干预组老年 Ⅱ 型糖尿病患者生命质量的八个维度与基线值和对照组得分相比较,得分均有明显的提高。此结果与蔡忠元等(2007)许多"经常运动的居民生命质量高于不经常运动的居民"的研究结论较为一致②③,与张强等(2007)"影响老年人生命质量的主要因素为是否患慢性病等"的结果也相似④。其他专家研究也发现,躯体有慢性疾病的老年人生命质量各维度得分均低于没有疾病老年人。这一方面表明规律健身行为有利于促进居民的生理健康;另一方面,在改善精神状态,促进社会参与等方面都有积极的影响。李年红(2010)⑤认为,参与规律健身不仅可有效改善老年人体质状况,还可提高老年人生理、心理健康和社会

①　魏咏兰,贾勇,王琼等.健康促进对社区老年人生命质量的影响[J].中国慢性病预防与控制,2006,14(2):119—121.
②　蔡忠元,石晓炎,陈婷.上海市宝山区社区居民生命质量评价及影响因素分析[J].健康教育与健康促进,2007,2(4):5.
③　李金平,徐德均,邓克维.休育锻炼对老年人生命质量的影响及相关因素的研究[J].中国老年学杂志,2007,27(15):1505—1507.
④　张强,张琼,李宁秀.成都市城市社区老年人生命质量及影响因素分析[J].卫生研究,2007,36(5):586.
⑤　李年红.体育锻炼对老年人自测健康和体质状况的影响[J].体育与科学,2010,31(1):87.

适应能力,对提升老年人生命质量有着非常重要的价值,健身被认为是老年人不可或缺的心理健康生活方式。赵学森(2010)通过对我国毛南族各年龄段居民进行 6 个月的"同顶"运动干预实验研究得出,在独立性、环境及精神信仰领域,得分无显著性差异;而在生理、心理、社会关系领域及生命质量总得分上有显著性差异。研究结果与众多专家学者认为的"体育锻炼是提高生命质量的最有效手段之一"的结论较为一致[①]。马春林(2012)通过对畲族传统体育健身与生命质量的关系研究中认为,在健身行为的各阶段中,行为巩固阶段生命质量 8 个维度得分与无意识阶段比较,均有非常显著性差异($P<0.01$),即:保持规律健身行为半年以上可有效地改善其生命质量。居民参与规律健身可获得更多家庭亲戚及邻里等社会关系的支持,增强了社会功能,还可以有效缓解畲族居民因各种矛盾积压的负面情绪,使得居民情感职能和精神健康得以恢复和提升,促进生理、精神和社会功能的健康,从而使生命质量得到有效提升。另外传统体育健身行为干预,提高了老年患者身心健康水平,减少了医疗费用支出,从而促进了畲族老年居民的健康,提升了生命质量[②]。而本研究主要对象是老年Ⅱ型糖尿病患者群体,因此与上述学者的研究结果有相似也有不同的地方。赵学森的研究对象是少数民族各年龄段的居民,马春林研究的是畲族老年高血压患者,而台湾学者高兴桂研究的是宝岛中部小镇老年居民体力活动、医疗支出与生命质量提升的关系。前三位学者做的都是描述性的现状研究,采用的研究方法主要为问卷调查法,

---

并没有涉及运动干预的实验研究。而社会学主要研究方法分为定性与定量研究,调查与实验方法是主要定量研究方法。本研究既有问卷调查又采用实验法。运用民间传统健身活动方式对老年Ⅱ型糖尿病患者生命质量各维度及生理心理总得分、血糖血脂等疾病指标、身体形态、体质状况、医疗费用支出五个层面做了较为详细、全面、系统的定量与定性相结合的研究,以期从社会学、医学、体育学、人口学、经济学等各个学科领域综合考量规律健身行为对城市老年人生命质量的干预效果。

连续12周运动干预,血糖等指标显著下降,体质状况明显改善,给参与运动实验的老年患者带来身体和精神上的慰藉,增强了自我效能感。干预组和对照组受试都是无健身意识和规律锻炼、缺乏运动技能的老年Ⅱ型糖尿病患者,但是经过两周的预实验后,干预组成员都能按时或提前到场,非常认真地进行锻炼,健身带来的身体上改善与精神上的愉悦让老年人逐渐从自己原有的惰性和锻炼障碍中解脱出来。老年患者在课题组的组织下,互相交流、彼此鼓励,在很大程度上提高了老年人沟通交流、社会参与的愿望和能力。因此,运动干预所带来的糖尿病血糖、胆固醇等指标的改善,老年人体质的增强,都给老年糖尿病患者的身心健康和生命质量带来了正向的、积极的影响。

5.4.2 运动干预对老年患者糖尿病的疗效

根据实验结果,老年Ⅱ型糖尿病患者经过12周的规律运动干预后,在糖尿病检测的各项指标中,与基线值、对照组的指标相比较,血糖和胆固醇下降得较为显著。运动干预后,病情改善的利好结果,对增强患者战胜疾病的信心、提高其自我效能感和激励意识有着重要的意义。当一个人确信自己有能力进行某一活动并且取得一定的收益后,他就会产生高度的"自我效能感",并积极主动地进行这一活动,从而达到有效控制病情发展、改善生命质量的目的。国内外相关领域的研究也表明,在各种慢性病治疗过程中,通过增强患者的信心、提高其自我效能感,可增强其自我管理的能力,当病人看到行为朝着对身体和疾病产生利好效益发展时就会主动参与某项活动。本研究实验结果与Colar[①]等研究较为一致,中等强度运动对Ⅱ型糖尿病患者的血糖利用最多,而肌糖原氧化供能相对较少,可能是患者运动过程中对血糖的摄入增加,而利用糖原氧化供能减少的原因所致。12周以上中等强度有氧运动有效改善糖代谢已被大量研究证实。但也有研究显示[②],55岁以下的低龄老年糖尿病患者对运动较为敏感,对中高龄老年患者通过有氧运动来降低血糖效果并不太理想。王正荣[③]认为:进行运动干预一年后,有将近九成糖尿病患者空腹血糖显著下降,表明只要养成良好健身锻炼习惯,坚持一周三次以上或每天都进行运动,才能起到良好疗效。对照组受试实验前后血糖等各项指标均无显著性变化,表明没有经过规律有氧运动的干预,只是控制饮食和服用药物,对糖尿病血糖等指标的下降缺乏更好效果,患者生命质量也不能得到较好的改善和提高,这与陶玲玲等[④]研究基本一致,表明运动干预疗法在Ⅱ型糖尿病的治疗中与饮食控制、药物治疗等同等重要,不可轻视,临床实践中运动疗法具有不可替代的作用,应

---

① Colberg SR, Hagberg JM, McCole SD. Utilization of glycogen but not plasma glucose is reduced in individuals with NIDDM during mild-intensity exercise[J]. JAppl Physiol, 1996,81(5):35.

② 谭俊珍. Ⅱ型糖尿病的运动干预[J]. 天津体育学院学报,2001,16(3):53.

③ 王正荣. 运动干预社区Ⅱ型糖尿病患者效果评估[J]. 中国临床康复,2002,6(15):2214.

④ 陶玲玲,范秀斌,邓雁北等. 36例Ⅱ型糖尿病患者的运动干预效果分析[J]. 临床荟萃, 2004,19(15):867.

引起医学界和患者的高度重视。

5.4.3　老年患者体质状况的改善

体质是人的有机体在遗传变异和后天获得性的基础上表现出来的机能和形态上相对稳定的特征,包括身体形态、体能与适应能力等几个方面。老年慢性病患者体质状况会随着病情的加重、疾病种类的增多而逐渐变差,身体生理上的改变会引起心理精神状态的恶化,生活的满意度和幸福感降低,生命质量也因此每况愈下。科学研究表明,虽然人体具有生长的不可逆转性,老年人有机体在功能和结构上仍然有改善的可能性,良好的生活作息习惯,科学合理、适宜负荷的规律身体活动,可以有效促进人体周身的血液循环,提高机体组织细胞的新陈代谢能力。由于代谢能力的改善,有机体各器官、组织系统的功能会不断增强对运动负荷的适应性,能有效减轻有机体老年退行性改变的进程,让老年人的体质状况得到改善和增强[①]。

国内、外众多专家学者研究显示,长期规律性的身体活动能有效改善和促进个体的身心健康水平[②③④]。从实验结果得知,老年Ⅱ型糖尿病患者经过 12 周、中等强度规律运动干预后,在身体形态、脉搏、肺活量、握力等体质状况方面,在不同的测试时间,与基线值和对照组相比,均有不同程度的改善与提高。由此可见,规律健身行为对老年人力量、平衡、心肺功能均有积极的影响。锻炼强

①　杨光.运动对老年人常见病和医疗费的影响与对策[D].北京:北京体育大学出版社,2008:1—2.

②　季浏.体育与健康[M].上海:华东师范大学出版社,2001:58—60.

③　刘翔.体育锻炼对大学生身体健康的促进[J].职业与健康,2010,26(24):3035—3038.

④　杨剑.青少年参与体育活动与心理健康效益互动模式的研究[D].上海:华东师范大学出版社,2003.

度是影响体质水平的相关因素,蒋园园等[①]研究表明,较大强度锻炼组的各项得分均值不及中等强度组,提示中等强度的有氧运动对改善老年人体质效果可能更好。健身锻炼对收缩压、舒张压影响不大,提示血压更易受遗传因素、日常饮食、机体代谢等影响。体质情况的逐步好转,让老年人对自身的身体活动能力有了较大的信心,以前做起来有困难的事情现在基本上可以从容地完成,特别是坚持规律健身行为半年以后,患者会发现自己的肌肉比以前更健壮,也更有力量,身体的各项体质状况有了明显的改善,血糖控制也变得平稳了。患者就会倍感自豪,增添继续坚持锻炼的信心和勇气,从生理和心理上全面提升了患者的生命质量。

1997 年,WHO 对成年人超重或肥胖确定了一个国际评价标准:BMI≥25 千克/米^2 为超重(overweight),BMI≥30 千克/米^2 为肥胖(obesity)[②]。不同组别老年人受试 BMI 指数均较为接近WHO 规定的标准正常值(即 18.5≤BMI≤24.9)上限[③],说明随着经济社会发展,人们生活水平提高,淮北城市老年人有超重的趋势,这可能与老年人长期缺乏规律健身行为、不良的饮食习惯和生活方式等有关。这对于Ⅱ型糖尿病患者来说,是非常不利和危险的信号。众所周知,肥胖、遗传与体力活动不足是罹患糖尿病的重要高危因素。大部分Ⅱ型糖尿病患者体型偏胖,与正常老年人相比较,肥胖者有更明显的 INS 抵抗,中心型肥胖的危害更大。非裔美国女性的腰臀围明显增加,和非肥胖人相比,其Ⅱ型糖尿病发

① 蒋园园,李毅本,杨振莉等.健身锻炼对老年人体质及生活质量的影响[J].中国老年学杂志,2009,29(6):741.

② 李晓霞.老年人健步走的减脂效果与脂联素等基因多态性的关联性研究[M].北京:北京体育大学出版社,2011:6.

③ 陈西南.贵阳市城乡老年人膳食营养与健康状况调查分析[J].营养学报,1999,21(2):241.

病的危险性增加 23 倍[1]。BMI 指数是反映身高与体重之间的比例关系(同可莱托指数相比较,受身高因素的影响较小),又与体成分密切相关的判断人体胖瘦程度的一项非常重要的指标。它的大小不仅会影响到人体的机能、身体素质等指标的变化,而且直接与人的健康状况有很大的关联。过胖或过瘦都会使有机体罹患各种相关疾病的风险大为增加,特别是超重或肥胖对健康的危害更大,比如高血压、糖尿病、呼吸系统、心脑血管系统、心理疾病等,严重影响人的身心健康及预期寿命。研究表明,超过 12 周以上的规律有氧运动能使 Ⅱ 型糖尿病患者腰臀比下降,体重减轻,BMI 指数逐渐朝着正常值方向发展,从而使 Ⅱ 型糖尿病的发病率显著下降[2]。患者体重下降可改善其代谢控制,降低心血管疾病的罹患风险。因此,医学专家建议平衡膳食、良好的作息习惯加上规律的有氧锻炼能使 Ⅱ 型糖尿病人降低体重,显著改善体内糖代谢[3],较好地控制 Ⅱ 型糖尿病患者的病情,降低各种并发症的发生和发展。

生理机能指标是评价有机体体质好坏的重要指标之一。本研究发现,城市老年人在生理机能方面,无论男性女性,肺活量明显偏小,收缩压和舒张压显著偏高。这种情况对老年人的心血管系统会产生一定的不良影响。有专家研究显示,城市老年人群体患轻度高血压的比例较高,而心血管功能与 Ⅱ 型糖尿病的发病率显

① Brandenburg SL, Reusch JE, Bauer TA, et al. Effects of exercise training on oxygen uptake kinetic responses in women with type 2 diabetes[J]. Diabetes Care, 1999,22(10): 1640—1646.

② Meinders AE, Pijl H. Very low calorie diets and recently developed anti-obesity drugs for treating overweight in non-insulin dependent diabetics[J]. Int J Obes Relat Metab Disord, 1992,16(Suppl 4): S35—S39.

③ Wei M, Gibbons LW, Mitchell TL, et al. The association between cardiorespiratory fitness and impaired fasting glucose and type 2 diabetes mellitus in men[J]. Ann Intern Med, 1999, 130 (2): 89—96.

著相关,与正常老年人相比,糖尿病老年患者最大摄氧量明显降低[①]。Wei M 则指出,Ⅱ型糖尿病患者的心肺功能与空腹葡萄糖降低(IFG)显著相关[②]。Ⅱ型糖尿病会增加心血管的危险因素,单纯地通过药物和饮食控制来降低血糖并不能完全阻止心血管系统发病的危险,但规律有氧运动则可以直接改善心肺功能。12 周及以上的耐力运动使Ⅱ型糖尿病患者循环血量增加,体重减轻,血压下降,安静时心率降低,可以有效预防心脑血管系统疾病的发生,降低死亡率[③]。2004 年北京体育大学运动医学教研室对北京市中老年人健身效果研究也支持本研究的结果,开展 12 周的有氧健身训练后,有效提高了中老年人心肺功能,降低了舒张压,健身训练取得显著效果[④]。本研究显示,干预组受试安静脉搏指标在实验前、第四周与第十二周相比较,均有显著性差异($P<0.001$);对照组并没有随着测试时间的推移有下降的趋势($P>0.05$);在实验第四周时发现干预组脉搏指标显著低于对照组($P<0.05$),第十二周干预组与对照组相比较,有极显著性差异($P<0.001$)。胡晓飞(1997)等的研究也证明,进行 12 周的导引养生功锻炼(6 次/周,60 分/次)的中老年女性安静时血压、心率、心功指数等指标显著好转。从实验中可以看出,4 周的规律健身对老年患者的心肺

① James S, Reitman MD, Burbara Vasquez, et al. Improvement of glucose homeostasis after exercise training in non-insulin-dependent -diabetes[J]. Diabetes Care, 1984, 7(5): 434—441.

② Wei M, Gibbons LW, Mitchell TL, et al. The association between cardiorespiratory fitness and impaired fasting glucose and type 2 diabetes mellitus in men[J]. Ann Intern Med, 1999, 130 (2): 89—96.

③ Lehmann R, Vokac A, Niedermann K, et al. Loss of abdominal fat and improvement of the cardiovascular risk profile by regular moderate exercise training in patients with NIDDM [J]. Diabetologia, 1995, 38(11): 1313—1319.

④ 李晓霞. 老年人健步走的减脂效果与脂联素等基因多态性的关联性研究[M]. 北京:北京体育大学出版社,2011:25.

功能来说,有了改善的趋势,但到了第 12 周,干预组与对照组相比较,有极显著的差异。当然,评价安静脉搏的好与坏更重要的是要看脉搏跳动的节律和强弱等指标,而不能完全依靠安静时一分钟的脉搏跳动数字,因此,单纯从受试的脉搏跳动快慢这一指标来判断老年人心肺功能的强弱有些勉为其难,只是限于实验设备与技术手段,在以后的研究中还要增添更多的指标来综合地加以评价。

5.4.4　运动干预对老年患者医疗费用支出的影响

治疗糖尿病的医疗费用巨大,已经成为很多国家不堪重负的经济压力。据权威报道:美国 1987 年糖尿病治疗耗费 204 亿美元;1998 年花费高达 1000 亿美元;我国城市Ⅱ型糖尿病患者每月治疗费用在 1000 元以上。医疗费用主要支出在大血管并发症的治疗上。糖尿病已经并将继续给患者、家庭和社会带来沉重的经济负担。从本研究调查得知,实验受试 28 名Ⅱ型糖尿病患者均正在进行饮食控制与药物使用相结合的方式来治疗糖尿病。在运动干预实验前,无论干预组和对照组受试每月平均医疗费用支出在 300 元以上,包括各种降糖药物的服用、血糖的监测以及门诊的费用。定期监测血糖,有的去医院检查,有的自己买血糖仪在家里进行。本研究对实验组和对照组受试服用的药物名称和价格也进行记录,一般服用两种药物,一种是消渴丸(120 丸/瓶,市场价格在 20 元左右,5—10 丸/次,3 次/天),另一种是二甲双胍(20 片/瓶,市场价格在 30 元左右,2 片/次,2 次/天)。在 12 周的运动干预实验过程中,分析认为,老年Ⅱ型糖尿病患者根据各自的血糖情况,基本上都在服用各种降糖药,已经形成了一种对药物的依赖性,在实施运动干预的同时,辅以糖尿病的健康教育,特别是针对患者的生活方式、饮食习惯,采用规律运动、饮食控制、服用药物、监测血糖及健康教育"五位一体"的综合型治疗方法,让实验受试者提高对糖尿病的认知,增强健身意识,重视疾病的运动疗法,建立一种科学、合理、有效、简单的体育生活方式,逐步养成锻炼身体的良好习惯,切实提高老年患者的健康水平、自我效能,降低糖尿病各种并发症发生和发展的风险,减少医疗费用支出,减轻患者及家庭的经济负担,努力提升患者的生命质量,从而达到最终能够彻底摆脱对药物的依赖。本研究结果显示,实验四周后,干预组受试患者医疗费用支出有降低趋势,但并不明显,但到了实验第十二周后,干预组患者医疗支出有了较大幅度的降低,有的老年患者已经不用服药了,每天控制饮食、合理膳食、规律运动、定期监测血糖等。因为监测中血糖的降低,带来身体上良好的自我感觉,患者心情大为好转,因此在我国现有医疗保障条件下,积极组织老年Ⅱ型糖尿病或其他慢性病患者进行规律体育健身行为,提高机体免疫力,缓解病情,减少医疗费用支出,对老年患者生命质量提升有着重要的经济价值和现实意义。

5.4.5　运动干预对老年人行为改变的影响

运动干预实验给老年患者所带来的一系列生理身体、精神心理等层面的变化是非常显著的,其实更重要的是给这些从来没有过锻炼意识和行为的老年人传递健康、科学的生活理念和行为方式。课题组经过实验前的精心筹划准备,实验中耐心细致地组织、训练与健康教育,让老年人进入到一个良好、规范、健康、有效的规律健身环境中。随着实验时间的逐步推移,老年人身体和疾病状况产生一定的改善。气氛轻松和谐的锻炼环境,彼此信息交流的融洽,给老年人的精神生活带来了很大的愉悦和享受。对一件事情的意识和态度最终决定一个人的行为。也就是说,社会认知对一个人行为的改变起到至关重要的作用。规律健身对老年人自我效能有很大提高,从而带来健身意识的改变和行为的坚持。研究认为,很多老年慢性病患者从主观上已经意识到行为改变的重要性,能够听从医生建议,逐渐调整生活习惯,使生活方式变得更加健康科学[①]。行为的成败经验指经由操作者所获得的信息或直接经验。对自我效能感的形成具有积极影响。成功经验可以提高自我效能感,使个体对自己的能力充满信心并坚持下去。替代性经验指个体能够通过观察他人行为获得关于自我可能性的认知。这种通过观察示范行为而获得的替代性经验,对自我效能的形成也会产生巨大影响[②]。因为不同环境提供给人们不一样的信息。当一个人在进行体育锻炼时,一般情况下会感到枯燥无味,往往很难坚持下去,而多人一起集体锻炼或小组活动时感觉就完全不同。因为患病的原因,大家同病相怜,建立良好的支持关系,能够起到督促帮助、理解支持的互动效果,从而能将规律健身行为坚持下去。

为期 12 周的规律健身运动干预结果显示,老年糖尿病患者的血糖等指标、体质状况、医疗费用支出及生命质量各维度得分,与基线值和对照组相比,均有较为显著的改善,而且几乎所有指标均表示,越接近第 12 周,血糖等指标、体质状况、医疗费用支出及生命质量各维度得分越趋向正向或良好方向。如前所述,本研究规律健身运动采用中等强度的"花鼓操",之所以如此,缘于两大原因:第一,老年糖尿病患者一般比较传统,不太适应其他现代健身运动,而"花鼓操"则是淮北特色,具有悠久的历史,深得淮北老年人的喜爱;第

---

① 林田,邵景进,申继亮等.老年脑卒中患者医嘱行为的依从模式[J].中国临床心理学杂志,2010,18(6):792—795.
② 孟共林,邓雨云,陈红涛等.运用自我效能理论对老年糖尿病患者锻炼行为改变的干预[J].中国老年学杂志,2011,31(13):2421.

二,花鼓灯老年健身操的有氧特点可以保证干预实验的运动强度和运动量适合老年糖尿病患者的生理、心理状态;每周3次、60分钟左右的健身时间也符合国际规律和普适价值。因此,从本研究结果中基本可见,干预实验4周后,一般生理、体制指标该降低的均降低,该提高的则基本提高,尤其是生命质量得分,虽然有些指标仍未出现统计学意义,但发展趋势较为明显;12周后,几乎所有指标都呈现该降低的均降低,该提高的均提高的结果,而且大部分都出现了统计学的显著、非常显著,甚至极为显著的统计学意义。对本研究实验对象的各种访谈、个案、问卷等结果也显示患者口头、书面方面表示的生理、心理和精神领域的提升,生命质量量表测试结果基本显示正向提升,与患者各项客观指标呈现正向,或良好的相关关系。

以上结果有理由相信本研究、及本领域其他专家、学者"规律健身行为能很好改善糖尿病血糖、血脂代谢异常,提高胰岛素敏感性,降低各种并发症发生与发展的几率,糖尿病患者在家庭、街道、社区等范围内采用运动疗法对疾病的预防、治疗是安全可靠、科学有效的。此外规律健身运动对调节老年人内分泌循环,改善身体机能,降低孤独和抑郁情绪等有良好的运动锻炼效果,使老年人心情舒畅、增加了沟通交流,增强了社会参与意识与能力,从而切实提高老年人的生命质量"①的结论。

5.5 运动干预实验后的行为追踪研究

我国著名社会学家风笑天指出,进行追踪研究的设计,尤其要注意三个关键环节:(1)因果设计和特定事件;(2)研究对象的选

---

① 费加明.运动干预对老年糖尿病Ⅱ型患者生命质量的影响[J].体育科研,2014,35(6):11.

取;(3)研究对象的保持。他认为:"追踪研究适合用来探讨社会现象之间随着时间变化而形成的因果关系。因此,设计追踪研究,要明确建立起现象之间相互关联及发展变化的因果假设;而其中作为原因的自变量,通常是特定的社会事件或特定的社会环境的变化[①]。"在本研究中,自变量为运动实验的干预,随时间推移,自变量的变化对老年Ⅱ型糖尿病患者有健身行为的影响。追踪研究中十分重要的是与研究对象的保持,本研究在干预实验前取得与实验组、对照组所有受试的联系方式,并在实验后与受试者经常保持联系。因此,在半年后对干预组受试进行一一采访,取得第一手的访谈资料,了解他们健身行为的保持和消失程度,以验证为期12周运动干预实验对老年Ⅱ型糖尿病患者行为的改变与保持。

5.5.1　访谈对象的基本情况

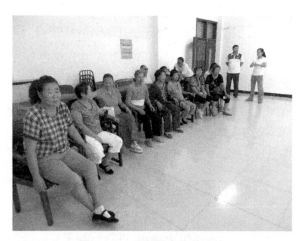

图 5-24　实验对象小组访谈
资料来源:课题组拍摄

---

① 风笑天.追踪研究:方法论意义及其实施[J].华中师范大学学报(人文社会科学版),2006
(6).

为进一步深入研究规律健身行为的形成、保持与消失的规律,以及与生命质量的关系,本研究实验干预结束后 6 个月,对 14 名干预组受试者进行了行为追踪研究,访谈人员基本信息见附录六,以便结合后面的具体访谈内容进行分析。下面是笔者选取三种有代表性不同健身行为类型的实验受试个人状况,即(1)规律健身行为完全保持类;(2)规律健身行为部分保持类;(3)规律健身行为完全消失类。

5.5.2　访谈内容描述与分析

访谈人员基本信息及访谈提纲(见附录六)

【附件 5—1】行为追踪案例一:规律健身行为完全保持类(根据部分录音整理)

(时间:2014—05—03;访问者:费加明;被访者:特凿公司,王××,女,59 岁;地点:王家)

王××,女,59 岁,有 7 年Ⅱ型糖尿病史,在参与本次实验前,几乎不运动,身材较胖,服用降糖药物,但有时候管不住嘴,吃东西很随意,另外喜欢打麻将,一坐就是大半天,生活作息也无规律,血糖一直是在 13mmol/L 以上,有时候达到 20mmol/L。家庭经济较好,丈夫及家人也不怎么干涉她的生活,不太理想的身体情况让王女士对生活也没有太多的追求和热情,整体上有点萎靡不振。进入到干预实验组后,刚开始几周偶尔缺席一、两次,但后来非常有规律了,主要原因是干预组在一个月的试验后进行一次血糖血脂的指标检测,她血糖的下降幅度在所有干预组受试中是最高的。因此她非常高兴,麻将也打得少了。在实验结束后的访谈中,得知王女士现在每天晚上 7 点准时在小区的篮球场上与其他几十位中老年女性跳广场舞,要跳一个半小时,结束后很多人还不走,要互相交流动作要领、健身经验等相关信息。王女士现在每天都坚持健身,血糖值自然也就下来了,现在心情也比以前好多了。她说很喜欢这种锻炼氛围,不是因为一个人活动枯燥乏味,且现在对生活充满了希望和信心,麻将桌上再也看不到王女士的身影。舞蹈队还报名参加了淮北市首届广场舞大赛,她也被选上了,穿着新发的鲜艳漂亮的舞蹈服,别提有多高兴了。她说,有时候天气不好或是有其他情况实在不能去跳操,她会一整天都难受,感觉好像少了一件重要的事情没做一样。现在的健身已经真正走进王女士的生活,成为她生活中一项不可或缺的重要内容,已经养成了规律健身行为,科学健康的体育生活方式。

【附件5—2】追踪案例二:规律健身行为完全保持类(根据部分录音整理)

(时间:2014—05—05;访问者:费加明;被访者:桃李社区,王××,男,75岁;地点:王家)

王××是一位Ⅱ型糖尿病患者,退休前是某企业中层干部,妻子于五年前因病去世,三个儿子都在淮北市里工作。他三年前在单位体检时发现得了糖尿病,医生说得了糖尿病就现在的医疗科技条件还无法完全治愈,感觉自己被判了死刑。从此心情变得非常差,郁郁寡欢,茶饭不思,浑身无力,食欲不振,人也变得很消瘦。特别是不愿意出门,怕见熟人,经常把自己一个人关在屋子里,与社会接触也越来越少,感觉这个社会和世界已经把他给抛弃了。去医院检查,医生说他患上了抑郁症,每天要吃抗病药,再加上吃好多的降糖药,搞得老王痛苦不堪。他住在市郊,孩子们上班都很忙,很少有时间来看他,每次查血糖基本上都是在11mmol/L以上,身体状态每况愈下。但是,就在一年前,他参与了课题组的实验干预,锻炼起来非常认真,每次早到晚回,因其受教育程度较高,认知能力较强,经常帮助其他受试者纠正健身动作,交流锻炼经验、科学健身的知识方法等。经访谈得知,实验结束后,他并没有放弃锻炼而是坚持每天两次规律健身,早上跟几个老伙计6点起床去附近的公园打太极拳、快走、做保健操,一个多小时的时间很快就过去了,每天下午5点左右和他们一起去附近的大学校园内打拳锻炼,每天两次,每次健身时间都超过一个小时,一套太极拳打下来,身体会微微出汗,然后再进行半小时左右的快走,健身器材旁边牵拉韧带,再做一套广播操。他整个人都完全改变了,身体比以前硬朗多了,走路也有劲,胃口也变好了,每次血糖检测都在8mmol/L以下,疾病的控制和身体机能的改善使老人的心情和精神与以前完全不同。在和老人交流的过程中得知,他每天买菜、做饭、洗衣服、拖地等家务活能较为轻松地完成,一有时间去街上或健身的场所和很多老年人交流糖尿病治疗、营养、健身等方面的知识信息等,感觉自己的活力和心情比以前有了极大的改善,如果有事情耽误了锻炼,他心里就非常难受,好像今天忘记做什么事情一样,每天早上和傍晚按时去锻炼,已经成为王大爷的日常生活习惯,成为一种生活方式,一天也不能少,他感觉自己活得越来越有劲了,觉得这样的晚年生活才过得有滋有味。

【附件5—3】追踪案例三:规律健身行为完全保持类(根据部分录音整理)

(时间:2014—05—05;访问者:费加明;被访者:纺织社区,宗××,女,68岁;地点:宗家)

宗××,有将近10年的Ⅱ型糖尿病患病史。参与实验前,一直深受糖尿病病情的困扰,体质状况非常差,虽然只有60多岁,刚进入到老年期,但显得老态龙钟,身体非常虚弱,视力也变得很差,小腿经常会水肿,糖尿病的"三多一少"症状非常明显,每次血糖检测都在 12mmol/L 以上,有时候高达 19mmol/L。走 2 百米路就会气喘吁吁,连基本的上街买菜、做家务都显得勉为其难,生活上基本要靠 70 岁左右的丈夫照料,而宗女士平时就不好动,经常是吃完饭就睡觉或躺着看电视,基本上不怎么出门,时间长了,即将成为半失能的老人,要长期卧床不起了。刚进入实验干预组,动作学不会,胳膊腿都伸不直,练习了几分钟就差点摔倒。但在课题组的鼓励、家人的支持以及自身健康的强烈需求下,宗女士经过几周的锻炼之后,身体上的慵懒与不适已不复存在,走路比以前有劲了,不要儿子用电动车接送,可以坐公交车亲自来参与锻炼了,做起动作来也是有模有样,整个人的精神面貌大变样。12 周的干预实验,老人家一次也没有拉下。在后续的访谈中得知,宗女士的丈夫不久前得了脑卒中,半身不遂,现在全靠她一个人照料丈夫,除了必要的家务活以外,老人家还一直在坚持锻炼,每天健身早晚都在一个小时左右,就在小区里快走和做保健操。她真正懂得了"生命在于运动"的真谛,她说:"我不想再回到以前的生活中去了,会一直坚持锻炼下去,直到不能动为止"。

【附件 5—4】追踪案例四:规律健身运动行为部分保持类(根据部分录音整理)

(时间:2014—05—06;访问者:费加明;被访者:青和宝地社区,张×,女,70 岁;地点:张家)

张×,有 7、8 年的Ⅱ型糖尿病史,丈夫去世,一个人居住在东山路青和宝地小区。老人住在一楼,就在自家房子内经营一个小的杂货店,卖一些小区居民常用的油盐酱醋等日用品。老人在参加干预实验前从来没有专门去锻炼身体,她有打麻将的爱好,有空就在她家附近摆个麻将桌,都是隔壁邻里熟人在玩。老人身体非常瘦弱,但自从参加了干预组的健身活动以来,据本人描述,胃口比以前好多了,饭量大了,走路也有劲了,精神比以前大有好转,特别是与实验组受试群体在一起交流糖尿病病情、饮食控制、药物的选取、锻炼身体的心得体会等,感觉心理比以前好多了,自己的头脑比参加实验前更加清楚。六个月后,对张女士的行为追踪访谈,是在麻将桌上找到她的,老人见面就说,你们什么时候还搞这个实验? 真是非常好,带着我们这些老年人锻炼身体,每次去都形成习惯了,到时间就想到要去活动中心跳舞。实验结束后一段时间,有邻居亲戚过来招呼一起去锻炼身体,老人还能坚持散步,跳"花鼓操",血糖也控制得不错,每次检测都在8—9mmol/L左右。但时间长了,没有人陪伴去锻炼,加上有时候要去给女儿家带孩子,老人又迷上了打麻将,有时候一打就是半天,想去锻炼身体,没人一起,就不去了。就这样想起来去动动,想不起来就不去了,有时候隔三差五地动一动身体,"花鼓操"也忘得差不多了,没有形成有规律的健身习惯。虽然吃着原来的降糖药,饮食也和以前一样地控制,但每次检测血糖指标却不太如人意,总在10mmol/L以上徘徊。当问到阿姨为什么中断了健身呢? 她说,主要是因为自己本身的惰性,以前从来没有锻炼的习惯,课题组组织了运动干预实验,每次有人带着锻炼,大家一起也比较熟悉,所以容易坚持下去。但现在没有人一起锻炼,自己又不会什么运动技能,跳广场舞的大部分都是稍微年轻一点的女性,况且她们跳的舞都是挺现代的,有点难,学不会;有时候家务活多一点,稍微动一下就感觉有点累,因此慢慢地就不想去锻炼了。但当测量血糖时发现又上升了,便想着还是锻炼好,要不然病情会更加严重,所以就这么反反复复地来回波动,没有真正形成一个良好的锻炼习惯。

【附件5—5】追踪案例五:规律健身行为完全消失类(根据部分录音整理)

(时间:2014—05—06;访问者:费加明;被访者:东岗楼,杨××,男,65岁;地点:杨家)

杨××,查出患Ⅱ型糖尿病有5年多的时间,退休前是煤矿职工,在进入到干预实验组之前,没有任何锻炼意识和健身行为。刚到实验组时,杨师傅的身体协调性极差,连最基本的动作都学不会,有时候站都站不稳,胳膊腿都伸不直,急得连一些比他大得多的老太太都来教他。在体质状况的监测中,他的好多指标还不如70多岁的老太太,柔韧性、握力、肺活量等都非常差。在学习"花鼓灯操"的前几次,他实在跟不上;慢慢的地两周过后,动作稍微好一点,虽然做得不好看,但勉强能跟得上大家的进度,也算有模有样了。杨师傅每次都坚持过来,做得还挺认真的,一个月以后,他的协调性和稳定性比以前有了很大的改善。实验结束6个月后,再见到杨师傅,发现他走路的样子还和刚进干预组时差不多,经过访谈得知,自从实验结束后,他基本上没有运动过,究其原因,主要是家里经济负担较重,老婆生病,小儿子还没结婚,房子也没买,杨师傅虽然退休了,但又在矿上打了一份工,每天都要上班10个小时左右,还是在做以前的熟练工,没有更多的时间去锻炼身体,况且工作一天下来,身心俱疲,更不愿意去健身了。杨师傅说,他本身就不爱动,自己的动作又难看,主要怕别人看了笑话。社区里又很少有适合老年男性活动的场所与运动项目,小区里有个门球场,自己根本就看不懂,人家也不带你玩,加上性格有点内向,朋友少,基本上从工作单位下班就是回家,看电视,也不愿意出门,心情远不如在运动实验期间好,基本上就是放弃健身行为了。

在对实验干预组老年人的行为追踪访谈中得知,总共14人的实验干预组受试,有11人在实验结束半年后仍然在坚持各种形式的体育锻炼,从没有间断过,并表示因为亲身感受到了健身给自己病情改善、身心健康带来的益处,只要身体情况允许,以后不会中断。有2人部分坚持,因为家务活多,或者自身懒惰等原因,时断时续地锻炼,还处在FIT理论中的"波动期",只有1位老人完全停止了体育锻炼,为多方面的综合因素所致。

在采访中,笔者深切感受到,老年人要想形成良好的体育生活方式,保持规律的健身习惯,以下几个方面的要素是必不可少的。首先,自己要有充足的业余时间,很多老年人家务活太多,有的要带孙子辈,接送上下学,特别是很多低龄女性老年人非常辛苦,本该退休在家,享受天伦的年龄,却仍然要继续为家庭、子女作奉献,这也是中国传统的文化和社会习惯。在家里洗衣、拖地、买菜、做饭、照顾老人、抚养后代等,有的老年人为了提高家庭收入,改善物质生活条件,仍然继续参与有报酬的社会工作,上班有固定的时间,有时候下班回家很累了,就不想去健身了,这在某种意义上也影响到老年人体育锻炼的参与度。其次要充分认识到体育锻炼的价值和功能,有健身的意识,能真切感受到健身给自己身心带来的愉悦,体会到锻炼带给自己的益处,锻炼一段时间后,身体变得更硬朗了,走路有劲了,吃饭也香了,睡眠质量也高了,只有这样,老年人才会有良好的锻炼动机,才会产生锻炼的欲望和要求,从而积极主动地支配自己的身体行为,即自我效能感驱动健身行为。再次,社区里要有较为完备的体育组织,各种健身团体,有扭秧歌、跳广场舞、交谊舞、健身操、门球队、放风筝、抖空竹、踢毽子、打羽毛球、乒乓球、登山等各种适合老年人活动的团队,这就需要街道、居委会或社区有专门的体育组织人员，或者体育积极分子、骨干分子的带头作用，一些非营利性的民间组织在老年人体育参与中就起到了至关重要的作用。很多老年人不缺乏时间，但不懂得体育锻炼的方法和技巧，没人指导，又不知道去哪儿参加什么活动，很多老年人就不自觉地走上麻将桌，打牌、在家里看电视、听戏、聊天等，静态的非体力活动占据了老年人的大部分时间。最后，社区要有适合老年人的活动场所和运动器械以及社会体育指导员的现场指导，正所谓"巧妇难为无米之炊"，"工欲善其事，必先利其器"，社区里如有宽敞的绿地，老年人活动方便的健身器材，指导员耐心细致的指导，是吸引更多老年人参与到规律健身行为中来的硬件条件。

5.6　本章小结

随着经济发展、社会变迁，人们物质生活水平的提高，生活方式的改变，人口老龄化进程的加快，疾病谱也发生了很大变化，慢性非传染性疾病逐渐增多。糖尿病作为一种慢性终身性代谢疾病，其发病率迅速增加，而且有向年轻化发展的趋势，成为严重威胁人类健康的世界性公共卫生问题[①]。

本研究采用运动干预实验法，选取适合老年人健身的民间传统体育活动项目对淮北城市社区老年Ⅱ型糖尿病患者进行干预，并辅以科学有效的糖尿病知识健康教育，加上患者饮食控制、药物服用、定期监测血糖等综合手段，探索规律健身行为对老年Ⅱ型糖

---

① Wang Kean,Li Tianlin,Xiang Hongding,et al. Study on the epidemiological characteristics of diabetes mellitus and IGT in China[J]. Chin J Ep idermiol，1998，19：282—285.

尿病患者的影响和作用机制。

　　运动干预实验前、第 4 周和第 12 周,分别对干预组、对照组受试者进行生命质量各维度得分、血糖血脂等指标、体质状况、身体形态、医疗费用支出等进行测试和数据收集。实验第 4 周,干预组受试者各项测试指标与实验前以及与对照组比较,有改善的趋势,部分指标已有显著性差异;但 12 周后,生命质量得分差异均有统计学意义,血糖、胆固醇、低密度脂蛋白等指标显著下降,身体形态和体质状况呈现明显改善,医疗费用支出也大为降低,而对照组受试者在不同实验时间的上述指标的变化并不明显。

　　本研究实验干预组受试者的各种访谈、个案、问卷等结果也显示患者口头、书面方面表示的生理、心理和精神领域的提升,生命质量量表测试结果基本显示正向提升,与老年Ⅱ型糖尿病患者各项客观指标均呈现正向,或良好的相关关系。

　　以上是课题组 12 周的精心准备与组织指导对城市社区老年糖尿病受试者所产生的规律健身行为效果,那么淮北城市普通老年人的健身现状与特征是什么? 有哪些问题与不足之处? 如何采用针对性的措施和对策才能更有效地提高老年人的健身行为参与率? 从而有效提升老年人的生命质量呢?

6 城市老年人健身诉求相关
生命质量的社会支持研究

人口老龄化现实背景下老年人群体存在的问题方方面面,林林总总,既有宏观、中观又有微观层面的,既有暂时性也有长期性的问题。在此基础上产生很多诉求:身心健康、体育健身、养老、医疗保障等,特别在体育健身方面的诉求更为强烈。老龄社会的基本问题是一个主要矛盾之间的对立,即人口老龄化背景下老年群体全面发展的诉求与满足这些诉求的物质文化社会条件之间的矛盾。老年人健身诉求得到满足,其生命质量将会得到充分提升。本章主要以社会支持的视角为切入点,阐述老年人的各种诉求,引导其建立科学有效的体育生活方式,促进整体健康,提高生命质量,积极应对人口老龄化的挑战。

6.1 社会支持基本理论

社会支持是指一个人通过社会互动关系所获得的能减轻心理应激反应,缓解精神紧张状态,提高社会适应能力的支持与帮助[①]。国

---

① 吴捷.老年人社会支持,孤独感与主观幸福感的关系[J].心理科学,2008,31(4):984—
986.

外相关领域的专家①②研究显示,较高的社会支持对老年人身心健康有着积极影响。随着老龄化进程的加快,作为弱势群体,社会支持水平的高低与老年人身心健康及生命质量的关系更加密切。"社会支持网络既是一种分析方法,又是一种理论视角,关注的重点是人与人、人与群体、人与社会组织之间关系的构建与互动③④。"在这个关系网络中,个体通过各种途径,无论是正式或非正式的社会支持,从而获得相应的社会资源。

6.2　城市老年人诉求相关生命质量

老年人作为人类社会中一个必不可少的重要组成部分,其生活保障、社会服务、居家养老和生命质量等受保障的程度是由老年人在社会生产中所具有的价值和在生产关系中的地位决定的,而社会对老年人群体的态度决定了老年人能否在社会生产生活中继续发挥其应有作用,巩固其所处地位。基于此,在社会变迁、人口老龄化严重的背景下,如何以积极的态度去认识老年群体的社会价值,如何用新的理念去看待老年人的社会诉求,如何用最好的方式去提高老年人的生命质量并以此来推动健康、积极老龄化的进程,是每个社会人都要面临的重大问题之一。

---

① Tomaka J. ,Thompson S. ,Palacios R. The relation of social isolation,loneliness,and social support to disease outcomes among the elderly[J]. Journal of Aging and Health,2006,18 (3):359—384.

② Myers DG,Diener E. Who is happy? [J]. Psychological science,1995,6(1):10—19.

③ 刘军. 法村社会支持网络——一个整体研究的视角[M]. 北京:社会科学文献出版社, 2006:94.

④ 齐心. 走向有限社区[M]. 北京:首都师范大学出版社,2007.

6.2.1 老年人诉求相关生命质量的重要意义

1998 年维也纳《老龄问题国际行动计划》指出："社会在发展的过程中必须充分考虑到人的尊严,不管年龄大小,都能平等地享受权利和承担责任。"全国老龄委副主任司马义·艾买提在第二届全国老龄大会上指出："各个国家应在国情的基础上认识和解决老龄化问题,充分考虑到老年人自身的特点和诉求。"党的十八大提出"建成小康社会的宏伟目标",报告中做出了"要积极应对人口老龄化,大力发展老龄服务事业和产业"的战略部署[①]。小康社会发展的最终目标是实现全体国民生命质量的全面提高。2013 年 7 月 1 日起施行新修订的《中华人民共和国老年人权益保障法》中明确规定,"积极应对人口老龄化是国家的一项长期战略任务"。充分说明,老年人的诉求问题被逐渐提到日程上来,人们已经意识到老年人诉求能否得到满足及其生命质量提升程度如何将关系到老龄问题能否从根本上得到解决,能否积极顺利地推动健康老龄化的进程。

6.2.2 老年人诉求类型

人的诉求是多方面,多层次的,老年人同样也有多方面的诉求,其中既有一般性的诉求,也有老年人群体所特有的诉求。总体来说,老年人诉求不外乎物质、健康、医疗保障、精神文化、自我价值实现诉求五个方面。老年期的主要社会生活环境系统是围绕老年人基本诉求来展开的。笔者认为,归纳起来可将老年人的诉求提炼为物质诉求、健康诉求和精神诉求三种类型。把老年人的各

---

① 十八大报告全文[R]. http://theory.people.com.cn/GB/40557/351494/index.html.

种诉求放在金字塔图形上,物质诉求处于诉求的最底层,当然也是最基础的需求,而健康诉求和精神诉求是最重要的诉求,精神诉求处在金字塔的顶层,是最高级的诉求(见图6-1)。

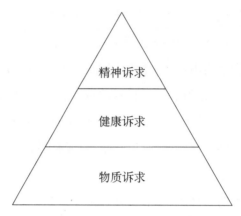

图6-1　老年人诉求的主要类型
资料来源:根据文献资料自行绘制

　　从历史发展的角度看,"人在某一领域的需求一旦被满足,又会创造出新的需求,这是人类发展的必然规律"①。老年人群体是人类社会不可分割的重要组成部分,也是人类自身发展成熟的最高阶段。其诉求结构和类型随着社会的发展进步而发生重大的变化。在改革开放初期和之前,从艰难困苦的旧社会走出来的老年人最注重的是物质诉求的满足,只求温饱能解决。在讲究生活质量和精神享受的当今社会,越来越多的老年人不会仅仅满足于吃饱和穿暖的基本生存需要,而是积极地参与一些对健康有益的社会活动来满足自己某些特定的精神诉求和自我价值实现的诉求。从党和国家的政策变迁中可见一斑。"十五"计划中提出:"重视人口老龄化趋势,努力解决老龄人口社会保障和精神文化生活问

---

① 马克思,恩格斯.马克思恩格斯全集(中文版)[M].人民出版社,1979(47):260.

题"。"十一五"规划提到："社会保障覆盖面扩大,城镇基本养老保险覆盖人数达到 2.23 亿人,新型农村合作医疗覆盖率提高到 80％以上。城乡居民生活质量普遍提高,居住、交通、教育、文化、卫生和环境等方面的条件有较大改善"。"十二五"规划中也提出,"积极应对人口老龄化,建立以居家为基础、社区为依托、机构为支撑的养老服务体系。拓展养老服务领域,实现养老服务从基本生活照料向医疗健康、辅具配置、精神慰藉、法律服务、紧急援助等方面延伸。增加社区老年活动场所和便利化设施,开发利用老年人力资源"①。

老年人在精神方面的诉求,按照程度可以划分为三个阶段,即感情、发展和价值诉求,这三个阶段是层层递进的关系,正如我国著名社会学家费孝通描述的中国乡土社会关系"差序格局"一样,又像一颗石头扔向湖心,所起的一圈圈的涟漪。它是一种由中心向外依次推,越来越高的层次结构②。处于最中心的是感情诉求,即"老有所属"。老年人最看重的是被尊重、被认可,感情有所依靠的基本精神诉求。再向外推至第二层次为发展诉求,即"老有所为"。满足老年人在娱乐身心、社会交往、求知进步等方面更高一级的精神诉求,充分体现了老年人追求精神文化享受的内在诉求。其中娱乐身心方面的诉求是老年人对培养和保持各种嗜好的需求。求知诉求是指老年人继续教育,为达到某种社会性目的而要求学习的知识信息、技能技术等,老年教育是教育事业的重要组成部分,也是终身教育体系不可或缺的最后阶段;交往诉求是指老年人对群体生活的向往,对社会关系网络的再造与维系。这三种诉

① 授权发布:中华人民共和国国民经济和社会发展第十二个五年规划纲要. http://www. news. cn. 2011 年 03 月 16 日 13;21;47.
② 费孝通. 费孝通学术论著自选集[M].北京师范学院出版社,1992;357—365.

求在内容上有所交叉，表现上各有侧重，但都属于老年人精神层次上的高级诉求。继续向外推，满足老年人自我价值实现的诉求，这是一些文化程度相对较高的老年人希望继续参与社会生活而介入一定的社会角色推演。而老年人体育健身方面的诉求在一定意义上包含着老年人感情、发展和价值实现的总体精神诉求。

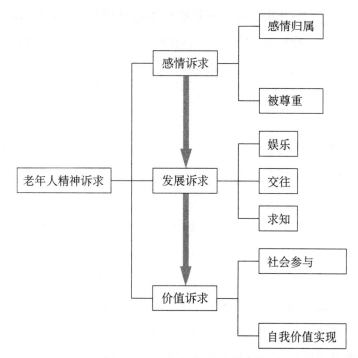

图6-2　老年人精神诉求示意图

资料来源：根据文献资料自行绘制

6.2.3　我国城市老年人日益增长的体育诉求

社会学研究指出，老年人属于弱势群体，在一定程度上表现为经济、躯体和精神上的脆弱。与其他年龄段的人群相比，在实际生活中会经常陷入很多困境，但他们同样具有生存、发展和享受的诉求。随着经济发展社会进步，医疗卫生条件的改善，老年人口比重逐渐增大。2012年全国老龄工作会议公布的数据显示，截至2011年底，全国60岁及以上老年人口1.85亿人，占总人口13.7%，预计到"十二五"期末，全国老年人口达到2.21亿，届时80岁及以上的高龄老人将达到2400万，65岁以上空巢老人将超过5100万。"健康老龄化"[①]和"积极老龄化"[②]是应对日益严重老龄化问题的重要目标。此目标促使更多的老年人有了更高的体育健身方面的需求。从我国城市体育人口分布情况来看：2007年60岁以上的老年体育人口达到40%，2010年老年体育人口接近46%；在各个体育活动点（站）参与健身活动的人也多是老年人（占50.1%），大大超过其他年龄段人群。可见，健身活动已成为老年人主要闲暇生活方式之一[③]。此外乔梁（2000）对老年人感兴趣的闲暇活动调查中得出（表6-1）：排在前三位的休闲活动依次为看电视、电影类、读书看报类和健身活动类。电影、电视虽能开阔老年人眼界，消除寂寞，打发时间，但毕竟是静态活动方式，不利于老年人体质增强和身体健康；而读书看报学习类活动，能增长老年人的各种知识，提高信息输入量，但无法与体育健身的功能相提并论；与前两类余暇活动相比较，体育健身的本质功能是强身健体，对老年人来说，最重要的是防病治病、增强体质、愉悦身心，在这一点上，其他休闲活动是无法和体育健身行为相比的。齐莉莉（2011）对安徽芜湖城市老年人休闲活动的调查得出，老年人休闲活动排在前五位的分别为"看电视电影、上网"

---

① 郑志丹.健康老龄化视野下我国老年体育发展对策研究［J］.山东体育学院学报,2011,27(12):25—30.

② 李双玲,周志毅.试析积极老龄化视野下老年教育的转变［J］.中国成人教育,2011(1):12—15.

③ 汪文奇.我国老年人的体育需求及其社会支持系统的研究［J］.北京体育大学学报,2007,30(11):1478.

（65％）、"逛街购物闲聊"（35.6％）、"体育健身活动"（28.9）、"养花草宠物"（27.8％）、"旅游度假"（14.4％）①（见表 6-2）。此外对老年人参与的余暇活动调查中了解到：老年人普遍喜欢参与散步、快走、慢跑等健身项目，82.2％的城市老年人养成经常散步的好习惯。据统计，老年人中，68.5％坚持散步锻炼。多数老年人都有规律地进行一至两项健身活动项目，如慢跑、跳舞、健身气功等晨晚练活动。年龄在 60—80 岁之间的老年人中，每天都去公园、广场、空地等锻炼的人数在持续增多，很多老年人也参与短途旅游、登山、游泳、健身气功、钓鱼、各种球类活动等。党和政府一直非常关心全体国民的身体健康和健身行为，通过颁布《体育法》、《全民健身计划（2011—2015 年）》和《体育事业发展"十二五"规划》等政策法规加以保障。《全民健身条例》和各地方政府制定的全民健身法规的颁布实施，使参与健身活动的老年人数大大增加。在 60—70 岁年龄段的老人中，从事与健身相关活动的人数在逐年增加，与本研究的调查结果基本是一致的（见第四章表 4-14）。原因一方面可能是刚刚从工作岗位上退休，有充足的时间锻炼；另一方面想早日摆脱各种慢性疾病的困扰，或许更多地想提高自身生活自理能力以及提升晚年的生命质量，他们对适宜运动量的各种健身活动项目有着强烈需求。随着医疗保险制度的改革，国家对体育场地设施的加大投入，基本公共体育服务体系的逐步建立和完善，老年人健康意识的提高，健身动机的逐步加强，参与不同健身活动已成为非常普遍的社会现象，也成为广大老年人最为关切、不可或缺的日常生活方式和基本诉求。

---

① 齐莉莉.芜湖城市老年人休闲活动和休闲体验研究[J].安徽师范大学学报（自然科学版），2011,34(3):270—271.

6.3 老年人体育诉求社会支持系统中
存在的问题

6.3.1 准备不足:政府责任的缺失

各级政府和领导对各项社会工作更多的是宏观把控,缺乏针对某一群体,比如与老年人相关的具体微观层面的服务意识和行为。对老年人公共服务存在"碎片化"和"条块分割"等体制上的问题。虽然国家和地方政府出台了一系列涉老政策法规,名目繁多,五花八门,但对老年人群体的真正需求来说,既存在很大的资源浪费,又有着条块分割的体制弊端。政府对于银发浪潮对经济社会各项事业带来的严峻挑战明显准备不足,缺乏对老年人体育健身生活的通盘考虑,使老年人体育诉求的整个社会支持系统十分薄弱。尽管最近几年,老年人的体育健身硬件条件有所改善,但公共体育社会资源分配极不均衡,造成区域和城乡差别很大。只限于局部,特别是大中城市,经济社会较发达地区做的很好,但小城市和农村乡镇的公共体育资源远远不能满足广大老年人日益高涨的体育需求。现在最大的问题依然是老年人日益增长的健身诉求与体育公共资源总量欠缺之间的矛盾。

表6-1 老年人感兴趣的余暇活动安排

变 量	选择人数(%)	排序
电视、电影、广播	30.78	1
读书、看报、学习	21.59	2
体育活动	14.92	3
文艺活动	9.73	4
烹饪、缝纫	6.02	5

（续表）

变　量	选择人数(%)	排序
花鸟虫鱼	5.56	6
书法绘画	5.10	7
摄影、集邮	2.50	8
宗教活动	1.95	9
其他活动	1.85	10

资料来源:乔梁.城市老年人社会角色变迁过程与体育[J].中国体育科技,2000(3)

表 6-2　芜湖城市老年人休闲活动安排(n＝180)

变　量	选择人数(%)	排序
看电视、电影、上网	65.0	1
逛街购物、闲聊	35.6	2
体育健身活动	28.9	3
养花草、宠物	27.8	4
旅游度假	14.4	5

资料来源:齐莉莉.芜湖城市老年人休闲活动和休闲体验研究[J].安徽师范大学学报(自然科学版),2011,34(3)

6.3.2　认识不足:社会对老年人的体育诉求和公共
　　　　服务关注不够

几千年来,人类社会为什么能不断地超越自我,超越历史,不断地螺旋式地曲折地向前发展,正是由于人类不断产生难以满足的各种诉求和愿望,人类的诉求是人类社会发展的源泉和不竭动力。老龄社会背景下,人们的诉求在原有的基础上发生了许多巨大的变化,首先表现在诉求的主体不同,老龄社会中诉求的主体已不只是儿童少年和成壮年人口,而是儿少、成年和老年人口的聚合体;其次是诉求的规模和结构不同,老年人口大量的增加,使得老年人的社会诉求有其自身的特殊性,而且其诉求规模也是水涨船高,呈现扩展的态势;最后是诉求的性质不同,在前老龄社会时期,社会的诉求向老年人倾斜,在后工业化时期,社会诉求偏重于青年一代,老年人的社会诉求时常被忽视,甚至会出现老年歧视的社会现象,整个社会对老年人的价值取向呈现不平等的态势。

社会对老年人的体育诉求问题更是较少关注,传统观念认为,老年人最重要的是养老,整个社会对老龄问题关注最多的是经济基础、生活水平、医疗、养老保障等,缺乏对老年人更高层次的人文关怀,即对其精神体育文化诉求的关注,社会中很多人认为老年人累赘、无用、守旧、思想落后等。使得很多老年人在刚退休时非常不适应,社会关系丧失,社会经济地位每况愈下,关系支持缺乏,感到自己被主流社会所抛弃,这个时候最容易罹患各种慢性疾病和心理障碍,加上社区组织能力不高,老年人体育健身活动开展不力,缺乏更多的体育社会指导员和志愿者。再加上学校、单位等场馆的开放率不高,经营型场馆的高收费,让老年人只能望洋兴叹。社会上普遍存在对老年人精神文化生活的关注度不够,对老年人诉求的价值评判和取向出现了差错。

6.3.3　战略失位:体育自身发展走向工具理性的误区

马克斯·韦伯认为,"工具理性是指行动只由追求功利的动机所驱使,行动借助理性达到自己需要的预期目的,行动者纯粹从效果最大化的角度考虑,而漠视人的情感和精神价值"①。由于历史和时代的局限,新中国成立以来,我国体育走的是工具理性的道路。长期以来,我国体育事业的发展都是两条腿走路,一条腿长,

---

① [德]马克斯·韦伯.经济与社会(上卷)[M].林荣远译.北京:商务印书馆,1997.

另一条腿短,也就是我们常说的"一手硬一手软"。长的那条腿就是竞技体育,短的自然是大众体育(或者叫群众体育或社会体育)。政府和体育主管部门把竞技体育作为体育发展的主体,重视的是锦标、金牌、排名和与之相关的政绩,而大众体育的健身、文化、健心、娱乐、经济和社会化功能等却很少进入人们的视野,使得体育的发展逐渐背离了其本质,远离了人们的日常生活,离普通人民大众越来越远,进一步影响了人们对体育的看法。另外随着人口老龄化进程的加快,适合老年人普遍参与的健身活动项目却没有得到相应的发展和改善。

6.3.4　观念落后:老年人休闲观念跟不上时代的步伐

如今的老年人大都出生成长于解放前后极其困难的生活环境中,经常处于一种政治上摇摆不定、生活上艰苦朴素、工作上任劳任怨的历史境地,从小受到的教育和影响,使得他们无论何时何地都要把工作看得高于一切,任何闲情逸致、休闲娱乐都被认为是小资情调,与主流思想格格不入。因此,进入晚年生活,他们中很大一部分人缺乏休闲意识,不懂休闲技巧,对体育休闲活动的文化、娱乐、享受、发展等功能认识不足。对体育健身的需求非常简单,容易满足,日复一日地重复那些单调、传统的体育健身活动项目,比如散步、跑步、打太极等,老年人群尚没有形成更加多元化、多层次、多样化的休闲体育活动方式,以至于整个社会对老年人群的体育诉求关注很少,甚至认为没有必要再为老年人提供更多更好的社会支持。这种想法和社会现象非常不利于老年人体育公共服务体系的建立和完善,对提高老年人生命质量有着较多的负面影响,在某种程度上延缓了我国健康和积极老龄化的推进进程。

6.4　老年人体育诉求相关生命质量的
社会支持构建路径

"社会支持是指运用一定的物质和精神手段对社会弱者进行无偿帮助的一种选择性社会行为,是以个体为中心,由个体及其周围与之有接触的人以及个体与这些人之间的交往活动所构成的系统"[1]。它既可以直接影响弱势群体的生命质量,亦可以通过影响其心理状况而间接影响群体的生命质量。陈立新和姚远(2005)以及贺寨平(2002)的调查显示,"社会支持对老年人心理健康和生活满意度有显著正向预测作用"。张捷等(2011)指出,"老年人亲情、归属、人际交往和尊重需要都与社会支持有着较密切的关系,而需要的满足很可能是社会支持与生活满意度和幸福感之间的中介变量[2]。老年人生命质量的提升,不仅仅需要经济保障,社会支持系统也起到举足轻重的影响(Besser & Priel,2008)。社会支持通常是指来自社会关系各个方面如父母、子女、亲戚、朋友等给予个体的物质或精神上的帮助和支持的系统,有助于老年群体适应各种社会变迁、生活变故或其他不利环境,增强生活满意度和幸福感(Cohen & Wills,1985;Schnittker,2008)。

6.4.1　顶层设计:加强政府制度供给

社会发展追求的终极目标和最高原则是提高全体国民的生命质量。伴随老龄化进程的不断加快,老年人生命质量的高低也逐

---

① 张长伟.社会支持网络理论在解决高校贫困生问题中的价值揭示[J].中州学刊,2005(3):139.

② 吴捷,张阔.人格、社会支持与老年人需要的关系[J].心理发展与教育,2011(4):383.

渐演化为评定社会文明和经济发展的重要尺度和标准。中国政府正在有意识地认识到自己的责任。随着我国人口老龄化进程的不断加快,老年人口健康、医疗保障、养老模式、社区服务等社会支持问题日益引起党和政府的高度重视。自上个世纪末到"十二五"以来,国家围绕老龄事业采取了一系列行动来保障和提高老年人的生命质量,相继出台了一系列政策法规,不断加强顶层制度设计。各涉老部门也根据自身职能,制定出台了相关配套政策规章,有力促进了我国老龄事业健康科学地向前发展。2011年国务院发布《国务院关于开展城镇居民社会养老保险试点的指导意见》、2013年发布《国务院关于加快发展养老服务业的若干意见》和《国务院关于促进健康服务业发展的若干意见》等,在涉老法律建设方面,1996年10月1日起实施《中华人民共和国老年人权益保障法》,一些地方政府也建立了相应的地方法规。2013年7月1日起施行的新老法《老年人权益保障法》,在很大程度上保障了新形势下老年人的合法权益(见表6-3)。全国各地也积极推进老龄事业的立法、政策创制工作。全国31个省、自治区和直辖市均结合地方实际情况,制定出台了推动本地区老龄事业发展或社会养老服务体系建设的政策文件以及相关的制度和标准。

但我们仍要清醒地看到,我国是在与发达国家完全不同的情况下进入到老龄社会中的,即"未备先老、未富先老",况且我国老年人口基数大,地域城乡差别显著,社会公共资源配置和分布极不均衡。社会养老服务体系建设很不完善,养老机构功能和布局不尽合理,老年人社会参与程度太低,老龄社会工作基础薄弱。因此,国家要重点做好以下几个方面的工作:(1)国家和政府要根据现实情况,继续完善涉老政策法规,加大资金投入和政策倾斜力度。还要制定相关政策发展老年休闲体育事业,加大对老年人健身行为的关注度和管理力度,构建老年人生命质量提高目标管理系统,帮助老年人形成健康文明科学的体育生活方式,重视、支持并推动老年人开展丰富多彩的精神文化体育活动。(2)政府通过制定卓有成效的公共政策来对老年群体的体育需求提供社会支持。在新型城镇化建设的契机下,城镇规划、社区发展等方面要考虑增加满足老年人体育需求的内容,比如新建住宅小区必须有配套体育健身场地设施,在公寓内开辟供老年人活动的空间,还有公共文化体育中心要留有适合老年人锻炼身体的空地绿地等。(3)此外政府在政策、税收等层面要积极引导社会力量为老年人规律健身提供廉价的场地、设施以及各种综合服务。调动一切可能的社会资源,来应对人口老龄化带来的巨大挑战和机遇。

表6-3 "十二五"以来我国发布的涉老政策法规及有关文件

名　　称	发文机关	文　　号
《中华人民共和国老年人权益保障法》		中华人民共和国主席令72号
国务院关于开展城市居民社会养老保险试点的指导意见	国务院	国发[2011]18号
国务院关于加快发展养老服务业的若干意见	国务院	国发[2013]35号
国务院关于促进健康服务业发展的若干意见	国务院	国发[2013]40号
国务院关于建立统一的城乡居民基本养老保险制度的意见	国务院	国发[2014]8号
关于进一步加强老年文化建设的意见	老龄办16部门	老龄办发[2013]97号
关于印发《中国慢性病防治工作规划(2012—2015年)》通知	卫生部15部门	卫疾控发[2013]34号
关于促进劳动密集型中小企业健康发展的指导意见	工信部9部门	工发[2013]542号

（续表）

名　称	发文机关	文　号
关于加强养老服务标准化工作的指导意见	民政部5部门	民发〔2014〕17号
关于印发《城乡医疗救助基金管理办法》的通知	民政部、财政部	财社〔2013〕217号
《中国老年人健康指南》	卫生部老龄办	ISBN978—7—5169—0254—7
关于开展养老服务业综合改革试点工作的通知	民政部发改委	民办发〔2013〕23号
关于鼓励和引导民间资本进入养老服务领域的实施意见	民政部	民发〔2012〕129号
关于做好政府购买服务工作有关问题的通知	财政部	财综〔2013〕111号
养老设施建筑设计规范	住建部	GB50867—2013
关于印发《文化部公共文化服务体系建设实施纲要》的通知	文化部	文公共发〔2013〕3号
印发《中国护理事业发展规划纲要（2011—2015年）》的通知	卫生部	卫医政发〔2011〕96号
《老年人跌倒干预技术指南》	卫生部	卫疾控精卫〔2011〕83号
防止骨质疏松知识要点	卫生部	卫疾控〔2011〕542号

资料来源：中国老龄事业发展"十二五"规划中期评估报告

6.4.2　社会关注：社会体育组织强力推动

社会中的每一个人都会不可避免地变老，在人生的历程中都会走到这一段岁月。因此，我们要努力营造良好的社会氛围，秉承"以人为本"的理念，给予老年人群体充分的人文关怀。前文提到，老年人既有生存的需要，更有发展和享受的诉求。在经济上能够得到充分保障的同时，还要满足老年人的精神文化体育健身方面的需求。可以通过电视、广播、书刊、网络等媒体大力宣传体育健身活动对老年人身心健康的重要功能和作用,对其他年龄段人群进行教育和宣传,使得整个社会形成一种尊老、敬老、爱老的良好社会风气,让更多年轻人投身到体育健身志愿者的服务队伍中去,发挥其他年龄段人群投身和支持这些活动的自觉性、主动性。

仅靠政府单一主体的社会支持难以满足日益增长的老年人体育诉求,借鉴国际上发达国家的经验,协调社会各方力量充分发挥社会支持系统的作用,为老年群体的体育需求提供帮助和支持,建立一种"互助守望"的社区体育支持机制就显得尤为重要。老年人所特有的性格气质、身体状况、以及多年来的文化传统和生活习惯,让很多人不愿意走出家门参与到健身队伍中去。在这种情况下,一些老年社会体育组织的作用就显得非常重要和必要了。老年人体育组织是广大老年人获得体育权利,满足健身诉求,提高生命质量、实现自我价值的重要纽带和桥梁,不同规模、级别、性质的各种民间社会体育组织在体育锻炼的宣传教育、组织指导、提高老年人的健身参与率方面,起到非常重要的作用。王占坤(2013)对浙江省老年人体育公共服务供给和需求的研究中指出,"从发达国家体育公共服务供给的实践经验来看,社会体育组织可以作为与政府进行双向互动的重要载体,政府对体育组织进行扶持,而体育组织可以更加有效地开展各种体育竞赛和活动"[①]。政府的主要功能是顶层设计和宏观调控,本着"抓大放小"的理念。而各种社会体育组织正是做这种"小事"的适当选择,在创新社会治理的新形势下,更有了用武之地。因此,要积极发展和培育各种老年人社

---

① 王占坤. 老龄化背景下浙江老年人体育公共服务需求与供给的实证研究[J]. 中国体育科技,2013,49(6):79.

会体育组织,包括老年人体协、健身俱乐部、健身苑点、活动团队等,充分挖掘组织潜力,利用各种手段和途径,创新体育活动的形式和内容,调动老年人参与健身的积极性,形成社会合力,提高老年人的健身活动参与度。形成人人关注,各行共同努力的良好局面,切实提高老年人群体的生命质量。

6.4.3　理性回归:体育发展由工具理性向价值理性转变

"一个社会的健全必须建立在工具理性与价值理性的统一之上,或者说,工具理性应当从属于价值理性,在价值理性所提供的目标和前提下发挥作用,才是积极的[①]。"同样,一项社会事业的健康发展也是由事业的本质特征所决定的,体育的发展要发挥体育自身的价值。2008 年北京奥运会以后,我国体育事业的发展轨迹和路径有了较为明显的改变,整个体育事业发展的价值取向正在逐步由工具理性向价值理性转变,或者说正在走向工具理性与价值理性和谐统一的道路上。按照韦伯的理论,"政策的工具理性是一种工具崇拜和技术主义,重视定量化、规范化和精确化的方法论,其核心目标是效率最大化;而价值理性强调政策决策对固有价值的纯粹的、无条件的信仰,认为只要决策动机端正,程序正当,不论结果如何,政策都是合理的[②]。"换言之,价值理性相信的是一定行为的无条件的价值,强调动机的纯正和选择正确的手段去实现自己意欲达到的目的,而不管其结果如何。习近平主席强调,"'发展体育运动,增强人民体质',是中国体育工作的根本方针和任务。全民健身是全体人民增强体魄、健康生活的基础和保障,人民身体

---

① 张康之.公共行政:超越工具理性[J].浙江社会科学,2002(7).
② [德]马克斯·韦伯.经济与社会(上卷)[M].林荣远译.北京:商务印书馆,1997:56.

健康是全面建成小康社会的重要内涵,是每一个人成长和实现幸福生活的重要基础。"在老年人体育公共服务体系的构建中,要创新传统的"从上到下"供给模式为更接地气的"自下而上"模式,真正从老年人的切身利益和现实诉求出发。以老年人体育需求为政策导向,努力构建适合老年人群体特征的体育公共服务供给模式,充分考虑城乡、地区、阶层差异,求同存异,提高老年人体育公共服务整体水平。

6.4.4　关系支持:引导老年人建立体育生活方式

毋庸置疑,老年人群体无论在身体素质、躯体健康、社会经济地位、社会关系、社会资源的占有等方面,与其他人群相比较,属于弱势群体。虽然我国一直有尊老敬老的优良传统,但老年人已经很难再进入社会的主流阶层,社会上虐老、弃老、歧视老人的现象时有发生,"老年无用论"一度甚嚣尘上。在这种情况下,社区体育工作者通过关系介入,调动、调整和利用社区有限的体育资源,为老年群体提供各种参与体育锻炼的机会和条件,组织各种社交活动以增进老年人的身心健康,提升老年人的生命质量[①]。以下几个方面的关系支持,对老年人建立健康科学的体育生活方式显得尤为重要。(1)自身健身意识的觉醒,锻炼动机的驱动;(2)家庭子女的代际支持;(3)邻里亲朋的关系支持;(4)社区体育组织的关系支持。总体来说,关系支持,就是在宏观、中观和微观层面上,在我国建设社会主义和谐社会、全面建成小康社会以及实现伟大中国梦的宏伟目标下,国家的政策法规支持、养老、医疗保障支持、家庭

[①]　汪文奇.我国老年人的体育需求及其社会支持系统的研究[J].北京体育大学学报,2007,30(11):1480.

子女、邻里亲朋等社会关系支持、社区体育支持、基本公共服务支持等对满足老年人体育诉求以及提升老年人生命质量无疑具有重要的现实意义。

6.5　本章小结

人口老龄化进程的持续加深，衍生出老年人群的多元化诉求，论证得出满足体育诉求是提高其生命质量的重要因素。本章探究了老年人体育诉求的社会支持系统中存在的问题，并提出社会支持的构建路径。在此基础上，逐步解决老年人日益增长的体育需求与社会支持系统之间的矛盾，对满足老年人精神文化体育生活等更高层次的多元化诉求，提高老年人的生活满意度和生命质量，营造"不分年龄，人人共享"的文明社会，加快推进健康老龄化和积极老龄化进程有着重要的现实意义。

7 结论与建议、创新与不足

7.1 结 论

（1）城市老年人健身行为影响因素是多维的，包括老年人社会人口学、社会经济地位、健康状况和患病情况等。其健身行为有社会人口学、时空、动机和强度等群体特征。城市社区老年人规律健身行为的干预空间较大。

（2）不同年龄、性别、受教育水平、收入、疾病和健康行为（体育锻炼）对淮北城市老年居民生命质量八个维度的得分均有不同程度的影响，且在一些维度得分比较上，有显著或非常显著性差异。婚姻及居住方式、健康服务利用、规律健身行为和医疗费用支出等是老年人生命质量重要的影响因素。总体来看，城市老年人中女性、低收入、高龄、独居、慢性病患者医疗费用支出高以及缺乏健身行为的人群生命质量较低。

（3）在慢性病健康管理的健身行为干预过程中，锻炼动机是个体实施行为的重要内驱力。通过健身行为 FIT 理论的指导，采用民间传统健身活动项目——"花鼓灯"老年糖尿病保健操对患者实施 12 周运动干预，干预组受试与实验前和对照组相比较，血糖、胆固醇等指标明显下降,体质状况改善,医疗费用支出有所降低,体力活动明显增强,生命质量各维度得分显著提高。

（4）城市老年人长期规律健身行为可有效提高健身参与度,切实增加老年人健康寿命的长度和宽度,也为政府制定体育公共服务政策、健康促进策略以及建立和完善老年人体育公共服务体系提供参考依据,同时希望能唤醒老年慢性病人参与规律健身的意识,为提高健康素养,降低医疗费用支出,促进健康老龄化进程,全面建成小康社会提供理论支持和实践路径。

7.2　建　议

（1）建议政府重视、社会关注,加强老年人体育公共服务体系的建设,创设良好的健身自然和社会环境,努力解决好结构性的制约因素。对老年慢性病患者实施个性化运动处方进行有效干预,将社区作为老年人健身行为干预的重要载体,将健身行为干预作为社区老年人健康行为干预的突破口,以期达到巩固和维持规律健身行为的长效机制,形成规律健身行为和良好的体力活动习惯。

（2）充分利用行为分阶段理论和 FIT 理论的指导,突破第一、第二阶段困境,重点强调规律健身行为的巩固和维持,特别是在行为的“波动期”,大力加强宣传教育,使老年患者提高健身意识,激发锻炼动机,让规律健身带来的身心效益激活老年患者的内在驱动力,提高参与健身的意识,积极引发老年人参与健身获得身心健康效益的内核驱动,增强老年人的自我效能感,逐渐形成对规律健身行为的良好记忆,让老年人逐步养成科学健康的体育生活方式。

（3）大力培养社区健身骨干、体育志愿者和积极分子,充分利用街道、社区及其他社会体育组织加强对老年人健康促进、健康素养及科学健身行为的宣传教育和引导管理,将规律健身行为干预作为老年人健康管理与促进的重要抓手和策略,努力提高老年人的体育参与率。

（4）充分利用老年人的社会资本,发挥家庭的功能及子女等社会关系支持作用,积极整合社会资源,提高老年人的社会适应和社会参与能力,争取更多的社会支持,逐渐满足老年人的体育诉求,保持和提升老年人的生命质量,推动我国健康老龄化的进程。

7.3　本研究可能的创新点

（1）本研究选择"生命质量"视角为切入点,以健身行为 FIT理论、人的需要理论和社会支持理论等为理论指导,多学科、多视角、多领域综合研究城市老年人的晚年生活、健康、健身、生命质量特征及影响因素,是对健身行为分阶段理论的拓展,又是对医学、社会学、老年学等领域中"生命质量"理论的丰富和补充,在国内具有一定的学术前沿性。

（2）采用淮北地区富有特色的民间传统健身活动项目作为实验干预手段,编制一套"花鼓灯"老年糖尿病保健操,对Ⅱ型糖尿病患者生命质量的提升、血糖血脂等生理生化指标、体质状况的改善和医疗费用支出的减少起到了重要的影响作用。经过 12 周的运动干预实验,可能确定一个较为合理科学的有效改善老年Ⅱ型糖尿病患者病情的运动项目、强度、频率、时间等的运动处方。

（3）采用定量与定性研究相结合,以定性为主的研究方法,从不同的视角来论证本研究提出的观点。另外,研究中找到老年人规律健身行为巩固保持的关键点,即 FIT 行为理论中的"探索期"

和"波动期"。在动机理论和自我效能理论的指导下,提出针对性的措施来提高老年人的体育健身参与率,从而提升其生命质量,积极应对人口老龄化的挑战。

7.4　研究不足与展望

受研究者的理论基础、科研能力、调查时间、资料获取等因素所限,本研究不可避免地存在许多问题和不足之处。

(1) 样本量不大,仅调查了 884 名淮北城市老年人的健身行为和生命质量特征,另外调查的范围局限于淮北市,代表性尚显不足,也未按照城市社区的变量进行划分,没有细化社区的自然和社会人文环境等因素。后续研究将在此基础上进行不同类型城市、多社区的比较研究。

(2) 囿于时间、人力、物力、经验等因素,研究计划尚不周全,特别是对实验对照组受试的体力活动控制也不尽如人意。本研究运动干预实验只有 12 周,时间稍显仓促,如果有条件能延长实验时间,计划再周密细致些,或许会得到更好的干预效果,值得进一步探讨。

(3) 在 t 检验、单因素方差分析、重复测量方差分析、多元线性回归分析等数据统计分析上不够深入。另外,本研究采用的是国外现成的 SF-36 生命质量量表,在以后的研究中,要根据研究对象的不同,选择、修订或自行编制适用的测量工具,特别是针对老年人群体,以便取得更好的研究成果。

参 考 文 献

中文文献

[1] 郅玉玲. 和谐社会语境下的老龄问题研究[M]. 杭州：浙江大学出版社，2011：14—15.

[2] 岳颂东. 对我国建立老年护理制度的初步构想[J]. 决策咨询通讯，2008(3)：90—91.

[3] 杜鹏. 人口老龄化与老龄问题[M]. 北京：中国人口出版社，2006：27.

[4] 十八大报告全文[R]. http://theory. people. com. cn/GB/40557/351494/index. html.

[5] 吴玉韶，党俊武等. 中国老龄事业发展报告（2013）[M]. 北京：社会科学文献出版社，2013：11—12.

[6] 中华人民共和国卫生部. 2009 中国卫生统计年鉴[M]. 北京：中国协和医科大学出版社，2009.

[7] 吴玉韶，党俊武等. 中国老龄事业发展报告（2013）[M]. 北京：社会科学文献出版社，2013：95.

[8] 王淑康. 城市社区老年人规律体育活动行为的社会生态学探索及健康干预策略研究[D]. 山东大学，2012：16.

[9] 裴宇慧，郭东锋，赵云鹏. 深圳市福田区慢性病防治院区域社康中心管理的探索[J]. 中国全科医学，2011，14(1)：79.

[10] 数据来源:我国慢性病患者数量或井喷专家呼吁将慢性病防治列入社会发展规划[EB/OL]. http://health people. com. cn/GB/10366017. html, 2009—11—12.

[11] 数据来源:世卫估计:5 年后中国慢性病直接医疗费用将逾 5000 亿美元[EB/OL]. http://news. xinhuanet. com. /20110324c_121227357. htm, 2011—03—24.

[12] 中国老龄科研中心. 中国城乡老年人口状况追踪调查.

[13] 杜鹏. 人口老龄化与老龄问题[M]. 北京:中国人口出版社,2006:27.

[14] 施祖美. 老龄事业与创新社会管理[M]. 北京:社会科学文献出版社, 2013:96.

[15] 刘明辉,刘淑丽. 人口老龄化与中国老龄健身体育[J]. 体育科学研究, 2011(3).

[16] 张玮. 太原市万柏林区老年人体育健身现状调查[J]. 山西师范大学学报(社会科学版)研究生论文专刊,2014,41(5):39.

[17] 付上之. 老年人和病患者怎样进行体育锻炼[J]. 北京体育,1981(3).

[18] 陈景富. 体育锻炼对老年人生理心理状态的影响[J]. 沈阳体育学院学报,1985(1).

[19] 刘建华. 桃源县举行首届老年人体育运动会[J]. 中国劳动,1983(16).

[20] 张素心. 老年人减肥法[J]. 中国食品,1984(5).

[21] 项建初. 对上海市老年人体育锻炼情况的调查研究[J]. 上海体育学院学报,1986(3).

[22] 陈珣. 对中老年人体育锻炼的若干看法[J]. 宁夏大学学报(自然科学版),1986(4).

[23] 林昭绒,吴飞. 城区中老年人体育健身现状研究[J]. 武汉体育学院学报,2003(3):165.

[24] 王雪峰,吕树庭. 广州市城区老年人体育生活的现状及未来走向研究[J]. 体育科学,2004(4):59.

[25] 上海市人民政府. 上海市全民健身发展纲要(2004—2010 年),2004—6—18.

[26] 金再活等:21 世纪中国老年人体育消费的现状调查及对策分析[J]. 北

京体育大学学报,2006(12):1641.

[27] 马宏霞. 河南省老年人体育意识现状调查[J]. 中国老年学杂志,2009 (4):483.

[28] 马宏斌. 河南省城市老年人体育品德的现状[J]. 中国老年学杂志,2010 (7):967.

[29] 周信德. 农村老年人体育现状与发展对策[J]. 体育文化导刊,2007 (2):16.

[30] 杨志栋,刘定一. 山西省老年人体质及体育锻炼现状调查[J]. 体育科学,2004(5):75.

[31] 辛利,周毅. 中国城市老年人体育生活方式的现状与发展趋势[J]. 中国体育科技,2001(3):20.

[32] 王凯珍等. 中国城市老年人体育组织管理体制的现状调查研究[J]. 西安体育学院学报,2005(1):1.

[33] 许丽存,寸淑梅. 昆明市官渡区老年人体育锻炼现状及影响因素分析[J]. 云南大学学报(自然科学版),2010(2):294.

[34] 乔梁. 兰州市区老年人体育行为制约因素研究[J]. 兰州铁道学院学报(社会科学版),2000(5):136.

[35] 葛芳方. 老年人参加体育锻炼的社会学思[J]. 浙江体育科学,2004 (3):109.

[36] 李伟,孙殿恩. 老年人参加体育锻炼影响因素分析[J]. 赤峰学院学报,2006(3):18.

[37] 张燕. 老年人晨练影响因素的分析[J]. 体育,2010(2):165.

[38] 汤晓玲. 对影响老年人体育锻炼动机的社会学分析[J]. 成都体育学院学报,2000(4):30.

[39] 高力翔,王雪峰. 南京市城区老年人体育生活影响因素的因子分析[J]. 南京体育学院学报,2005(1):26.

[40] 李志敢. 社会学因素对老年人体育生活方式影响的研究——以广东为例[J]. 广州体育学院学报,2012(5):23.

[41] 高亭昕. 规则运动与降糖药物治疗Ⅱ型糖尿病对比实验[J]. 中国运动医学杂志,2000,19(3):326.

[42] 王正荣.运动干预社区Ⅱ型糖尿病患者效果评估[J].中国临床康复,
　　　2002,6(15):2214.

[43] 肖卉等.运动对中老年糖尿病患者血糖及血压的影响[J].天津医药,
　　　2010,38(10):843.

[44] 张楚莹,谢少花,高德义.匀速步行运动对7型糖尿病患者血压及血糖、
　　　血脂代谢的影响[J].中国临床康复,2005,9(11):74.

[45] 张文静,孙琳.运动对老年糖尿病患者血糖血脂水平的影响[J].中国老
　　　年学杂志,2012(32):389.

[46] 陆大江."有效步数"对Ⅱ型糖尿病患者的疗效影响[J].体育与科学,
　　　2011,32(2):77.

[47] 徐划萍,陆大江.Ⅱ型糖尿病患者有氧踏车运动干预的疗效[J].中国老
　　　年学杂志,2011(31):1982.

[48] 周丽波等.八段锦运动干预对居家养老Ⅱ型糖尿病患者影响研究[J].
　　　辽宁中医杂志,2011(8):1564.

[49] 刘宇等.健身气功八段锦对社区Ⅱ型糖尿病伴抑郁患者抑郁症状及生
　　　活质量的影响[J].中国运动医学杂志,2012(3):212.

[50] 刘政潭.不同运动方式对Ⅱ型糖尿病患者血糖相关指标的影响[J].山
　　　东体育学院学报,2010,26(7):46.

[51] 麻新远,衣雪.简论身体活动和运动干预对Ⅱ型糖尿病的作用[J].沈阳
　　　体育学院学报,2010(3):69.

[52] 张晓妍.糖尿病的运动疗法[J].中国临床康复,2006(36):134.

[53] 任保莲,宗英,陈叶坪.运动处方对糖尿病高危人群血糖、血脂与体质指
　　　标的影响[J].中国体育科技,2006(2):92.

[54] 刘晟,韩海军,窦晶晶.运动和营养手段联合干预糖尿病患者的效果观
　　　察[J].成都体育学院学报,2012(7).

[55] 孟共林等.运用自我效能理论对老年糖尿病患者锻炼行为改变的干预
　　　[J].中国老年学杂志,2011,31:2419.

[56] 周长城等.社会发展与生活质量[M].北京:社会科学文献出版
　　　社,2001.

[57] 周长城等.全面小康:生活质量与测量——国际视野下的生活质量指标

[M].北京:科学文献出版社,2003.

[58] 许军.健康评价[J].国外医学社会医学分册.1999,16(3):1—3.

[59] 万崇华.生命质量测定与评价方法[M].昆明:云南大学出版社,1999.

[60] 汤明新,郭强等.健康相关生命质量评价研究与应用现状[J].中国社会
     医学杂志,2006,23(1):39—43.

[61] 张静文,杨扬,唐宏亮.太极拳干预社区中老年人亚健康状态的临床随
     机对照实验[J].南京体育学院学报(自然科学版),2011(6):18.

[62] 潘华山等.八段锦运动处方对Ⅱ型糖尿病患者康复治疗的临床研究
     [J].广州中医药大学学报,2008(3):96.

[63] 沈晓东等.上海市健身气功练习人群生命质量调查[J].上海预防医学
     杂志,2011(3):112.

[64] 曾云贵,周小青,王安利等.健身气功.八段锦锻炼对中老年人身体形态
     和生理机能影响的研究[J].北京体育大学学报,2005(5):1207.

[65] 崔永胜,虞定海.健身气功五禽戏锻炼对中老年女性身心健康的影响
     [J].北京体育大学学报,2004(11):1506.

[66] 石爱桥等.参加健身气功易筋经锻炼对中老年人心理、生理影响的研究
     [J].成都体育学院学报,2005(3):97.

[67] 姚雪芹.养生体育的整体健康研究[J].安阳师范学院学报,2007(5):
     129—130,136.

[68] 杨扬,唐宏亮,庞军.太极拳提高生命质量研究的文献概述[J].医学综
     述,2008(10):1499—1500.

[69] 丁玲辉.西藏传统养生体育的特点[J].天津体育学院学报,2000,15
     (3):76—77.

[70] 陈忠.我国传统养生体育的理论研究[J].上海体育学院学报,2002,26
     (5):43—45.

[71] 王楠.中国传统体育养生观[D].开封:河南大学,2006.

[72] 陈连珍.中华民族传统体育养生思想模式及其现代文化价值研究[D].
     重庆:西南师范大学,2005.

[73] 唐基云.中国养生体育与老子哲学[J].山东体育学院学报,2009,25
     (4):39—40.

[74] 王敬浩,周爱光. 现代体育文化视野中的中国传统养生体育[J]. 体育与科学,2008,29.

[75] 吴春磊,许凯. 大学生健康体适能及与生命质量关系[J]. 中国公共卫生,2012,2(2):228.

[76] 柳鸣毅,程序. 青少年休闲体育:自由时间与生命质量[J]. 武汉体育学院学报,2012,8(4):19.

[77] 刘志民,赵学森. 基于行为分阶段模型的毛南族居民健身与生命质量的研究[J]. 上海体育学院学报,2011(6):55.

[78] 指"淮北城市老年人生活健康及健身行为调查问卷".

[79] 指"SF-36 生命质量量表".

[80] 指"城市老年人社会支持量表".

[81] 李鲁,王红妹,沈毅. SF-36 健康调查量表中文版的研制及其性能测试[J]. 中华预防医学杂志,2002,36(2):109—113.

[82] 潘丽. 花鼓灯的文化内涵解读[J]. 北京舞蹈学院学报,2007(4):83—84.

[83] 凤台县地方志编纂委员会:凤台县志[Z]:合肥:黄山书社,1998.

[84] http://baike.haosou.com/doc/4679456.html.

[85] 赵列宾主编. 专家诊治糖尿病[M]. 上海:上海科学技术文献出版社,2012(3):55.

[86] 杨洁,潘家秀,陶沁. 贵州省两县农村老年人生命质量状况调查[J]. 现代预防医学,2000,27(3):419—420.

[87] 徐红,肖静,庄勋,等. 南通市老年人生活质量及其影响因素[J]. 中国老年学杂志,2012,32(4):1450—1453.

[88] 张强,张琼,李宁秀. 成都市城市社区老年人生命质量及影响因素分析[J]. 卫生研究. 2007,36(5):586.

[89] Hachisuka K, Tsutsui Y, Kobayashi M, et al. Factor structure of satisfaction in daily life of elderly residents in Kitakyushu[J]. JUOEH, 1999, 21(3):179—189.

[90] 魏咏兰,贾勇,王琼,等. 健康促进对社区老年人生命质量的影响[J]. 中国慢性病预防与控制,2006,14(2):119—121.

[91] 蔡忠元,石晓炎,陈婷.上海市宝山区社区居民生命质量评价及影响因素分析[J].健康教育与健康促进,2007,2(4):5.

[92] 李金平,徐德均,邓克维.休育锻炼对老年人生命质量的影响及相关因素的研究[J].中国老年学杂志,2007,27(15):1505—1507.

[93] 张强,张琼,李宁秀.成都市城市社区老年人生命质量及影响因素分析[J].卫生研究,2007,36(5):586.

[94] 李年红.体育锻炼对老年人自测健康和体质状况的影响[J].体育与科学,2010,31(1):87.

[95] 赵学森.我国毛南族聚居区体育与健康相关生命质量的实证研究[D].上海:上海体育学院,2010.

[96] 马春林.畲族聚居区居民生命质量与传统体育健身行为:特征·关系·发展[D].上海:上海体育学院,2010.

[97] 费加明.运动干预对老年糖尿病Ⅱ型患者生命质量的影响[J].体育科研,2014,35(6):11.

[98] 谭俊珍.Ⅱ型糖尿病的运动干预[J].天津体育学院学报,2001,16(3):53—53.

[99] 王正荣.运动干预社区Ⅱ型糖尿病患者效果评估[J].中国临床康复,2002,6(15):2214.

[100] 陶玲玲,范秀斌,邓雁北等.36例Ⅱ型糖尿病患者的运动干预效果分析[J].临床荟萃,2004,19(15):867.

[101] 杨光.运动对老年人常见病和医疗费的影响与对策[D].北京:北京体育大学出版社,2008:1—2.

[102] 季浏.体育与健康[M].上海:华东师范大学出版社,2001:58—60.

[103] 刘翔.体育锻炼对大学生身体健康的促进[J].职业与健康,2010,26(24):3035—3038.

[104] 杨剑.青少年参与体育活动与心理健康效益互动模式的研究[D].上海:华东师范大学,2003.

[105] 蒋园园,李毅本,杨振莉等.健身锻炼对老年人体质及生活质量的影响[J].中国老年学杂志,2009,29(6):741.

[106] 李晓霞.老年人健步走的减脂效果与脂联素等基因多态性的关联性研

究[M].北京:北京体育大学出版社,2011:6.

[107] 陈西南.贵阳市城乡老年人膳食营养与健康状况调查分析[J].营养学报,1999,21(2):241.

[108] 李晓霞.老年人健步走的减脂效果与脂联素等基因多态性的关联性研究[M].北京:北京体育大学出版社,2011:25.

[109] 王莉莉.中国老年人社会参与的理论、实证与政策研究综述[J].人口与发展,2011,17(3):35.

[110] [美]B.R.赫根汉著,郭本禹等翻译.心理学史论[M].华东师范大学出版社,2004.

[111] 杨鑫辉.心理学通史(第四卷)[M].山东教育出版社,2000.

[112] 邹再华.社会主义行为管理学纲要[M].湖南:湖南人民出版社,1986:11.

[113] 黄敬亨.健康教育学[M].上海:上海医科大学出版社,1997:57.

[114] 曹杰.行为科学[M].科学技术出版社,1987.

[115] 罗利建.中国行为科学导论[M].电子工业出版社,1988.

[116] 张一粥.思想行为学[M].上海:同济大学出版社,1989.

[117] 孔祥智.转型时期农户经济行为与政府行为的互动[D].国家图书馆博士论文文库,1997.

[118] 邹再华.成人教育行为初探[J].海南大学学报,1989.

[119] 周晓虹.现代社会心理学[M].上海:上海人民出版社,1997.

[120] 汤国杰,丛湖平.社会分层视野下城市居民体育锻炼行为及影响因素的研究[J].中国体育科技,2009,45(1):139—143.

[121] 邱亚君.体育休闲行为发展阶段限制因素[J].体育科学,2008(1):72.

[122] 段艳平,WALTER BREHM HELMUT STROBL,黄志剑等.成年人身体活动变化的理论建构、问卷发展及系列实证研究——一项中德合作科研课题[J].天津体育学院学报,2012,27(3):202—209.

[123] 孙柳,苏春燕,唐雯等.行为分阶段转变理论在腹膜透析患者容量控制中的应用[J].中华护理杂志,2011,46(7):

[124] 刘志民,赵学森.少数民族传统体育与生命质量——毛南族聚居区的实证研究[M].北京:人民体育出版社,2011:159—175.

[125] 马春林.畲族聚居区居民生命质量与传统体育健身行为:特征·关系·发展[D].上海:上海体育学院,2012.

[126] 尹博.运用跨理论模型对大学生体育锻炼行为改变的实证研究[D].上海:华东师范大学体育与健康学院,2009.

[127] 段艳平,WALTER BREHM HELMUT STROBL,黄志剑等.成年人身体活动变化的理论建构、问卷发展及系列实证研究——一项中德合作科研课题[J].天津体育学院学报,2012,27(3):204.

[128] 段艳平,Brehm W,Wager P.试论当代西方锻炼行为阶段理论[J].运动医学杂志,2006,25(4):487—490.

[129] 郭新艳,李宁.城镇居民体育健身行为整合理论模型的构建与系列实证[J].数学的实践与认识,2014,44(10):63—64.

[130] 淮北市统计局.淮北市2013年国民经济和社会发展统计公报,2014—04—09.

[131] 刘红尘:《我国快速老龄化面临四大挑战——南开大学教授原新谈我国老龄化趋势》,http://society. People. com. cn/GB/1062/6336540. html,2013—1—1.

[132] 卫生部统计信息中心《健康老龄化与老年健康支持体系研究子报告集》,2012—3—19.

[133] 国家体育总局群众体育司.2007年中国城乡居民参加体育锻炼现状调查公报[EB/OL].n33193/n33208/n33418/n33598/1010427. html.

[134] 王跃生.中国家庭结构变化分析[J].中国社会科学,2006,37(1):102—103.

[135] 徐若兰.中国家庭结构变迁特征走势[J].民政论坛,2001(5):28—29.

[136] 张春兴.现代心理学[M].上海:上海人民出版社,1994:489.

[137] 余学锋,许小冬.成年人参加运动活动的持久性及其影响因素[J].北京体育大学学报,2002(5):44—45.

[138] 刘海燕,闫荣双,郭德俊.认知动机理论的新近发展——自我决定论[J].心理科学,2003,26(6):1115—1116.

[139] 龚高昌,孙宁.体育锻炼研究综述[J].首都体育学院学报,2006,18(3):54—58.

[140] Richard J. Gerrig, Philip G. Zimbardo 著,王垒等译. 心理学与生活 [M]. 北京:人民邮电出版社,2003:476—477.

[141] 江宇. 吴翌晖. 江苏省妇女体育锻炼动机、坚持性和参与程度的研究 [J]. 北京体育大学学报,2004,27(11):1469—1470,475.

[142] 张发强. 中国社会体育现状调查报告[J]. 体育科学,1999(1):4—7.

[143] 国家体育总局群众体育司. 中国群众体育现状调查结果报告[EB/OL]. http://www. sport. gov. cn/n16/n41308/n41323/n41345/n41426/n42527/n42632/171416. html.

[144] 国家体育总局群众体育司. 2007 年中国城乡居民参加体育锻炼现状调查公报[EB/OL]. http://www. sport. gov. cn/n16/n33193/n33208/n33418/n33598/1010427. html.

[145] 国家体育总局群众体育司. 2007 年中国城乡居民参加体育锻炼现状调查公报[EB/OL]. n33193/n33208/n33418/n33598/1010427. html.

[146] 郭甜,尹晓峰,杨圣韬.《2008 美国体力活动指南》简介[J]. 体育科研,2011,32(1):10—15.

[147] 中国经济时报,2009—07—01,http://www. cet. com. cn/2009/07/01/el. htm.

[148] 国家体育总局群众体育司. 2007 年中国城乡居民参加体育锻炼现状调查公报[EB/OL]. http://www. sport. gov. cn/n16/n33193/n33208/n33418/n33598/1010427. html.

[149] 国家体育总局群众体育司. 2007 年中国城乡居民参加体育锻炼现状调查公报[EB/OL]. n33193/n33208/n33418/n33598/1010427. html.

[150] 赵学森. 我国毛南族聚居区体育与健康相关生命质量的实证研究[D]. 上海:上海体育学院,2010.

[151] 乔佳,吴永慧,李登月等. 农村居民生命质量与体适能关联因素的回归分析[J]. 山东体育学院学报,2010,26(11):51.

[152] 王淑康. 城市社区老年人参与规律体育活动行为的社会生态学探索及健康干预策略研究[D]. 济南:山东大学,2012:54.

[153] 徐箐. 上海市体育人口文化结构与特点[J]. 上海体育学院学报,2005 (5):15.

［154］高利平.健康老龄化研究［M］.济南:山东人民出版社,2011:61.

［155］王淑康.城市社区老年人参与规律体育活动行为的社会生态学探索及健康干预策略研究［D］.济南:山东大学,2012:54—55.

［156］王淑康.城市社区老年人参与规律体育活动行为的社会生态学探索及健康干预策略研究［D］.济南:山东大学,2012:55—56.

［157］刘渝林.老年人口生活质量的含义与内容确定［J］.人口学刊,2005(1):33—61.

［158］余普林,杨超元,何慧德.老年人生活质量调查内容及评价标准建议(草案)［J］.中华老年医学杂志,1996,15(5):3201.

［159］李迎春,胡传来,陶兴永等.中老年人生存质量的调查分析［J］.中国全科医学,2005,8(11):903—951.

［160］周绍斌.老年人的精神需求及其社会政策意义［J］.市场与人口分析,2005,11(6):68—721.

［161］张磊,邵晨,王似平等.苏州市老年人生活信心和社会支持情况对生命质量影响的调查［J］.苏州大学学报(医学版),2002,22(5):532—561.

［162］黄俭强,陈琪尔.广州市社区老年人生存质量调查［J］.中国老年学杂志,2005,25(6):666—681.

［163］张媛春,李顺祥,李六九等.玉溪市离退休老年人生命质量状况研究［J］.中国老年学杂志,2003,23(5):297.

［164］李金平,徐德均,邓克维.体育锻炼对老年人生命质量的影响及相关因素的研究［J］.中国老年学杂志,2007,27(15):1505.

［165］张强,张琼,李宁秀.成都市城市社区老年人生命质量及影响因素分析［J］.卫生研究,2007,36(5):586.

［166］库少雄.人类行为与社会环境［M］.武汉:华中科技大学出版社,2005:377.

［167］薛伟杰.影响老年慢性病患者生命质量的因素分析［J］.医药杂志,2012,19(12):6.

［168］王卫华,卢祖洵.生命质量研究的现状与趋势［J］.医学与社会,2005,18(7):8—14.

［169］钟华苏,肖柳红.广州城区老年人生活质量的调查研究［J］.中华护理

杂志,1998,33(6):314—317.

[170] 陶国枢,刘晓玲.北京市老年人生活质量相关分析[J].中华老年医学杂志,1997,17(4):197—198.

[171] 汪凯,李秉瑜.慢性疾病对成都农村社区老年人生命质量的影响[J].中国慢性病预防与控制,1999,7(3):129—131.

[172] 李晓梅,万崇华,王国辉等.慢性病患者的生命质量评价[J].中国全科医学,2007,10(1):20.

[173] 孙福立,严亦蔼,邢翠珍.社区文化活动对老年认知功能衰退的影响[J].中国老年学杂志,1997,17(5):259.

[174] 康宝悌.老年高血压病的特点和防治原则[J].中国老年学杂志,1994,14(6):380.

[175] 马丽娜,汤哲,关绍晨等.社会家庭因素与老年人生命质量的相关性研究[J].中国老年学杂志,2009,29(9):1128.

[176] 丁国萍,马俊花,沈朝辉.城市社区60岁以上老年人生存质量现状调查分析[J].社区医学杂志,2007,5(13):16—81.

[177] 李德明,陈天勇,吴振云.中国农村老年人的生活质量和主观幸福感[J].中国老年学杂志,2007,276(12):1193—1261.

[178] 邓颖,李宁秀,刘朝杰等.不同养老模式老年人生命质量及影响因素研究[J].中国卫生事业管理,2002(1):44—61.

[179] 黄俭强,陈琪尔.广州市社区老年人生存质量调查[J].中国老年学杂志,2005,25(6):666—681.

[180] 周运生,刘兰.银川市公寓老年人生活质量调查分析[J].宁夏医学院学报,2003,25(1):19—21.

[181] 周浩礼,张晓碧,梁勋厂.老年人健康与家庭重视发挥家庭的保健功能[J].医学与社会,2005,18(5):13—16.

[182] 周绍斌.老年人的精神需求及其社会政策意义[J].市场与人口分析,2005,11(6):68—72.

[183] 彭希哲,梁鸿,程远.城市老年服务体系研究[M].上海:上海人民出版社,2006:66—67.

[184] 刘海娟等.参加社会活动与否对老年人睡眠及记忆功能的影响[J].现

代预防医学,2011,38(3):507—508.

[185] 陈娜,李宁秀,高博等. 成都市社区老年人口生命质量及其影响因素分析[J]. 现代预防医学,2012,39(15):3904.

[186] 中国经济时报,2009—07—01,http://www.cet.com.cn/2009/07/01/el.htm.

[187] 谢萍,工玲,伊晓红. 老年慢性病患者主要照顾者生活质量及其影响因素分析[J]. 新疆医学,2011,41(2):164—167.

[188] 高利平. 健康老龄化[M]. 济南:山东人民出版社,2011:101.

[189] Colette Bmwning. 全科医生在促进健康老龄化中的作用[J]. 中国全科医学,2007,10(14):1131.

[190] 刘向阳. 当前我国老年社会工作的困惑与选择[J]. 首都师范大学学报(社会科学版),2004(3).

[191] 李晓梅,万崇华,王国辉等. 慢性病患者的生命质量评价[J]. 中国全科医学,2007,10(1):20.

[192] 张强,张琼,李宁秀. 成都市城市社区老年人生命质量及影响因素分析[J]. 卫生研究,2007,36(5):586.

[193] 万秋英,宋丽君. 老年慢性病患者生命质量的影响因素[J]. 中国老年学杂志,2013,33(18):4614.

[194] 李德明,陈天勇,吴振云. 中国老人生活满意度及其影响因素[J]. 中国心理卫生,2008,22(7):543—547.

[195] 刘文织. 社区老年慢性病患者自我效能感与日常生活能力及疾病影响程度的相关性研究[J]. 国际护理学杂志,2008,27(11):1132—1135.

[196] 荆涛. 长期护理保险研究[D]. 北京:对外经济贸易大学,2005.

[197] 罗楚亮. 城镇居民健康差异与医疗支出行为[J]. 财经研究,2008,34(10):71.

[198] 高兴桂. 老年人身体活动量与医疗利用及生命质量之关系研究[D]. 上海:上海体育学院,2012:55.

[199] 李娟,于保荣. 疾病经济负担研究综述[J]. 中国卫生经济,2007,26(11):72—74.

[200] 罗楚亮. 城镇居民健康差异与医疗支出行为[J]. 财经研究,2008,34

(10):67.

[201] 胡宏伟,张小燕,郭牧琦.老年人医疗保健支出水平及其影响因素分析——慢性病高发背景下的老年人医疗保健制度改革[J].人口与经济,2012(1):98.

[202] 高梦滔,姚洋.健康风险冲击对农户收入的影响[J].经济研究,2005(12).

[203] 曹燕,汪小勤.医疗保健支出对我国农村居民家庭经济状况影响的调查[J].中国卫生统计,2008(3).

[204] 高利平.健康老龄化[M].济南:山东人民出版社,2011:110—111.

[205] 汝骅,谭国明,殷韵.某市高技能人才高血压、糖尿病医疗费用的变化趋势[J].环境与职业医学,2014,31(7):547.

[206] 高利平.健康老龄化[M].济南:山东人民出版社,2011:120.

[207] 吴永慧,刘志红,李辉.我国大学生的生命质量与体育锻炼因素的相关性研究[J].中国体育科技,2009,45(2):88.

[208] 刘忻,李伟,杨存真等译.运动健康完全手册[M].长沙:湖南文艺出版社,2002:14—48.

[209] 郭平,陈刚.2006年中国城乡老年人口状况追踪调查数据分析[M].北京:中国社会出版社,2009:4—9.

[210] 万秋英,宋丽君.老年慢性病患者生命质量的影响因素[J].中国老年学杂志,2013,33(13):4615.

[211] 薛伟杰.影响老年慢性病患者生命质量的因素分析[J].中国乡村医生,2012,19(12):26.

[212] 罗楚亮.城镇居民健康差异与医疗支出行为[J].财经研究,2008,34(10):66.

[213] 薛伟杰.影响老年慢性病患者生命质量的因素分析[J].医药杂志,2012,19(12):6.

[214] 罗观翠主编.中国城市老人社区照顾综合服务模式的探索[M].北京:中国科学文献出版社,2011:26.

[215] 马丽娜,汤哲,关绍晨等.社会家庭因素与老年人生命质量的相关性研究[J].中国老年学杂志,2009,29(9):1128—1129.

[216] 丁国萍,马俊花,沈朝辉.城市社区 60 岁以上老年人生存质量现状调查分析[J].社区医学杂志,2007,5(13):16—18.

[217] 李德明,陈天勇,吴振云.中国农村老年人的生活质量和主观幸福感[J].中国老年学杂志,2007,276(12):1193—1196.

[218] 黄俭强,陈琪尔.广州市社区老年人生存质量调查[J].中国老年学杂志,2005,25(6):666—668.

[219] 彭希哲,梁鸿,程远编著.城市老年人服务体系研究[M].上海:上海人民出版社,2006:75—77.

[220] 赵宝爱.论高校退休教师的社会参与问题——以慈善为视角[J].山东教育学院学报,2008(4):98—100.

[221] 刘颂.老年社会参与对心理健康影响探析[J].南京人口管理干部学院学报,2007(4).

[222] 彭希哲,梁鸿,程远编著.城市老年人服务体系研究[M].上海:上海人民出版社,2006:58—61.

[223] 王卫华,卢祖洵.生命质量研究的现状与趋势[J].医学与社会,2005,18(7):8—14.

[224] 胡泓.大学生体育学习自我效能的培养[J].体育学刊,2001,8(4):1061.

[225] 赵学森.我国毛南族聚居区体育与健康相关生命质量的实证研究[D].上海:上海体育学院,2010.

[226] 马春林.畲族聚居区居民生命质量与传统体育健身行为:特征·关系·发展[D].上海:上海体育学院,2012.

[227] 李广宇,刘燕,张宝荣等.573 名大学生的运动知识、态度、信念、行为[J].中国学校卫生,2004,25(1):50—51.

[228] 乔佳,吴永慧,李登月等.农村居民生命质量与体适能关联因素的回归分析[J].山东体育学院学报,2010,26(11):52.

[229] 陶勇,代春玲.大学生体育生活方式与身心健康关系的研究[J].武汉体育学院学报,2004,38(6):141—143.

[230] 朱唯唯.体育运动对大学生心理疾病的调节与治疗[J].体育与科学,1999,20(5):57—60.

[231] 布莱恩·J·萨克. 运动健康完全手册[M]. 刘忻,李伟,杨存真等译. 长沙:湖南文艺出版社,2002:14—48.

[232] 乔佳,吴永慧,李登月等. 农村居民生命质量与体适能关联因素的回归分析[J]. 山东体育学院学报,2010,26(11):52.

[233] 吴骏编著. 统计分析从零开始学[M]. 北京:清华大学出版社, 2014:218.

[234] 张晓莉,代中全. 老年慢性病患者社会支持与生活质量的研究[J]. 四川医学,2005,26(8):916.

[235] 李晓梅,万崇华,王国辉等. 慢性病患者的生命质量评价[J]. 中国全科医学,2007,10(1):20.

[236] 吴捷. 老年人社会支持,孤独感与主观幸福感的关系[J]. 心理科学, 2008,31(4):984—986.

[237] 刘军. 法村社会支持网络——一个整体研究的视角[M]. 北京:社会科学文献出版社,2006:94.

[238] 齐心. 走向有限社区[M]. 北京:首都师范大学出版社,2007.

[239] 十八大报告全文[R]. http://theory. people. com. cn/GB/40557/351494/index. html

[240] 马克思,恩格斯. 马克思恩格斯全集(中文版)[M]. 人民出版社,1979(47):260.

[241] 授权发布:中华人民共和国国民经济和社会发展第十二个五年规划纲要. http://www. news. cn. 2011—03—16,13:21:47.

[242] 费孝通. 费孝通学术论著自选集[M]. 北京师范学院出版社,1992: 357—365.

[243] 郑志丹. 健康老龄化视野下我国老年体育发展对策研究[J]. 山东体育学院学报,2011,27(12):25—30.

[244] 李双玲,周志毅. 试析积极老龄化视野下老年教育的转变[J]. 中国成人教育,2011(1):12—15.

[245] 汪文奇. 我国老年人的体育需求及其社会支持系统的研究[J]. 北京体育大学学报,2007,30(11):1478.

[246] 马克思·韦伯. 新教伦理与资本主义精神[M]. 2013.

［247］张长伟.社会支持网络理论在解决高校贫困生问题中的价值揭示［J］.
中州学刊,2005(3):139.

［248］吴捷,张阆.人格、社会支持与老年人需要的关系［J］.心理发展与教
育,2011(4):383.

［249］王占坤.老龄化背景下浙江老年人体育公共服务需求与供给的实证研
究［J］.中国体育科技,2013,49(6):79.

［250］张康之.公共行政:超越工具理性［J］.浙江社会科学,2002(7).

［251］［德］马克斯·韦伯.经济与社会(上卷)［M］.林荣远译.北京:商务印
书馆,1997:56.

［252］汪文奇.我国老年人的体育需求及其社会支持系统的研究［J］.北京体
育大学学报,2007,30(11):1480.

英文文献

［1］Stitzel KF. American Dietetic Association. Position of the American Die-
tetic Association: the roles of registered dietitians and dietetic technicians,
registered in health promotion and disease prevention. J Am Diet Assoc,
2006,106(11): 1875—1884.

［2］Wild S, Roglic G, Green A, et al. Global prevalence of diabetes:estimates
for the year 2000 and projections for 2030. Diabetes Care, 2004,27(5):
1047—1053.

［3］Dzubur Amela etc. Relationship between Quality of Life and Physical Ac-
tivities in Relation to the Tobacco Smoking Habits. HOMO SPORTICUS
ISSUE,2012(2):11.

［4］JeffK. Vallance, PhD. etc. Daily Pedometer Steps Among Older Men:
Associations with Health-Related Quality of Life and Psychosocial Health.
Am J Health Promot, 2013,27(5):294—298.

［5］Marieke Van Puymbroeck, PhD. CTRS etc. Perceived Health Benefits
From Yoga Among Breast Cancer Survivors. Am J Health Promot, 2013,

27(5):308—315.

[6] Lucia Andrea Leone , Dianne S. Ward. A Mixed Methods Comparison of Perceived Benefits and Barriers to Exercise Between Obese and Nonobese Women. Journal of Physical Activity and Health, 2013(10): 461—469.

[7] Jessica Harding. Change in Health-Related Quality of Life Amongst Participants in a 4-Month Pedometer-Based Workplace Health Program. Journal of Physical Activity and Health, 2013,10: 533—543.

[8] Jacqueline Kerr etc. Advancing Science and Policy Through a Coordinated International Study of Physical Activity and Built Environments: IPEN Adult Methods. Journal of Physical Activity and Health, 2013, 10: 581—601.

[9] Nambaka, Jared E. etc. Measures for enhancing participation in physical exercise and sports by the elderly in Eldoret West district, Kenya. African Journal for Physical, Health Education, Recreation & Dance Dec. 2011 Supplement, p804.

[10] Vute, Rajko. Sport activities of the elderly. Sport: Revija Za Teoreticna in Prakticna Vprasanja Sporta 2012, Vol. 60 Issue 1/2, p67.

[11] Čehić, Tanja. The aspects of inclusion of motor/sport contents in day centres, and intergenerational linking. Sport: Revija Za Teoreticna in Prakticna Vprasanja Sporta 2012, Vol. 60 Issue 1/2, p71 4p.

[12] Tischer, Ulrike. Sport participation of the elderly-the role of gender, age, and social class. European Reviews of Aging & Physical Activity Jul. 2011, Vol. 8 Issue 2, p83 9p.

[13] Hinrichs, Timo. Correlates of sport participation among community-dwelling elderly people in Germany: a cross-sectional study. European Reviews of Aging & Physical Activity Sep. 2010, Vol. 7 Issue 2, p105 11p.

[14] Chrysagis, Nikolaos. 《Sports for All》Programs of Elderly Women. Choregia 2007, Vol. 3 Issue 2, p5 11p.

[15] Huy, Christina. Health, Medical Risk Factors, and Bicycle Use in Eve-

ryday Life in the Over-50 Population. Journal of Aging &- Physical Activity Oct. 2008, Vol. 16 Issue 4, p454 11p.

[16] Wieser, M, Haber, P. The Effects of Systematic Resistance Training in the Elderly. International Journal of Sports Medicine Jan. 2007: Vol. 28 Issue 1. p. 59—65 7p.

[17] Kallinen, M. , Markku, A. Aging, physical activity and sports injuries. An overview of common injuries in the elderly. Sports Medicine July 1995: Vol. 20 Issue 1. p. 41—52.

[18] Petosa RL, Hortz BV, Cardina CE, et al. Social cognitive theory variables associated with physical activity among high school students. International Journal of Sports Medicine, 2005,26(2): 158—163.

[19] Craft LL, Pema FA, Freund KM, et al. Psychosocial correlates of exercise in women with self-reported depressive symptoms. J Phys Act Health, 2008,5(3): 469—480.

[20] Sallis JF, Prochaska JJ, Taylor WC. A review of correlates of physical activity of children and adolescents. Med Sci Sports Exerc, 2000, 32(5): 963—975. Van Der Horst K, Paw MJ, Twisk JW, et al. A brief review on correlates of physical activity and sedentariness in youth. Med Sci Sports Exerc, 2007, 39(8): 1241—1250.

[21] Van Der Horst K, Paw MJ, Twisk JW, et al. A brief review on correlates of physical activity and sedentariness in youth. Med Sci Sports Exerc, 2007, 39(8): 1241—1250.

[22] Roshanaei-Moghaddam B, Katon WJ, Russo J. The longitudinal effects of depression on physical activity. Gen Hosp Psychiatry, 2009, 31(4): 306—315. Farmer ME, Locke BZ, Moscicki EK, et al. Physical activity and depressive symptoms: the NHANESI Epidemiologic Follow-up Study. Am J Epidemiol, 1988, 128(6):1340—1351.

[23] Farmer ME, Locke BZ, Moscicki EK, et al. Physical activity and depressive symptoms: the NHANESI Epidemiologic Follow-up Study. Am J Epidemiol, 1988, 128(6).

[24] HJELM K,MUFUNDA E,NAMBOZI G,et al. Preparing Nurses to Face the Pandemic of Diabetes Mellitus: a Literature Review[J]. J Adv Nurs 2003,41(5):424—434.

[25] C. Hautier, M. Bonnefoy. Training for older adults [J]. Annales de Réadaptation et de Médecine Physique, 2007, 50(6):475—479.

[26] Richard Sawatzky, Teresa Liu-Ambrose, William C. Mille and Carlo A. Marra. Physical activity as a mediator of the impact of chronic conditions on quality of life in older adults[J]. Health and Quality of Life Outcomes, 2007,68 (5):358—369.

[27] O. Ann Shoup, Ph. D. &. Erin M. Snook, M. S. Physical Activity, Self-Efficacy, and Quality of Life in Multiple Sclerosis[J]. Annals of Behavioral Medicine,(2008) 35:111—115.

[28] Wild S, Roglic G, Green A, et al. Global prevalence of diabetes: estimates for the year 2000 and projections for 2030. Diabetes Care, 2004,27 (5): 1047—53.

[29] Schulz LO, Weidensee RC. Glucose tolerance and physical activity in a Mexican indigenous population [J]. Diabetes Care, 1995, 18 (9): 1274—1276.

[30] Groop L. The etiology and pathogenesis of noninsulin-dependent diabetes [J]. Ann Med 1992:24: 483—93.

[31] Rosenstock J,Management of type 2 diabetes mellitus in the elderly: special considerations. 18: Drugs Aging.

[32] Colberg SR, Hagberg JM, McCole SD. Utilization of glycogen but not plasma glucose is reduced in individuals with NIDDM during mild-intensity exercise[J]. J Appl Physiol,1996,81(5):35.

[33] Brandenburg SL, Reusch JE, Bauer TA,et al. Effects of exercise training on oxygen uptake kinetic responses in women with type 2 diabetes[J]. Diabetes Care, 1999,22(10):1640—1646.

[34] Meinders AE, Pijl H. Very low calorie diets and recently developed anti-obesity drugs for treating overweight in noninsulin dependent diabetics

[J]. Int J Obes Relat Metab Disord, 1992,16(Suppl. 4): S35—39.

[35] Wei M, Gibbons LW, Mitchell TL, et al. The association between cardio-respiratory fitness and impaired fasting glucose and type 2 diabetes mellitus in men[J]. Ann Intern Med, 1999, 130 (2): 89—96.

[36] James S, Reitman MD, Burbara Vasquez, et al. Improvement of glucose homeostasis after exercise training in non-insulin-dependent -diabetes[J]. Diabetes Care, 1984, 7(5): 434—441.

[37] Wei M, Gibbons LW, Mitchell TL, et al. The association between cardio-respiratory fitness and impaired fasting glucose and type 2 diabetes mellitus in men[J]. Ann Intern Med, 1999, 130 (2): 89—96.

[38] Lehmann R, Vokac A, Niedermann K, et al. Loss of abdominal fat and improvement of the cardiovascular risk profile by regular moderate exercise training in patients with NIDDM[J]. Diabetologia, 1995, 38 (11): 1313—1319.

[39] Wang Kean, Li Tianlin, Xiang Hongding, etal. Studyon the epidemiological characteristics of diabetes mellitus and IGT in China[J]. Chin J Ep idermiol, 1998,19:282—285.

[40] El Ansari W, Phillips CJ. The Costs and benefits to participants in community partnerships: A paradox[J]. Health Promote Practice, 2004, 5 (1):35—48.

[41] Vaughn S. Factors influencing the participation of middle-aged and older Latin American women in physical activity: stroke-prevention behavior [J]. Rehabil Nurs,2009,34 (1):1723.

[42] Craig RJM. Health Survey for England 2008: physical activity and fitness [J]. England: The Health and Social Care Information Centre,2009.

[43] Lovell GP, El Ansari W, Parker JK. Perceived exercise benefits and barriers of no-exercising female university students in the United Kingdom [J]. International Journal of Environmental Research and Public Health, 2010,7(3):784—798.

[44] 1 Ethan A. The Transtheoretical Model and Primary Care: "The Times

They are a Changine"[J]. Joumal of the American Academy of Nurse Practitioners,2007(19):11—14.

[45] Biddle SJH &. Fuchs R. Exercise psychology: a view from Europe. Psychol Sport Exerc,2009,10(4):410—419.

[46] Duan YP,Lippke S,Wagner P,et al. Testing two stage assessments in a Chinese college student sample: Correspondences and discontinuity patterns across stages. Psychol Sport Exerc,2011,12:306—313.

[47] Pahmeier I. Drop-out und Bindung im Breiten—und Gesundheitssport. Günstige und ungünstige Bedingungenfür eine Sportpartizipation. Sportwissenschaft,1994,24(2):117—150.

[48] MARCUS B H,FORSYTH L H. Motivating People to be Physically Active [M]. Champaign: Human Kinetics,2003:43—48.

[49] CHATZISARANTIS N, HAGGER M. Effects of a Brief Intervention Based on the Theory of Planned Behaviour on Leisure Time Physical Activity Participation[J]. Journal of Sport and Exercise Psychology,2005, 27:470—487.

[50] Etter J. F. &.Sutton S. Assessing "stage of change" in current and former smokers [J]. Arlrlictinrz, 2002, 97(9):1171—1182.

[51] WEST R. Time for a Change: Putting the Transtheoretical (Stages of Change)Model to Rest [J]. Addiction,2005,100:1036—1039.

[52] Brehm W,Janke A,Sygusch R, et al. Gesunrlrlurch Gesunrlheitsspnrt Zielgruppennrientierte Knnaeptinn, Durchfuhrungunrl Evaluation, nn Gesunrlheitsspnrtprngrammen[M]. W einheim and Miinchen: Juventa Ved ag, 2006.

[53] WHO-EUROPE. Steps to Health. A European Framework to Promote Physical Activity for Health. Copenhagen: WHO Regional Office for Europe,2007:4—8.

[54]Chatzisarantis N,Hagger M. Effects of a Brief Intervention Based &. the Theory of Planned Behaviour &. Leisure Time Physical Activity Paiticipation [J]. Exercise Psychology, 2005,27:470—487.

[55] Bandura A. Sozial-kognitive Lerntheorie(1. Aufl.)[M]. Stuttgart:Klett Cotta. 1979.

[56] Becker P. Gesundheit und Gesundheitsmodell. In K. Bos & W. Brehm (Hrsg.). Handbuch Gesundheitssport (2. Aufl.). Schorndorf: Hofmann,2006:31—41.

[57] Deci EL, Ryan RM. Intrinsic Motivation and Self-Determination in Human Behavior [M]. Plenum Press, 1985.

[58] Ryan, R. M. , Frederick. C. M. , Lepes, D, Rubio. N. & Sheldon. K. M. , Intrinsic motivations and exercise adherencz, [J]. International Journal of Sport Psychology,1997,28:335—354.

[59] Larson R. Thirty years of research on the subjective well-being of olderAmericans[J]. J Geronto 1978,33(1):109.

[60] Padilla G, Grant M. Quality of life as a cancer nursing outcome variable [J]. Advances in Nursing Science,1985,8:46—60.

[61] WHO. Innovative Care for Chronic Conditions: Building Blocks for Action [R]. Geneva: WHO,2002.

[62] Wang Longde,Kong Lingzhi,Wu Fan,Bai Yamin and Burton Robert. Preventing chronic diseases in China [J]. Lancet, 2005, 19 (366): 1821—1824.

[63] WHO. Global Health Risks[R]. Geneva: WHO,2009.

[64] Douglas KA, Collins JL,Warren C,et al. Results from the 1995 national college risk behavior surver[J]. J Am College Health, 1997, 46(2): 55—66.

[65] Padilla G,Grant M. Quality of life as a cancer nursing outcome variable [J]. Advances in Nursing Science,1985,8:46—60.

[66] Tomaka J,Thompson S,Palacios R. The relation of social isolation,loneliness,and social support to disease outcomes among the elderly[J]. Journal of Aging and Health,2006,18(3):359—384.

[67] Myers DG,Diener E. Who is happy? [J]. Psychological Science,1995,6 (1):10—19.

附 录 一

小组访谈对象信息及访谈提纲

小组访谈对象基本信息

序号	性别	年龄	民族	婚姻状况	居住方式	受教育程度	是否工作
1	男	60	汉	离异	独居	小学	是
2	男	72	汉	丧偶	独居	高中	否
3	男	62	汉	已婚	配偶子女	小学	否
4	女	58	汉	离异	子女	初中	是
5	女	63	汉	已婚	配偶子女	文盲	否
6	女	70	汉	已婚	配偶子女	初中	否
7	女	64	汉	丧偶	独居	高中	否
8	女	57	汉	已婚	与配偶	高中	是
9	女	84	汉	已婚	配偶子女	文盲	否
10	女	68	汉	已婚	配偶子女	初中	否

资料来源:本研究整理所得

小组访谈提纲

（1）社区内有没有适合老年人参加的任何形式的协会、组织？有哪些组织？你们是否参加过这些组织？请具体讲讲通过参加这些组织,您有哪些收获？尤其是身体健康方面。

（2）您平时参加社区组织的各种集体活动吗？参加过哪些活动？您感觉这些活动让你有哪些收获？

（3）您有关健康和营养方面的信息都是从哪些人、哪些途径获得的？您认为他人的监督和提醒对老年人形成健康的生活方式有着怎样的影响？

（4）您经常参加健身活动吗？若参加，和哪些人一起参加健身活动？一周几次？一次多长时间？什么项目？大概的运动强度是多少？（给老人们讲一下大、中、小强度的主观感觉）锻炼的目的是什么？若不参加，原因是什么？准备何时参加健身活动？

（5）您平时精神压力大吗？家庭关系以及与配偶子女后代们的关系怎样？有没有人经常听你诉说或者安慰你？这对缓解您的精神压力帮助大吗？

（6）您是否患有慢性病？何种慢性病？多长时间？一年住院几次？平均每次住院花费多少钱？对于您的疾病，您采取了哪些应对方法？

（7）您对目前生活的满意度如何？您认为适应老年生活困难吗？主要的问题在哪里？影响老年人生命质量的主要影响因素是什么？

（8）您认为社区在为老人服务方面应该再做些什么？

（9）您对老年人参加社会组织或社会活动有什么建议？应该如何更好地提高老年人生命质量？

附 录 二

生命质量量表(SF-36)及评分标准

1. 总体来讲,您的健康状况是:

　　① 非常好　　② 很好　　③好　　④一般　　⑤差

2. 跟 1 年以前比您觉得自己的健康状况是:

　　① 比 1 年前好多了　　　② 比 1 年前好一些

　　③ 跟 1 年前差不多　　　④ 比 1 年前差一些

　　⑤ 比 1 年前差多了

　　(权重或得分依次为 1,2,3,4 和 5)

3. 以下这些问题都和日常活动有关。请您想一想,您的健康状况

　　是否限制了这些活动? 如果有限制,程度如何?

　　(1) 重体力活动。如跑步举重、参加剧烈运动等:

　　　　① 限制很大　　② 有些限制　　③ 毫无限制

　　　　(权重或得分依次为 1,2,3;下同)注意:如果采用汉化版

　　　　本,则得分为 1,2,3,4,则得分转换时做相应的改变。

　　(2) 适度的活动。如移动一张桌子、扫地、打太极拳、做简单体

　　　　操等:

　　　　① 限制很大　　② 有些限制　　③ 毫无限制

　　(3) 手提日用品。如买菜、购物等:

　　　　　　① 限制很大　　② 有些限制　　③ 毫无限制

（4）上几层楼梯：

　　　　　　① 限制很大　　② 有些限制　　③ 毫无限制

（5）上一层楼梯：

　　　　　　① 限制很大　　② 有些限制　　③ 毫无限制

（6）弯腰、屈膝、下蹲：

　　　　　　① 限制很大　　② 有些限制　　③ 毫无限制

（7）步行 1500 米以上的路程：

　　　　　　① 限制很大　　② 有些限制　　③ 毫无限制

（8）步行 1000 米的路程：

　　　　　　① 限制很大　　② 有些限制　　③ 毫无限制

（9）步行 100 米的路程：

　　　　　　① 限制很大　　② 有些限制　　③ 毫无限制

（10）自己洗澡、穿衣：

　　　　　　① 限制很大　　② 有些限制　　③ 毫无限制

4. 在过去 4 个星期里,您的工作和日常活动有无因为身体健康的
　　原因而出现以下这些问题?

（1）减少了工作或其他活动时间：

　　　　　　① 是　　　　　② 不是

　　　　　　（权重或得分依次为 1,2;下同）

（2）本来想要做的事情只能完成一部分：

　　　　　　① 是　　　　　② 不是

（3）想要干的工作或活动种类受到限制：

　　　　　　① 是　　　　　② 不是

（4）完成工作或其他活动困难增多（比如需要额外的努力）：

　　　　　　① 是　　　　　② 不是

5. 在过去 4 个星期里,您的工作和日常活动有无因为情绪的原因

  (如压抑或忧虑)而出现以下这些问题?

  (1) 减少了工作或活动时间:

      ① 是   ② 不是

      (权重或得分依次为 1,2;下同)

  (2) 本来想要做的事情只能完成一部分:

      ① 是   ② 不是

  (3) 做事情不如平时仔细:

      ① 是   ② 不是

6. 在过去 4 个星期里,您的健康或情绪不好在多大程度上影响了

  您与家人、朋友、邻居或集体的正常社会交往?

  ① 完全没有影响   ② 有一点影响   ③ 中等影响

  ④ 影响很大   ⑤ 影响非常大

  (权重或得分依次为 5,4,3,2,1)

7. 在过去 4 个星期里,您有身体疼痛吗?

  ① 完全没有疼痛   ② 有一点疼痛   ③ 中等疼痛

  ④ 严重疼痛   ⑤ 很严重疼痛

  (权重或得分依次为 6,5.4,4.2,3.1,2.2)

8. 在过去 4 个星期里,您的身体疼痛影响了您的工作和家务吗?

  ① 完全没有影响   ② 有一点影响   ③ 中等影响

  ④ 影响很大   ⑤ 影响非常大

  (如果 7 无 8 无,权重或得分依次为 6,4.75,3.5,2.25,1.0;如

  果为 7 有 8 无,则为 5,4,3,2,1)

9. 以下这些问题是关于过去 1 个月里您自己的感觉,对每一个问

  题所说的事情,您的情况是什么样的?

  (1) 您觉得生活充实:

①所有的时间　②大部分时间　③比较多时间

④一部分时间　⑤小部分时间　⑥没有这种感觉

（权重或得分依次为6,5,4,3,2,1）

（2）您是一个敏感的人：

①所有的时间　②大部分时间　③比较多时间

④一部分时间　⑤小部分时间　⑥没有这种感觉

（权重或得分依次为1,2,3,4,5,6）

（3）您的情绪非常不好,什么事都不能使您高兴起来：

①所有的时间　②大部分时间　③比较多时间

④一部分时间　⑤小部分时间　⑥没有这种感觉

（权重或得分依次为1,2,3,4,5,6）

（4）您的心里很平静：

①所有的时间　②大部分时间　③比较多时间

④一部分时间　⑤小部分时间　⑥没有这种感觉

（权重或得分依次为6,5,4,3,2,1）

（5）您做事精力充沛：

①所有的时间　②大部分时间　③比较多时间

④一部分时间　⑤小部分时间　⑥没有这种感觉

（权重或得分依次为6,5,4,3,2,1）

（6）您的情绪低落：

①所有的时间　②大部分时间　③比较多时间

④一部分时间　⑤小部分时间　⑥没有这种感觉

（权重或得分依次为1,2,3,4,5,6）

（7）您觉得筋疲力尽：

①所有的时间　②大部分时间　③比较多时间

④一部分时间　⑤小部分时间　⑥没有这种感觉

（权重或得分依次为 1,2,3,4,5,6）

（8）您是个快乐的人：

① 所有的时间　② 大部分时间　③ 比较多时间

④ 一部分时间　⑤ 小部分时间　⑥ 没有这种感觉

（权重或得分依次为 6,5,4,3,2,1）

（9）您感觉厌烦：

① 所有的时间　② 大部分时间　③ 比较多时间

④ 一部分时间　⑤ 小部分时间　⑥ 没有这种感觉

（权重或得分依次为 1,2,3,4,5,6）

10. 不健康影响了您的社会活动（如走亲访友）：

① 所有的时间　　② 大部分时间　③ 比较多时间

④ 一部分时间　　⑤ 小部分时间　⑥ 没有这种感觉

（权重或得分依次为 1,2,3,4,5）

11. 请看下列每一个问题,哪一种答案最符合您的情况？

（1）我好像比别人容易生病：

① 绝对正确　② 大部分正确　③ 不能肯定

④ 大部分错误　⑤ 绝对错误

（权重或得分依次为 1,2,3,4,5）

（2）我跟周围人一样健康：

① 绝对正确　② 大部分正确　③ 不能肯定

④ 大部分错误　⑤ 绝对错误

（权重或得分依次为 5,4,3,2,1）

（3）我认为我的健康状况在变坏：

① 绝对正确　② 大部分正确　③ 不能肯定

④ 大部分错误　⑤ 绝对错误

（权重或得分依次为 1,2,3,4,5）

（4）我的健康状况非常好：

① 绝对正确　　② 大部分正确　③ 不能肯定

④ 大部分错误 ⑤ 绝对错误

（权重或得分依次为 5,4,3,2,1）

附 录 三

淮北城市老年人生活健康与健身行为调查问卷

尊敬的老年朋友：

您好！为了解淮北城市老年人的生活、健康与健身行为状况，积极改善老年人的生活方式，提升老年人的生命质量，以便于向当地政府与相关部门建言献策，特向您发放此问卷。请根据您近来的实际情况，在符合您的选项上打"√"或填空。谢谢您的支持！

祝您家庭幸福！身体健康！

费加明

2013 年 10 月

1. 您的性别：① 男　② 女

2. 您的年龄：① 56—60 岁　② 61—65 岁　③ 66—70 岁　④ 71—75 岁　⑤ 76—80 岁　⑥ 80 岁以上

3. 您的文化程度：

① 文盲或半文盲　② 初中及以下　③ 高中及中专

④ 大专　⑤ 本科及以上

4. 您目前的居住方式：

① 与配偶居住　② 独自居住

③ 与子女居住　④ 与配偶及子女一起居住

⑤ 与孙子女居住　　⑥ 其他情况

5. 您现在是否还在工作：① 是　② 否

6. 您个人每月的收入大约为：

　　① 0—500 元　　　　② 501—1000 元　③ 1001—1500 元

　　④ 1501—2000 元　　⑤ 2000 元以上

7. 您个人每月消费支出大约为：

　　① 0—200 元　　　　② 201—500 元　　③ 501—1000 元

　　④ 1001—1500 元　　⑤ 1500 元以上

8. 您家庭经济开支主要用于：(可多选)

　　① 食品　　　　　　② 住房、水电及燃料

　　③ 服装　　　　　　④ 药品及医疗保健

　　⑤ 文化、教育及娱乐　⑥ 交通和通讯

　　⑦ 家庭设施及用品　⑧ 其他

9. 您是否参加社会养老保险：① 是　② 否

10. 您是否参加医疗保险：(选②，11 题不需作答)

　　① 是　　　　　　　② 否

11. 是何种类型医疗保险？

　　① 农村新合作医疗　　　　　　② 城镇居民医疗保险

　　③ 职工医疗保险　　　　　　　④ 商业医疗保险

　　⑤ 其他保险

12. 您在过去的两周内是否生病？① 是　② 否

13. 您是否患有慢性疾病：(选②，14、15 题不需作答)

　　① 是　　　　　　　② 否

14. 您患的是何种慢性病？

　　① 高血压　　　② 糖尿病　　　③ 心脏病

　　④ 肺病或慢性支气管炎　　　　⑤ 其他慢性病

15. 您患慢性病多长时间?

　　① 1 年以下　　　② 1—3 年　　　③ 4—6 年

　　④ 7—10 年　　　⑤ 10 年以上

16. 您在生病的时候会去看医生吗?

　　① 有病就去　　　　　　　② 看情况

　　③ 硬撑着,实在不行就去　　④ 从来就不去

　　⑤ 其他情况

17. 您一般生病就医治疗时首先考虑的是:

　　① 距离远近　　　② 治疗条件好坏　③ 价格高低

　　④ 是否有熟人　　⑤ 其他情况

18. 您在过去的一个月内,用于医疗保健方面的支出大约是:

　　① 0—100 元　　　② 101—500 元　③ 501—1000 元

　　④ 1001—2000 元　⑤ 2000 元以上

19. 您在过去的一年里,平均每次诊疗费用支出大约是:

　　① 0—100 元　　　② 101—500 元　③ 501—1000 元

　　④ 1001—2000 元　⑤ 2000 元以上

20. 您是如何打发空闲时间的?（可多选）

　　① 读书看报　　　　　　② 打牌或打麻将

　　③ 看电视、电影、听广播　④ 听戏

　　⑤ 聊天　　　　　　　　⑥ 体育锻炼活动

　　⑦ 睡觉　　　　　　　　⑧ 其他活动

21. 您对目前生活的满意程度为:

　　① 非常不满意　　② 比较不满意　　③ 中等满意

　　④ 比较满意　　　⑤ 非常满意

22. 您认为适应老年生活的难易程度为:

　　① 非常困难　　　② 比较困难　　　③一般

④ 比较容易　　　⑤ 非常容易

23. 您认为对老年人适应社会起到重要作用的因素有：(可多选)

　　① 政府支持　　　　　　　② 街道、社区支持

　　③ 老年服务机构的支持　　④ 家人朋友或同事的支持

　　⑤ 老年人自身的调整　　　⑥ 其他因素

24. 以下所说的健身锻炼是指"每周至少锻炼 3 次，每次至少 30
分钟，中等强度"。您目前从事有规律健身锻炼的状况是哪
一种？

　　① 我最近没有锻炼，未来半年内不打算锻炼(选此项后面的题
　　　不作答)

　　② 我最近没有锻炼，但打算在未来半年内开始锻炼(选此项后
　　　面的题不作答)

　　③ 我最近有锻炼，但并不规律

　　④ 我最近有规律锻炼，但持续不到半年

　　⑤ 我最近有规律锻炼，且持续半年以上

25. 您经常参加的健身活动项目是：(可多选)

　　① 散步　　　　　② 跑步　　　　③ 健身操或舞蹈类

　　④ 武术类(太极拳、剑等)

　　⑤ 健身气功(八段锦、五禽戏等)

　　⑥ 球类(篮球、乒乓球、羽毛球等)

　　⑦ 游泳　　　　　⑧ 骑自行车　　⑨ 其他项目

26. 您每周参加健身活动的次数为：

　　① 0 次　　　　　② 1—2 次　　　③ 3 次及以上

27. 您每次进行健身活动的时间大约为：

　　① 30 分钟及以下　② 30—60 分钟　③ 60 分钟以上

28. 您每次健身活动的强度表现是哪种情况？

① 呼吸、心跳与不锻炼时比,变化不大

② 呼吸、心跳加快,微微出汗

③ 呼吸急促,心跳明显加快,出汗较多

29. 您参与健身的主要形式:(可多选)

　　① 个人锻炼　　　② 与朋友一起　　③ 与家人一起

　　④ 社区活动　　　⑤ 俱乐部锻炼　　⑥ 其他形式

30. 您平时参加健身的主要时间为:(可多选)

　　① 早晨　　　　　② 上午　　　　　③ 下午或傍晚

　　④ 晚饭后　　　　⑤ 随意,无固定规律

31. 您平时参加健身活动的主要场所为:(可多选)

　　① 公共健身场馆　② 单位或小区的健身场所

　　③ 自家庭院或室内　④ 公园、广场、公路、街道边

　　⑤ 住宅小区空地　⑥ 健身会所　　　⑦ 其他地点

32. 您参加健身活动的动机是:(可多选)

　　① 为了增强体力和健康

　　② 为了散心解闷,消遣娱乐

　　③ 为了防病治病　　　　　④ 感到运动不足

　　⑤ 为了与家人朋友、邻居交流

　　⑥ 为了放松情绪,调节心情　　　⑦ 其他动机

33. 您参加健身活动是受到哪些因素的影响:(可多选)

　　① 从小养成健身活动的习惯

　　② 在学校读书时受到体育教育的结果

　　③ 患有慢性疾病需要防病治病

　　④ 报纸电视等媒体的宣传

　　⑤ 受到社区环境其他人的影响

　　⑥ 感到生活条件好了,丰富日常生活

⑦ 其他因素的影响

34. 制约您参与健身活动的主要影响因素:(可多选)

① 家务多,没时间   ② 缺乏场地设施

③ 不感兴趣   ④ 没有运动技能

⑤ 无人指导   ⑥ 无人组织

⑦ 自身懒惰   ⑧ 患慢性病不适合锻炼

⑨ 其他因素的影响

附　录　四

问卷信度检验表

问卷变量	每题信度指标(r_x)	前后两次相关系数值	平均相关系(数$r = r_1 + r_2 + \cdots + r_x/34$)
Q1	r_1	0.8	
Q2	r_2	0.7	
Q3	r_3	0.8	
Q4	r_4	0.9	
Q5	r_5	0.9	
Q6	r_6	0.9	
Q7	r_7	0.7	
Q8	r_8	0.8	
Q9	r_9	0.9	
Q10	r_{10}	0.9	0.829
Q11	r_{11}	0.7	
Q12	r_{12}	0.8	
Q13	r_{13}	0.9	
Q14	r_{14}	0.9	
Q15	r_{15}	0.8	
Q16	r_{16}	0.9	

（续表）

问卷变量	每题信度指标(r_x)	前后两次相关系数值	平均相关系数（$r = r_1 + r_2 + \cdots + r_x / 34$）
Q17	r_{17}	0.9	
Q18	r_{18}	0.8	
Q19	r_{19}	0.9	
Q20	r_{20}	0.8	
Q21	r_{21}	0.9	
Q22	r_{22}	0.7	
Q23	r_{23}	0.8	
Q24	r_{24}	0.9	
Q25	r_{25}	0.8	0.829
Q26	r_{26}	0.9	
Q27	r_{27}	0.8	
Q28	r_{28}	0.9	
Q29	r_{29}	0.8	
Q30	r_{30}	0.7	
Q31	r_{31}	0.8	
Q32	r_{32}	0.9	
Q33	r_{33}	0.8	
Q34	r_{34}	0.8	

资料来源：本研究整理所得

附 录 五

问卷效度检验专家

姓　名	单位	学历	职称,是否为导师	研究方向
李建国	上海体育学院	博士	教授,博导	体育人文社会学
肖焕禹	上海体育学院	博士	教授,博导	体育人文社会学
司虎克	上海体育学院	博士	教授,博导	体育教育训练学
刘　炜	上海体育学院	硕士	教授,硕导	体育统计学
虞重干	上海体育学院	博士	教授,博导	体育人文社会学
王爱丰	南京体育学院	博士	教授,硕导	体育社会学

资料来源:本研究整理所得

调查问卷的效度检验

尊敬的专家:

　　您好!

　　我是淮北师范大学体育学院教师,目前正在做关于"城市老年人健身·生命质量特征及运动干预研究"的研究课题,根据研究需求设计"淮北城市老年人生活健康及健身行为调查问卷"。计划采用此问卷,配合 SF-36 生命质量量表共同发放。请您在百忙之中抽出时间,审阅论文框架及问卷,对问卷的内容、结构等予以评价,可以做适当增删,并给出您的宝贵意见和建议。深信您的看法与意见将对我的问卷修改及课题的研究有很大帮助。再次感谢您的指导与支持!

姓名:费加明

淮北师范大学体育学院

2013 年 10 月 3 日

　　请您在_____处填写您的基本情况,并在您认为适当的选项上打"√"。

　　一、基本情况

　　1. 您的姓名:_____

　　2. 您的职务/职称:①教授　②副教授　　职务:_____

　　3. 您所在单位:_____,系别/处室_____

　　二、问卷的效度检验(请在相应的"□"打"√")

	非常有效	有效	一般	不太有效	无效
内容效度					
结构效度					
总体效度					

　　资料来源:本研究整理所得

附 录 六

追踪研究人员基本信息及访谈提纲

干预实验后追踪访谈人员基本信息

序号	性别	年龄	婚姻状况	居住方式	受教育程度	是否工作
1	男	75	已婚	配偶	初中	否
2	男	73	丧偶	独居	小学	否
3	男	65	已婚	配偶	初中	是
4	男	58	已婚	配偶子女	高中	是
5	男	67	已婚	配偶子女	文盲	否
6	男	62	已婚	配偶子女	初中	否
7	男	64	离异	独居	小学	是
8	女	57	已婚	配偶	高中	是
9	女	70	已婚	配偶子女	文盲	否
10	女	68	已婚	配偶子女	初中	否
11	女	75	已婚	配偶	小学	否
12	女	63	已婚	配偶子女	初中	否
13	女	59	已婚	配偶子女	高中	是
14	女	72	已婚	配偶	文盲	否

资料来源:本研究整理所得

追踪研究访谈提纲

时间:<u>2014 年 5 月</u> 地点:<u>社区</u> 人物:<u>干预组受试</u> 内容:<u>健身行为的保持情况</u>

（1）询问身体状况,血糖的监测情况(最近几次血糖多少、体重等)。

（2）重点谈运动情况,从去年实验干预后,这最近半年来的身体锻炼情况? 还坚持运动吧? 如果坚持运动,什么原因促使你一直不间断地进行健身锻炼? 如果不运动,什么原因呢?

（3）您如何坚持身体锻炼? 规律健身行为的特征? 时间? 地点? 频率? 时间段? 活动内容? 活动形式? 组织形式?

（4）您经过规律身体活动半年来,身体的感觉怎么样? 心理和精神上的感觉怎么样? 家务活与身体锻炼如何协调?

（5）您平时的空闲时间是如何安排的? 除了健身锻炼外,还有其他什么兴趣爱好?

（6）您现在的居住方式是什么?

（7）您多久进行一次身体的检查?

（8）您对社区健身苑点或街道社区老年协会等组织有什么建议?

（9）家庭和子女对你的健身活动持何种态度? 若支持您,是如何支持的? 若不支持,为什么?

（10）您今后在身体锻炼方面是如何打算的?

附 录 七

访谈的专家信息

姓名	职称/职务	研究方向	工作单位
闫守扶	教授硕导	运动人体科学	首都体育学院
郑洁皎	教授硕导	老年医学与康复	复旦大学附属华东医院
朱江	主任医师	糖尿病治疗	安徽省淮北市人民医院内分泌科
王琳	院长主任医师	运动医学	上海体育学院伤骨科医院
吴明方	教授硕导	运动医学	苏州大学体育学院
刘宇	教授博导院长	运动干预	上海体育学院

资料来源:本研究整理所得

附 录 八

知情同意书

亲爱的志愿者朋友：

我们邀请您参加"规律健身行为对城市老年人生命质量的干预研究"课题组的运动干预实验研究，该项目主要是由上海体育学院、淮北师范大学和淮北市人民医院内分泌科联合主持进行。参加该项目的基本条件是已经确诊的且无严重并发症的Ⅱ型糖尿病患者，病程5—10年，年龄在55—80岁，性别不限。在这里我们将向您详细解释实验内容，如果您有意向参加这项研究，请尽可能仔细阅读以下内容决定是否参加。本研究完全属于自愿性质。

研究目的：Ⅱ型糖尿病日益引起人们的关注，已成为对社会构成严重威胁的非传染性慢性疾病。本研究目的是通过对Ⅱ型糖尿病患者实施有氧运动干预，观察分析有氧运动对Ⅱ型糖尿病患者相关系统的影响，包括血糖、血脂、胰岛素敏感性、免疫系统等方面，以达到改善Ⅱ型糖尿病患者病情和身体状况的目的。其研究结果将用于科学研究。本研究将暂定于2013年8月1日—10月31日进行，预计需要40名受试者自愿参加。

研究过程：①在您入选研究前，您将接受以下检查以确定您是否可以参加研究：医生将询问、查阅您的病历；您将接受我们有关您的病史、运动史、平时饮食、睡眠情况的问卷调查；您还需要做血液生化检查、体成分测定和运动负荷实验。②若您以上检查合格，将按以下步骤进行研究；研究开始将根据您的个人意愿确定您的分组，若您愿意接受运动治疗，那么您作为运动干预组；若您不愿，可作为平常对照组，不参加运动。运动干预将持续 12 周。③ 需要您配合的其他事项：建议您按照我们的运动处方坚持参加锻炼。您是否坚持参加关系着您的治疗效果。医生将定期随访，从而确定您对运动的适应情况，并及时修订调整您的运动处方。

项目收益："生命在于运动"。适当的运动对所有人都是有益的，而Ⅱ型糖尿病患者的运动则更加重要。运动治疗与饮食控制并称为Ⅱ型糖尿病治疗的两大基石，只有基础牢固，药物才能发挥最大的效果，而且很多病情较轻，尤其是初期的Ⅱ型糖尿病患者，仅仅通过饮食控制和运动就可以使病情得到很有效的控制。我们将针对您的情况给您提供专业的个体化的运动处方。运动可使您的病情获得改善，总体包括：血糖降低、胰岛素敏感性增加、血脂特征改善、肥胖者体重降低（尤其是与饮食结合）、体脂百分比降低、肝葡萄糖合成减少、血压降低、免疫能力提高。并且您的心肺功能将有极大提高，生命质量将得到很大改善。

项目风险：运动治疗不像药物治疗存在副作用，但长时间或空腹时运动可能引发低血糖等。

项目费用：我们将支付您参加本项研究期间所做的与研究有关的检查及每次参加运动的费用。

项目补偿：结束后您将获得相关的测试数据，供您以后参考使用。

项目职责：遵守课题组的安排，尽量克服家庭等方面的困难，按时按量参加运动干预实验，对本人和课题组负责。

　　保密性：您的相关病历、调查问卷、测试指标将完整地保存，不会外泄。任何有关本项研究结果的公开报告将不会披露您的个人隐私。如果您对这个项目有任何问题，您可以随时和我们联系。至此，我们已详细告知项目目的、内容和风险，如果您同意自愿加入，请在以下签名。

　　签　　名：＿＿＿＿＿＿　日　　期：＿＿＿＿＿＿

　　电　　话：＿＿＿＿＿＿　家庭住址：＿＿＿＿＿＿

　　单位：1. 淮北师范大学体育学院

　　　　　2. 淮北市人民医院内分泌科

附 录 九

运动干预实验的总体设计(草拟)

1. 受试者基本要求

(1) 来源:淮北城市社区老年患者,最好为淮北师范大学退休教师、周边小区、或者城乡结合部的城市老年Ⅱ型糖尿病患者。

(2) 要求:受试者有一定的认知水平,其服从性和意愿性较高,保证参与度高以及运动干预实验的质量。

(3) 实验受试总人数最好在 40 人左右,防止中途有人家里有事或者其他原因停止参与实验。

(4) 登记受试者基本信息:编制一份问卷,内容包括:姓名、性别、家庭住址、婚姻及居住状况、子女情况、电话(家里的电话或者子女的电话,方便联系及后续追踪研究)、患糖尿病基本状况、身体活动状况。特别要求所有受试者均为无健身意识和行为的Ⅱ型糖尿病老年患者。

(5) 每人每次给劳务费 20 元,或者给洗衣粉、肥皂、毛巾等纪念品(苏州大学吴明方老师建议),一定要给他们开好会,搞清楚这次运动干预实验的意义,明确他们的职责和义务。请市人民医院内分泌科主任来做讲座,谈运动干预对糖尿病的作用。让受试者相信"康复疗法"、"体育疗法"对Ⅱ型糖尿病病情的影响和作用。另外健身行为干预给患者带来身体、心理和病情的益处。选一个组长或队长监督和提醒其他受试者(适当给点通讯费)。

2. 干预实验时间、地点安排

实验时间总共持续12周,每周五次,共60次,准备在八月初开始,每周暂定周一至周五上午八点半到九点半,留足老人们交通的时间。另外天气较热,搞好防暑降温工作。尽量找带空调的房间来做干预实验。初步定于淮北师范大学体育场的学生体质达标测试场地(后与学院领导协调),干预实验定在教工之家一楼的活动中心,宽敞明亮又有空调,保证老年受试者的身体安全。

3. 与医院联系,身体各项指标的检查

(1) 先做好实验的经费预算。对所有的受试者(包括实验组和对照组的全部)进行常规的体检(联系医院,获得相应的指标)。另外要测量血糖,进行血液化验,糖化血红蛋白,有关糖尿病的各项指标。也是出于安全的需要,掌握受试者的病情,以便于下一步运动干预实验的开展。一个运动处方周期是6周,最好是6—8周,至少要抽血化验三次。把化验单准备好,写清楚病人信息。开始前第一次测试,中间实验一个月后进行第二次测试,可以根据情况调整实验的过程和方法,最后一次测试在12周结束后。采血是早上空腹抽,提醒受试者前一天不能吃太油腻的东西。身体形态、体质的检测和医疗费用支出的统计在淮北师范大学学生体质检测中心进行。

(2) 通过社会关系,联系校医院,找到校医院李院长及护士。另外联系特凿公司医院,资料成果共享,请他们帮忙进行抽血,然后联系市人民医院检验科化验,取得三次指标。联系淮北市人民医院、濉溪县人民医院、淮北市矿工总医院的内分泌科,咨询主管医生,查阅相关糖尿病病人的病历,了解淮北地区糖尿病的基本情况。

4. 运动项目的选择

(1) 上淮北市非物质文化遗产网,了解淮北市的民间体育项目,打花棍、扭秧歌、花鼓戏、花鼓灯等。

(2) 选择中等强度的有氧运动,如大众健身操,广场舞,好学易练,最好是有节奏的韵律操。还可以选择健步走,在学校体育场的 400 米跑道走上 30—40 分钟。从上体借来的加速度器,学会使用,还有软件分析系统。还可以借淮北师范大学实验室的器材,有同事教瑜伽的,也可以找到地方去练习。

(3) 要把防治糖尿病的"五驾马车"综合起来,即饮食、运动、健康教育、监测血糖、药物治疗。运动起来微微出汗就行,一是心率,二是主观感觉,不能把疲劳带到第二天。最核心的是对患者心率的控制。

(4) 要先做预实验一周,了解受试者的锻炼基本情况和认知水平,以便于调整实验策略和方法。第一周开始做实验,让他们先跟着教练学习做操,尽量简单易学,争取学会基本套路。第二周正式开始运动。前两周很混乱,也很难做到较好,要有充分的心理准备。

(5) 最后运动项目确定为由淮北师范大学体育学院李真真老师团队改编的以花鼓灯舞蹈为基础的名为"花鼓操"的老年糖尿病健身操。

5. 场地器材等的准备

（1）确定场地、音响、教练、医生、护士等和其他管理人员。指定实验小组组长。给组长每人交 100 元的电话费，督促他们叫人、提醒、负起责任来。

（2）前两周最难，把事情搞好，让他们形成习惯，就比较容易了。每次都要亲自过问，不能交给学生或其他工作人员。

6. 运动健康教育的内容

（1）目前国内外糖尿病的现状与对人类的危害。

（2）糖尿病防治"五驾马车"。

（3）运动处方的主要内容和干预方案实施。

（4）日常饮食的注意事项。

（5）有氧运动锻炼方式和内容。

（6）准备活动与运动伤害防护知识。

附 录 十

部分实验干预组受试项目测试信息

序号	姓名	性别	年龄	身高	体重	腰围	臀围	BMI	坐位体前屈	血糖	血压	脉搏/分
1	徐荣君	男	62	1.70	72.7	88	105	24	19.3	6.77	131/77	77
2	张萍	女	70	1.49	45.8	77	85	20	10.4	7.41	135/78	85
3	赵方侠	女	63	1.55	61.9	97	107	25	19.6	13.13	181/80	77
4	王秀云	女	59	1.60	53.2	69	88	21	17.9	5.58	109/56	69
5	姚登勤	男	64	1.60	69.7	105	108	26	3.3	7.34	135/70	96
6	何明亮	男	73	1.73	73.6	101	104	27	7.1	9.18	122/67	77
7	梁明侠	女	75	1.56	58.9	79	99	24	12.3	6.89	112/62	79
8	张秀	女	72	1.62	60.1	87	93	23	21.7	8.26	106/69	80
9	朱晓婷	女	57	1.58	54.3	82	93	21.5	22.7	8.44	125/68	98
10	宗翠华	女	68	1.57	62.6	97	100	24.4	10.8	10.43	133/67	87
11	王中华	男	67	1.69	56.3	79	94	21.5	17.2	11.03	120/68	96
12	夏起伟	男	58	1.72	63.8	85	96	24.6	14.5	9.37	123/65	90
13	王立银	男	75	1.63	64.6	101	102	23.8	7.6	8.26	133/77	91
14	杨井修	男	65	1.62	58.9	83	93	22.4	−0.29	7.69	84/52	84

测试时间：2013/8/5　测试地点：淮北师范大学职工活动中心

测试人：费加明

测试指标：

1. 形态指标：身高、体重、腰围、臀围和肩胛部、上臂部、腹部皮脂厚度。

2. 机能指标：安静时心率、血压、肺活量、握力、坐位体前屈、闭眼单腿站立（稳定性）、反应时。

图书在版编目（CIP）数据

城市老年人健身：生命质量特征及运动干预研究/费加明著．
一上海：上海三联书店，2017．
ISBN 978 - 7 - 5426 - 5905 - 7

Ⅰ.①城…　Ⅱ.①费…　Ⅲ.①老年人—健身运动

Ⅳ.①R161.7

中国版本图书馆 CIP 数据核字（2017）第 094128 号

城市老年人健身

生命质量特征及运动干预研究

著　　者　费加明

责任编辑　钱震华
装帧设计　汪要军

出版发行　上海三联书店

　　　　　（201199）中国上海市都市路 4855 号

　　　　　http://www.sjpc1932.com

　　　　　E-mail：shsanlian@yahoo.com.cn

印　　刷　江苏常熟东张印刷有限公司

版　　次　2017 年 5 月第 1 版
印　　次　2017 年 5 月第 1 次印刷
开　　本　640×960　1/16
字　　数　255 千字
印　　张　21.5
书　　号　ISBN 978 - 7 - 5426 - 5905 - 7/R・103
定　　价　58.00 元